KNAUR.LEBEN

Über die Autoren:
Thich Nhat Hanh (1926–2022) war Zen-Meister, Friedensaktivist, Dichter und Vertreter eines engagierten Buddhismus. Er genoss weltweit hohes Ansehen, 1967 schlug Martin Luther King jr. ihn für den Friedensnobelpreis vor. Mehr als siebzig Jahre lang lehrte Thich Nhat Hanh Achtsamkeit und inspirierte Millionen von Menschen durch seine Präsenz. Sein unermüdliches Eintreten für Frieden und soziale Gerechtigkeit machte ihn weit über buddhistische Kreise hinaus bekannt. Seine Fähigkeit, den Buddhismus und vor allem Achtsamkeit für die Menschen im Westen relevant zu machen, war einzigartig. In Frankreich gründete er 1982 das bekannte Kloster Plum Village in der Nähe von Bordeaux, weitere Klöster in den USA, in Thailand und Deutschland folgten sowie über tausend Praxiszentren weltweit.
www.eiab.eu
www.plumvillage.org

Dr. Lilian Cheung ist Ernährungswissenschaftlerin und Lehrbeauftragte an der Harvard School of Public Health. Seit 1997 war sie Schülerin von Thich Nhat Hanh.

THICH NHAT HANH
DR. LILIAN CHEUNG

achtsam essen achtsam leben

Der buddhistische Weg zum gesunden Gewicht

Aus dem Englischen von
Ursula Richard

KNAUR.LEBEN

Die amerikanische Originalausgabe erschien 2010 unter dem Titel »Savor« bei HarperOne, an imprint of HarperCollins Publishers, LLC., New York.

Besuchen Sie uns im Internet:
www.knaur-leben.de

Aus Verantwortung für die Umwelt hat sich die Verlagsgruppe Droemer Knaur zu einer nachhaltigen Buchproduktion verpflichtet. Der bewusste Umgang mit unseren Ressourcen, der Schutz unseres Klimas und der Natur gehören zu unseren obersten Unternehmenszielen. Gemeinsam mit unseren Partnern und Lieferanten setzen wir uns für eine klimaneutrale Buchproduktion ein, die den Erwerb von Klimazertifikaten zur Kompensation des CO_2-Ausstoßes einschließt. Weitere Informationen finden Sie unter: www.klimaneutralerverlag.de

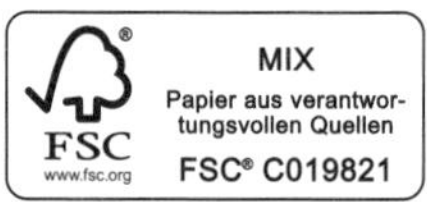

Vollständige Taschenbuchausgabe Januar 2023
Knaur.Leben Taschenbuch

Ein Imprint der Verlagsgruppe
Droemer Knaur GmbH & Co. KG, München

Redaktion: Annette Gillich-Beltz
Umschlaggestaltung: ZERO Werbeagentur, München
Umschlagabbildung: plainpicture/Fancy Images; FinePic®, München
Satz: Andrea Mogwitz, München
Druck und Bindung: C. H. Beck, Nördlingen
Printed in Germany
ISBN 978-3-426-87554-4

2 4 5 3 1

Inhalt

Vorwort

Bei den meisten Büchern über Ernährung oder Diäten geht es vor allem um die Anzahl der Kalorien, um gesättigte Fette, Transfette, Kohlenhydrate, Portionsgrößen und um das Gleichgewicht zwischen dem, was wir an Energie aufnehmen, und dem, was wir abbauen. Dieses Buch ist anders. In diesem Buch geht es nicht nur darum, *was* man essen sollte. Dieses Buch lehrt auch, *wie* man essen sollte.

Vielleicht haben Sie Probleme mit Ihrem Gewicht und in der Vergangenheit schon einige Diäten gemacht. Möglicherweise haben Sie Kalorien reduziert, fettarm gegessen, Kohlenhydrate vermieden, es mit der Grapefruit-Diät versucht oder sind anderen Trends gefolgt. Vielleicht haben Sie dabei sogar Gewicht verloren – nur um es innerhalb weniger Monate wieder zurückzugewinnen. Ihnen ist klar, dass etwas schiefläuft und Sie keine Kontrolle über Ihren eigenen Körper haben. Sie sind davon überzeugt, dass sich etwas ändern muss – doch wo und wie beginnen?

Darauf bietet Ihnen dieses Buch eine Antwort: Beginnen Sie nicht damit, womit Sie Ihren Teller füllen, sondern fangen Sie mit dem an, was bereits in Ihnen ist. Beginnen Sie mit dem Gewahrsein und dem Erfahren jedes Augenblicks – was die Autoren *Achtsamkeit* nennen. Das Konzept der Achtsamkeit entstammt ursprünglich der buddhistischen Lehre, doch wir alle können in unserem Essverhalten achtsamer werden. In unserem täglichen Leben sind wir vielen Ablenkungen ausgesetzt, die unachtsames Essverhalten begünstigen, und unachtsames Essen ist eine starke Triebkraft für Gewichtszunahme bis hin zur Fettleibigkeit. Durch Gewahrsein und Übung können wir achtsamer in unserem Essverhalten werden – und in unserem Leben. Dieses Buch sagt Ihnen, wie.

In diesem von einem bedeutenden spirituellen Lehrer und einer renommierten Ernährungswissenschaftlerin verfassten Werk sind Wissenschaft und spirituelles Wissen verbunden. Es ist eine praktische Anleitung, achtsam zu essen. Sie weist den Weg zu einem gesünderen Gewicht und einem erfüllteren Leben.

Harvey V. Fineberg, M. D., Ph. D.
Präsident des Institute of Medicine
The National Academies
Washington, D.C.

Einführung

Wenn Sie zu diesem Buch gegriffen haben, weil Sie sich in Ihrem täglichen Leben mehr Frieden und Glück wünschen, dann haben Sie die richtige Wahl getroffen. Haben Sie das Buch erworben, weil Sie Probleme mit Ihrem Gewicht haben und nach praktischen Lösungen suchen, ist dieses Buch ebenfalls richtig für Sie.

Der Schlüssel zu Gesundheit und innerem Frieden liegt darin zu lernen, wie man achtsam isst und lebt. Diese Vision hat uns, einen buddhistischen Zen-Meister und eine Ernährungswissenschaftlerin, zusammengebracht, um einen neuen Blick auf Achtsamkeit und das weltweit verbreitete Problem der Fettleibigkeit zu werfen. Es ist mittlerweile deutlich geworden, dass herkömmliche Ansätze dieses Problem und die Bürde, die es für die Einzelnen und für die Gemeinschaften bedeutet, nicht werden lösen können. Mehr als eine Milliarde Menschen weltweit sind übergewichtig – so viele, dass Wissenschaftler bereits von einer Epidemie der Fettleibigkeit sprechen. Sicherlich ist dies eine passende Beschreibung der Folge von zu vielem Essen und zu wenig Bewegung, und doch beschreibt es das Geschehen nicht vollständig. Wir haben es auch mit einer weltweiten Krise zu tun, begünstigt durch soziale Trends, die uns davon abhalten, die Dinge zu tun, durch die wir unsere Balance, unsere Gesundheit bewahren und mit unserem inneren Selbst und unserem Platz in der Welt in Verbindung bleiben können.

Dieses Buch ist eine Anleitung dafür, wie wir uns mit all den Aspekten unseres Lebens, die unser Wohlbefinden und das Wohlergehen der Welt verbessern, wieder verbinden können.

Der gesunde Menschenverstand sagt uns, dass wir weniger essen und uns mehr bewegen müssen, um abzunehmen. Das aber ist leichter gesagt als getan. Wir wissen, dass wir weniger essen und uns mehr bewegen müssen. Aber irgendwie gelingt es uns nicht. Voller guter Absichten beginnen wir mit einer Diät, aber wenn wir es nicht schaffen dabeizubleiben, sind wir enttäuscht und entmutigt. Wir werden pessimistisch und immer unglücklicher mit unserem Gewicht. Wir verbringen Stunden damit, uns über Zukünftiges zu sorgen, uns für das, was wir in der Vergangenheit alles gegessen haben, zu beschimpfen oder dafür, wie faul wir gewesen sind. Über alldem verpassen wir den gegenwärtigen Moment – den einzigen Moment, in dem wir tatsächlich in unserem Leben etwas ändern können.

Um diese inneren Kämpfe zu beenden, müssen wir lernen, unser Leben im gegenwärtigen Moment nicht von Bedauern, Sorgen oder Angst dominieren zu lassen. Jede Minute, die wir mit Sorgen über Zukünftiges oder Bedauern über Vergangenes verbringen, ist eine Minute, in der wir unsere Verabredung mit dem Leben verpassen – eine verpasste Gelegenheit, bewusst zu leben und zu erkennen, dass jeder Moment uns die Chance einer Wendung zum Besseren bietet, die Chance, mehr Frieden und Freude zu erfahren. Die Praxis vollkommener Gegenwärtigkeit in jedem Augenblick wird *Achtsamkeit* genannt. Dieser alte buddhistische Ansatz hilft uns, im Hier und Jetzt zu sein – und unseren Kampf um unser Gewicht zu beenden.

Achtsam zu sein bedeutet, vollkommen gewahr zu sein, was im gegenwärtigen Moment geschieht, vollkommen gewahr zu sein, was in uns sowie in unserem Umfeld von Moment zu Moment vor sich geht, ohne Urteile oder vorgefasste Meinungen. Obgleich Achtsamkeit ursprünglich in Unterweisungen zur Meditation gelehrt wurde, ist sie keine mystische oder esoterische Praxis, die nur schwer zu erlernen ist. Auf ihrem Weg zu Gesundheit, Wohlergehen, Frieden und Glück folgen seit über 2500 Jahren Menschen aus allen gesellschaftlichen Schichten diesen Übungen.

Wenn wir gehen und unserem Geist jeder Schritt, den wir fest auf den Boden setzen, bewusst ist, praktizieren wir bereits Achtsamkeit. Sind wir beim Essen bei jedem Bissen mit unserer Aufmerksamkeit dabei und genießen den Geschmack und das Nahrhafte der Speisen, praktizieren wir bereits Achtsamkeit. Um achtsam für etwas zu sein, müssen wir lernen, für einen Moment vollkommen gewahr zu sein und tief in dieses Etwas hineinzuschauen. Dafür müssen wir als Erstes unseren umherwandernden Geist zur Ruhe bringen, um uns dem zuwenden zu können, was im gegenwärtigen Moment da ist. Sind wir achtsam für das, was wir tun, dann halten wir unsere Verabredung mit dem Leben ein. Dieses Gewahrsein für den gegenwärtigen Moment gibt uns die Gelegenheit, Frieden und Freude zu berühren, unsere wahre Natur zu erkennen, zu sehen, wie wir mit allem anderen in Verbindung stehen, und unseren Kampf mit unserem Gewicht zu beenden.

In diesem Buch möchten wir mit Ihnen teilen, wie man achtsam lebt, und zwar in einer Weise, die Ihnen hilft, sich um Ihre Gewichtsprobleme in einer friedvollen und nachhaltigen Weise zu kümmern. Wir zeigen Ihnen, wie Sie die Achtsamkeitspraxis anwenden und integrieren können, sowohl bei körperlichen Aktivitäten, zu denen auch das Essen gehört, als auch in allen anderen Bereichen Ihres täglichen Lebens. So wird die Achtsamkeit zunehmend ein zentraler Teil Ihres Lebens.

Mit Übergewicht zu tun zu haben – oder mit anderen Lebensproblemen – ist kein Kampf, den wir ausfechten müssen. Wir müssen lernen, mit unseren Problemen und

Herausforderungen Freundschaft zu schließen. Sie sind dazu da, uns zu helfen; sie sind natürliche Gelegenheiten für ein tieferes Verstehen und für Transformation. Wenn wir lernen, mit ihnen umzugehen, bringen sie uns Freude und Frieden. Durch die Achtsamkeitspraxis gewinnen wir Einsicht in die Ursachen unserer Probleme.

Durch dieses Buch können Sie lernen, sich sowohl Ihrer Motivation, ein gesundes Leben zu führen, als auch der diesbezüglichen Hindernisse bewusster zu werden. Warum essen Sie, was Sie essen? Wie essen Sie, und wie fühlen Sie sich nach dem Essen? Wie ist Ihre Einstellung zu körperlicher Betätigung? Welche Hindernisse – physischer, psychischer, kultureller und umgebungsbedingter Art – halten Sie davon ab, sich gut zu ernähren und aktiv zu bleiben? Wenn Sie ein Bewusstsein für Ihren Körper entwickeln und sich klarwerden über die Gefühle, Gedanken und Tatsachen, die Sie davon abhalten, sich gesundheitsbewusster zu verhalten, werden Sie erkennen, was Sie tun müssen und welche Art von Gemeinschaft und sozialer Unterstützung Sie brauchen, um Ihr Verhalten zu verändern. Mit diesen Einsichten sind Sie gut gerüstet, die Hindernisse, die Sie von einem gesunden Lebensstil trennen, zu überwinden. Sie können Schritt für Schritt Veränderungen angehen, gesündere Gewohnheiten annehmen und inneren Frieden nähren.

Wir wissen, dass es bei der hektischen Betriebsamkeit des modernen Lebens eine große Herausforderung darstellt, wenn wir unserer To-do-Liste noch weitere Aufgaben hinzufügen. Doch Sie werden sehen, dass Achtsamkeit kein weiterer Punkt auf der Liste sein muss. Das Bestechende an der Achtsamkeit liegt in der Tatsache, dass sie leicht und vollständig in jede Handlung unseres täglichen Lebens einbezogen werden kann; sie erinnert uns daran, vollständig im gegenwärtigen Moment zu leben.

Mit Achtsamkeit können wir wählen, *wie* wir unser Leben jetzt leben wollen. Wir können in jedem Augenblick neu beginnen. Es ist so einfach, hier und da während des Tages einige Male bewusst ein- und auszuatmen – während Sie E-Mails beantworten, in einer Schlange warten oder im Stau stehen. Das ist uns allen möglich. Machen Sie kleine Schritte, Tag für Tag, und seien Sie beharrlich. Die kleinen Schritte werden sich mit der Zeit summieren. Durch fortwährende Achtsamkeit werden Sie sich lebendiger und mehr im Fluss des Lebens fühlen. Sie werden mehr Stille inmitten des Chaos finden. Sie werden sich selbst und das, was um Sie herum geschieht, besser verstehen können. Der Nebel, der sich über Ihr Wohlbefinden gelegt hat, wird sich allmählich lichten, und Sie werden die Freude und den Frieden berühren, die immer schon in Ihnen waren. Der Buddha konnte viele unserer heutigen Probleme – so auch die epidemieartige Fettleibigkeit – nicht vorhersehen, aber seine Lehren sind zeitlos. Sie sind Grundlagen für ein tieferes Verstehen. Menschen haben über viele Generationen hinweg herausgefunden, dass innere Stabilität, Freiheit, Ruhe und Freude die Früchte eines achtsamen Lebens sind.

Die Verbindung von buddhistischer Philosophie mit Ernährungswissenschaft kann zu einem besseren Verständnis unseres Körpers und unseres Geistes beitragen. Wir laden Sie ein, mit dieser Reise der Achtsamkeit zu beginnen. Auf diese Weise können Sie Ihren Kampf mit dem Gewicht beenden und Ihre Gesundheit, die Gesundheit der Menschen in Ihrem Umfeld sowie den Zustand der Welt, in der wir leben, verbessern.

Im ersten Teil von *Achtsam essen – achtsam leben* betrachten wir die Themen Gewicht und gesundheitliches Wohlbefinden aus einer buddhistischen Perspektive. Wir möchten Ihnen eine neue Sichtweise auf Ihre Gewichtsprobleme vermitteln – durch die Linse der Vier Edlen Wahrheiten, die grundlegende buddhistische Lehre. Dabei müssen Sie als Erstes anerkennen, dass Sie ein Gewichtsproblem haben, und sich damit befassen, ob Sie überhaupt zu Veränderungen bereit sind und ob Sie genügend Engagement besitzen, das anzugehen. Sind Sie es, so müssen Sie in Erfahrung bringen, was zu Ihrem Übergewicht geführt hat. Durch eine Reihe von Fragen zu diesem Thema werden Sie besser verstehen, warum Sie übergewichtig sind. Sie werden erkennen, dass Sie die Kraft haben, die ungesunden, unachtsamen Gewohnheiten aufzugeben, die zu Ihrem Übergewicht geführt haben. Und Sie werden erkennen, dass die Achtsamkeitspraxis ein sehr wirkungsvoller Weg zu einer gesünderen Lebensweise und einem gesünderen Gewicht ist.

Danach bieten wir Ihnen eine Kostprobe von Achtsamkeit – eine Apfel-Meditation. Durch Achtsamkeit wird die einfache Handlung des Apfelessens zu einer tiefen Erfahrung, der Erfahrung, dass der Apfel eine Manifestation unserer Welt ist und dass er nicht isoliert, aus sich selbst heraus entstehen kann. Der Apfel hängt in seiner Existenz von allem anderen ab, und das erinnert uns daran, dass auch wir fortwährend von den Bemühungen vieler Lebewesen unterstützt werden und nur so in der Lage sind, uns an dem Apfel zu erfreuen.

Wir laden Sie dann ein, Ihre persönliche Situation näher anzuschauen und zu untersuchen, wie alles, was Sie sehen, hören, schmecken, riechen, berühren und denken,

Ihr Gewicht sowie alle anderen Aspekte Ihres täglichen Lebens beeinflusst. Bücher über Ernährung und Diäten beschäftigen sich üblicherweise vor allem damit, wie die Nahrung unmittelbar auf den Körper wirkt, und schließen selten die psychosozialen, kulturellen und umweltbedingten Faktoren ein, die unsere Essgewohnheiten und körperlichen Aktivitäten beeinflussen. Es ist klar, dass wir nicht nur das sind, was wir essen; wir sind das, was wir durch all unsere Sinne konsumieren. Was wir essen und wie wir essen, ist auch durch unsere Vorfahren, unsere Eltern, durch die Kultur, die Nahrungsmittelindustrie, die Medien, die gesellschaftlichen Strömungen und Zwänge beeinflusst. Um ein gesundes Gewicht und einen gesunden Lebensstil zu bewahren, müssen wir die wechselseitigen Beziehungen von Körper, Geist und Gesellschaft betrachten.

Haben Sie Ihre Gewichtsprobleme neu zu verstehen begonnen, folgt als nächster Schritt, dass Sie lernen, wie Sie diese Probleme transformieren können. Die *Lehrrede des Buddha über die Vier Verankerungen der Achtsamkeit* beinhaltet Übungen, die zu Transformation und Heilung führen. Wir untersuchen die zentralen Aspekte der Vier Grundlagen der Achtsamkeit zur wirkungsvollen Transformation und zeigen, wie Sie dadurch zu mehr Freude und innerem Frieden gelangen und Ihre destruktiven Gewohnheiten überwinden können. Wir beschreiben einen Prozess und eine Übung, mittels derer Sie Ihr Gewahrsein für Ihren Körper, Ihre Gefühle, Ihren Geist und all Ihre Wahrnehmungen verbessern werden. Sie werden lernen, wie Sie sich selbst in Beziehung zu allem, was Sie umgibt, sehen können. Bei fortwährender Praxis werden Sie immer mehr darauf vertrauen, dass Sie die Natur und Ursache Ihres Leidens erkennen, es von Grund auf transformieren und alte, negative Überzeugungen, Gewohnheiten und Gefühle entwurzeln können.

Im zweiten Teil geht es um die Achtsamkeitspraxis im täglichen Leben. Wir alle trinken und essen viele Male am Tag. Dies sind wunderbare Gelegenheiten für uns, Achtsamkeit zu üben. Aufmerksam zu sein nicht nur für das, was wir essen und trinken, sondern auch dafür, wie wir essen und trinken, nährt uns, unterstützt unseren Körper und Geist und das Wohlergehen der Welt auch für zukünftige Generationen.

Wir geben Ihnen eine wissenschaftliche Einführung in die Prinzipien gesunder Ernährung, damit Sie besser zu entscheiden vermögen, was Sie essen und trinken. Und wir zeigen Ihnen, wie Sie achtsam essen und trinken können. Eine Reihe von Fragen soll Ihnen helfen, sich Ihre eigenen achtsamen Essensziele zu setzen sowie einen auf Sie persönlich zugeschnittenen achtsamen Plan dafür zu entwickeln, so dass Sie das, was Sie zu sich nehmen, genießen können und dabei gesund bleiben.

Wir bewegen uns tagtäglich, doch unser heutiger Lebensstil ist grundsätzlich ein eher bewegungsarmer. Durch achtsame körperliche Betätigung verbrennen wir nicht nur mehr Kalorien, was unserer Gesundheit zugutekommt, es ist auch eine wertvolle Gelegenheit, Achtsamkeit in Aktion, in Bewegung zu praktizieren. Im sechsten Kapitel stellen wir Ihnen Möglichkeiten vor, das Maß an achtsamer körperlicher Betätigung zu finden, das um Ihres Gewichts und Ihrer Gesundheit willen gut für Sie ist. Dieses Kapitel enthält auch Überlegungen, die Ihnen helfen, sich einen entsprechenden Übungsplan zusammenzustellen.

Achtsames Essen und achtsames Bewegen gehören zu einem umfassenderen Netz der Achtsamkeit im Alltag von Moment zu Moment. Wir stellen Ihnen einfache Werkzeuge für die Übung der Achtsamkeit während des gesamten Tages vor, die Ihnen helfen, mehr und mehr im

Rhythmus achtsamen Lebens zu sein. Dann können selbst die banalsten Tätigkeiten in eine Gelegenheit zur Achtsamkeit verwandelt werden.

Während Sie auf Ihrer Reise zu einem gesunden Gewicht weiter voranschreiten, werden Sie erkennen, dass Ihr Vermögen, heilsame Entscheidungen zu treffen und einen gesünderen Lebensstil zu pflegen, nicht nur von Ihnen abhängt, sondern auch von Ihrem Umfeld. Wir alle sind miteinander verbunden, wechselseitig abhängig voneinander. Wir brauchen ein gemeinschaftliches Handeln, das gesündere Ernährung und ein aktiveres Leben unterstützt. Im dritten Teil des Buches untersuchen wir, wie wir zur Verbesserung unserer Umgebung und unserer Gemeinschaft beitragen können – für uns selbst, unsere Familie, unsere Freundinnen und Freunde und zukünftige Generationen. Die Entwicklung von Achtsamkeit lässt uns zu mehr Einsicht und Verstehen gelangen, was zu größerem Mitgefühl für alle Wesen führt. Dieses Mitgefühl motiviert uns zu individuellem und gemeinschaftlichem Handeln, es wird zu einem tiefgreifenden Wandel in unseren Gemeinschaften und Gesellschaften führen und unser Wohlergehen und das Wohlergehen der Welt fördern.

Wir haben nur ein begrenztes Maß an Energie zur Verfügung, überschreiten wir es, verausgaben wir uns. Achtsamkeit hilft Ihnen, mit Ihrer Energie klug umzugehen und sie in Situationen, mit Menschen und bei Dingen einzusetzen, die Ihnen Freude und Frieden bringen und die Ihnen wichtig sind. Achtsamkeit ist das Licht, das uns leitet, und es ist bereits in uns. Entdecken Sie es. Nutzen Sie es, damit es Ihr Leben in jedem Augenblick erhellt. So werden Sie Ihr Leben wahrhaft genießen. Sie werden auf diese Weise das Gewicht und Wohlbefinden, das Sie ersehnen, erreichen, und Sie werden der Fülle des Lebens gewahr, die für uns oft noch verborgen ist.

Teil I

Der buddhistische Weg zum gesunden Gewicht

1

Beenden Sie Ihren Kampf mit den Pfunden

Schon mein Leben lang kämpfe ich mit meinem Gewicht. Ich weiß, dass ich abnehmen muss. Ich mag nicht, wie ich aussehe. Ich mag nicht, wie ich mich fühle. Ich habe zahlreiche Diäten gemacht, habe mich wirklich bemüht, habe auch abgenommen, doch sofort wieder zugenommen. Ich weiß nicht mehr, wie oft ich diesen Kreislauf von Abnehmen und Zunehmen durchlaufen habe. Ich bin total frustriert, schäme mich für mich selbst, bin besorgt und fassungslos über mein Gewicht. Ich bin es so leid, die ganzen Pfunde mit mir herumzuschleppen; es geht mir nicht gut dabei. Jeder Tag ist ein Kampf für mich. Jede Nacht ein Alptraum. Ich habe jetzt auch Diabetes und bin wirklich sehr besorgt. Ich habe Angst, nicht mehr da zu sein, um meine Kinder aufwachsen zu sehen. Ich bin hier, weil ich nicht aufgeben will. Es muss einen Ausweg geben.

Teilnehmerin eines Achtsamkeitsretreats

Diese Frau ist nicht alleine. Überall – ob im Fernsehen, in Zeitschriften, im Internet, in Zeitungen oder im Radio – sehen, lesen oder hören Sie Geschichten über den frustrierenden Kampf der US-Bevölkerung gegen die vielen Pfunde. Zwei von drei Kindern in den USA sind übergewichtig, und eines von dreien ist fettleibig,[1] das sind mehr als doppelt so viel wie in den späten 1970er Jahren. Wir haben es, wissenschaftlich gesprochen, mit einer pandemischen Adipositas zu tun, einem Zustand extremer Gewichtszunahme, der nicht nur in den USA, sondern weltweit in vielen Ländern dieser Erde festzustellen ist. Für diesen enormen Zuwachs in den letzten dreißig Jahren gibt es in der menschlichen Geschichte keine Parallele, und wenn wir den gegenwärtigen Trend nicht stoppen, dann werden die Menschen weiter kontinuierlich zunehmen.

Hauptsächlich ist das der Tatsache geschuldet, dass unsere Gesellschaft in gewisser Weise Fettleibigkeit fördert. Wir sind von gesellschaftlichen Kräften umgeben, die uns dazu treiben, immer mehr zu essen und uns immer weniger zu bewegen. Und das natürliche Resultat ist Gewichtszunahme, Fettleibigkeit und die unzähligen gesundheitlichen und emotionalen Probleme, die damit einhergehen. Natürlich ist es letztlich eine persönliche Entscheidung, mehr zu essen, als man braucht, und sich weniger zu bewegen, als einem guttut, doch ist es fast unmöglich, dem Druck der Umwelt zu entkommen, der uns zu ungesundem Verhalten treibt. Tag für Tag von ungesunden äußeren Einflüssen bombardiert, sind wir sehr leicht von dem abgeschnitten, was unser Körper wirklich braucht und wirklich möchte.

Denken Sie nur an die Food Courts, die Essbereiche in den Einkaufszentren – das sind Schlemmerparadiese, in denen Ihre Sinne überwältigt werden. Sie sehen und riechen herzhafte wie süße Speisen – ofenfrische Pizzen, gegrillte Steaks und Würstchen, heiße Zimtschnecken, Torten, eine reiche Auswahl an Softdrinks und heißen Getränken mit Milch oder Sahne. Die Fülle der Aromen, Farben und Klänge lassen Ihnen das Wasser im Munde zusammenlaufen und drängen Sie zu essen. Das ist nicht unbedingt etwas Schlechtes – wer liebt nicht den Anblick und den Geruch von schmackhaftem Essen –, doch treibt uns das oft dazu, automatisch etwas zu essen, ob wir nun hungrig sind oder nicht. Bevor wir wissen, wie uns geschieht, haben wir uns eine Riesenportion einverleibt, die über die Hälfte unseres täglichen Kalorienbedarfs enthielt – und wir waren noch nicht einmal hungrig. Wenn uns dies Tag für Tag passiert, Woche für Woche, dann wird sich das, was als angenehmes Erlebnis begann, zu einem Gewichtsproblem auswachsen, das uns für den Rest unseres Lebens beeinträchtigen kann. Und das ist nur ein Beispiel für den Einfluss, den Umgebung und soziales Umfeld auf unser Gewicht und unsere Gesundheit haben können.

Vieles von dem, was wir zu uns nehmen, enthält viel Salz, Zucker oder Fett. Dr. David Kessler zufolge, dem früheren Kommissar der *Food and Drug Administration* (FDA), produziert die Nahrungsmittelindustrie vorsätzlich Nahrungsmittel mit hohem Salz-, Zucker- und Fettgehalt, denen die Leute nicht widerstehen können und von denen sie immer mehr haben wollen. In seinem Buch *Das Ende des großen Fressens: Wie die Nahrungsmittelindustrie Sie zu übermäßigem Essen verleitet* berichtet er, gestützt auf Studien der Neuro-, der Ernährungs-, der Verhaltenswissenschaft und der Psychologie, dass Nahrung mit hohem Fett-, Salz- und Zuckeranteil die chemischen Eigenschaften des Gehirns verändert sowie den Ausstoß von Dopamin stimuliert, was dann mit einem angenehmen Gefühl verbunden ist.[2] Das ist einer der Gründe, warum es uns mehr nach Speisen und Getränken mit hohem Fett-, Zucker- und Salzgehalt verlangt – wir empfinden sie als befriedigender.

Ein anderer Faktor ist Werbung. Es entspricht der Logik der Marktwirtschaft, die sozialen Normen zu stärken, die Konsum und Profit fördern. Was die Nahrungsmittelindustrie von den Konsumenten will, ist, dass sie wirklich *konsumieren* – so viel essen und so viel trinken, wie sie gerade noch verdauen können, und dann noch etwas mehr. Man sagt, dass die Nahrungsmittelindustrie in den USA für Werbung mehr ausgibt als alle anderen Industriezweige mit Ausnahme der Autoindustrie.[3] Tagtäglich sind wir einer Fülle von Anzeigen für Nahrungsmittel und Getränke ausgesetzt, die uns zum Essen und Trinken animieren wollen. Und es gibt kaum noch einen Ort, an dem wir nicht essen. Wir essen und trinken im Auto, am Schreibtisch, bei Besprechungen und während wir in Einkaufszentren umherschlendern. Kein Wunder, dass wir oft weit mehr essen und trinken, als notwendig wäre, um unseren tatsächlichen physischen Hunger zu befriedigen. Wir haben eine Kultur ständigen Essens und Trinkens geschaffen.

Auch unsere sozialen Normen bezüglich unserer physischen Aktivitäten haben sich verändert. Seit der industriellen Revolution im beginnenden 19. Jahrhundert bis zur gegenwärtigen technologischen Informationsrevolution sind wir immer bewegungsärmer geworden, da unsere Arbeit mehr und mehr von Maschinen und Apparaten erledigt wird und wir uns meist mit dem Auto vorwärtsbewegen. Wir haben die Energiemenge, die wir jeden Tag durch körperliche Bewegung und Muskeleinsatz verbrennen, drastisch reduziert. Und seit ein durchschnittlicher US-Haushalt mittlerweile mehr Fernseher als Menschen umfasst,[4] sind wir zu Couch-Potatoes geworden.

All diese Faktoren zusammen treiben uns dazu, täglich mehr Kalorien zu uns zu nehmen, als wir verbrauchen, ohne dass uns das überhaupt bewusst ist. Mit der Zeit sammeln sich diese zusätzlichen Kalorien an, und bevor wir es merken, haben wir einiges an Gewicht zugelegt. Im Laufe eines Jahres werden die hundert zusätzlichen Kalorien am Tag – das entspricht einem Plätzchen oder einer Autofahrt von ein bis zwei Kilometern statt eines Spaziergangs – zu zehn Pfund zusätzlichem Fett an unserem Körper.

Wie können wir trotz dieser ganzen sozialen Einflüsse wieder in Berührung mit unserem Körper kommen und uns von der Last befreien und von dem Leiden, das uns durch unser Übergewicht entsteht? Wie kann jeder von uns ein gesünderes Gewicht erreichen?

Die Antwort darf sicher nicht bei der gegenwärtigen Industrie rund um das Abnehmen und die Gewichtskontrolle stehen bleiben. Programme zur Gewichtsreduktion, Diätbücher, Diätnahrung, Kräuter und Pillen gehören in den USA zu einer Industrie mit geschätzten 59 Milliarden Dollar Jahresumsatz.[5] Tausende Diätbücher und Programme zur Gewichtsabnahme kommen und gehen. Meist schlagen sie fehl. Sie können mit fast jeder Diät Gewicht verlieren, doch es gibt keinen wissenschaftlichen Beweis dafür, dass strenge Diät Ihnen auf lange Sicht zur Gewichtsreduktion verhelfen wird. Im Gegenteil, die US-Bevölkerung wird dicker und dicker und zunehmend enttäuscht und entmutigt durch die vielen fehlgeschlagenen Versuche abzunehmen.

Pharmaunternehmen stecken Millionen in die Forschung, um ein Mittel zu finden, das die Fettleibigkeit ausbremst. Doch es gibt keine magische Pille oder Geheimformel, die uns ohne Nebenwirkungen Gewicht verlieren und das neue halten lässt. Die *Food and Drug Administration* ist sehr vorsichtig, was die Zulassung von gewichtsreduzierenden Mitteln angeht, und die wenigen Mittel auf dem Markt, die Leuten wirksam helfen, ein paar Pfund abzunehmen, haben unerwünschte Nebenwirkungen.[6]

Die schwer zu akzeptierende Wahrheit ist, dass das grundlegende thermodynamische Gesetz immer noch gilt: Wenn wir mehr Kalorien aufnehmen, als wir verbrauchen, nehmen wir zu. Wenn wir durch körperliche Aktivitäten oder Training mehr Kalorien verbrennen, als wir durch Essen und Trinken aufnehmen, nehmen wir ab. Das klingt so einfach, doch die Tatsache, dass so viele von uns übergewichtig sind, verweist auf die Komplexität der ganzen Geschichte. Für jeden, der schon viele Male versucht hat, abzunehmen, kann bereits der Gedanke, es erneut zu versuchen, etwas schier Überwältigendes und Einschüchterndes haben. Ist es wirklich möglich, die eigenen Ess- und Bewegungsgewohnheiten zu verändern, insbesondere angesichts einer Gesellschaft, die uns so sehr in die falsche Richtung drängt? Und wie kann man mit diesen Veränderungen beginnen?

Der Buddha lehrte, dass Veränderung der Einsicht bedarf, und Einsicht kann es nicht geben, solange wir nicht innehalten und unsere Aufmerksamkeit auf das richten, was gerade geschieht. Dieses Innehalten *(shamatha)* lässt unseren Körper und Geist zur Ruhe kommen. Haben wir uns selbst zur Ruhe gebracht, können wir uns unsere gegenwärtige Situation genau anschauen. Wir müssen aus der hektischen Tretmühle, die unser Leben ausmacht, aussteigen und damit aufhören, unbewusst dieselben Dinge, die dazu geführt haben, dass wir so zugenommen haben, wieder und wieder zu tun. Wir müssen innehalten, zur Ruhe kommen und darüber nachdenken, wie wir einen konstruktiven Weg finden können, um mit den Gewohnheiten aufzuhören, die zu unserer gegenwärtigen Gewichtssituation geführt haben. Wir müssen uns vollkommen dessen bewusst sein, was in unserem alltäglichen Leben geschieht. Nur dann können wir uns ändern.

Unsere Gewohnheitsenergien verändern

Es gibt eine Zen-Geschichte über einen Mann und ein Pferd.[7] Das Pferd galoppiert schnell dahin, und es scheint, dass der Reiter ganz eilig zu etwas Wichtigem unterwegs ist. Ein Beobachter am Wegrand ruft: »Wohin reiten Sie?«, und der Mann antwortet: »Ich weiß es nicht. Fragen Sie das Pferd!«

Das ist unsere Lebensgeschichte. Viele von uns reiten auf einem Pferd dahin, doch weder wissen wir, wohin, noch können wir innehalten. Das Pferd ist unsere »Gewohnheitsenergie«, die erbarmungslose Macht der Gewohnheit, die uns vorwärtstreibt, derer wir oft gar nicht gewahr sind und der wir uns ausgeliefert fühlen. Wir sind immer in Eile, immer unterwegs. Das ist uns zur Gewohnheit geworden, es ist unser Alltag. Wir eilen immer, selbst während des Schlafs – der Zeit, die der Ruhe und der Regeneration unseres Körpers dienen soll. Wir sind unsere ärgsten Feinde: Wir befinden uns in Konflikt mit uns selbst und geraten daher schnell auch mit anderen in Streit.

Steigt in uns eine starke Emotion auf wie ein heftiger Sturm, sind wir in großem Aufruhr. Wir haben keine Ruhe, keinen Frieden. Viele von uns versuchen, den Sturm durch Fernsehen oder Essen zu befrieden. Doch der Sturm verzieht sich nicht durch Fernsehen. Der Sturm verzieht sich nicht nach einer Tüte Chips oder einem großen Eisbecher. Wir hassen uns danach meist dafür, dass wir die Chips oder das Eis gegessen haben. Wir fürchten uns davor, am nächsten Tag auf die Waage zu steigen. Wir geloben, es nie wieder zu tun. Doch wir tun es immer und immer wieder. Warum? Weil die Gewohnheitsenergie uns dazu treibt.

Wie können wir diesen Aufruhr stoppen? Wie können wir unsere Angst, unsere Verzweiflung, unsere Wut und unser Verlangen beenden? Wir müssen lernen, so gefestigt und stabil wie eine Eiche zu sein, damit uns ein emotionaler Sturm nicht länger umblasen kann. Wir müssen die Kunst des Innehaltens lernen – innehalten in unserem Umhereilen, damit wir präsent sein können für unsere Gewohnheitsenergien. Diese treiben uns dazu, uns zu sorgen, uns zu beschimpfen, uns schuldig zu fühlen oder uns zu ängstigen. Sind wir ihrer gewahr, können wir sie umarmen und die starken, uns beherrschenden Emotionen zur Ruhe bringen. Wir müssen lernen, voll und ganz im gegenwärtigen Moment zu leben. Wir müssen lernen, voller Gewahrsein ein- und auszuatmen. Wir müssen lernen, achtsam zu sein.

Sind wir achtsam, dann berühren wir den gegenwärtigen Moment im Hier und Jetzt tief, wir verstehen besser, gewinnen mehr Akzeptanz, können leichter vergeben, uns und andere mehr lieben; unsere Absicht, Leiden zu lindern, wächst ebenso wie unsere Chance, Freude und Frieden zu berühren.

Gewohnheitsenergie mit Achtsamkeit umarmen

Wir brauchen die Achtsamkeitsenergie, um unsere Gewohnheitsenergie zu erkennen und mit ihr zu sein, so dass wir sie davon abhalten können, uns zu dominieren und ihre Destruktivität zu entfalten. Durch Achtsamkeit erkennen wir unsere Gewohnheitsenergie jedes Mal, wenn sie aufkommt: »Hallo, meine Gewohnheitsenergie, ich weiß, dass du da bist.« Lächeln Sie ihr einfach zu, dann wird sie schon einiges von ihrer Stärke verlieren. Die Chips bleiben in der Schublade, das Eis bleibt im Gefrierschrank. Der Sturm zieht vorbei, und für eine Weile nehmen wir alles einfach nur wahr.

Nachdem wir etwas zur Ruhe gekommen sind, sehen wir unser Gewichtsproblem schon klarer und erkennen es an, statt es zu leugnen. Das mag nicht einfach sein. Sie fühlen sich vielleicht wütend oder frustriert oder deprimiert über Ihr Gewicht. Unterdrücken Sie diese Gefühle nicht. Akzeptieren und umarmen Sie diese schwierigen Gefühle wie eine Mutter, die ihr weinendes Baby in den Armen wiegt; so hat es der Buddha gelehrt. Das Baby braucht die liebevolle Fürsorge der Mutter. In ähnlicher Weise heischen Ihre aufgewühlten negativen Emotionen um Ihre Aufmerksamkeit. Auch Ihre negativen Emotionen brauchen Ihre zärtliche, liebevolle Fürsorge. Indem Sie Ihre negativen Gefühle umarmen, wann immer sie aufkommen, verhindern Sie, von Ihren emotionalen Stürmen hinweggefegt zu werden, und Sie können sich selbst beruhigen. Sind Sie ruhiger, werden Sie leichter erkennen, dass Sie bereits über die Kraft und die Werkzeuge verfügen, mit der Veränderung zu beginnen. Innehalten, zur Ruhe kommen und ausruhen sind die Voraussetzungen für Heilung. Können wir nicht innehalten, werden wir auf der destruktiven Bahn bleiben, auf die uns das unachtsame Konsumieren gelenkt hat.

Die Vier Edlen Wahrheiten eines gesunden Gewichts

Der Buddha entwickelte viele Lehren, um Menschen zu helfen, ihr Leiden zu beenden. Die erste und wichtigste ist die der Vier Edlen Wahrheiten. Die erste Edle Wahrheit besagt: Wir alle haben es in unserem Leben mit Leiden zu tun; keiner von uns kann dem entkommen. Die zweite Edle Wahrheit lautet: Wir können die Ursachen unseres Leidens identifizieren. Die dritte Edle Wahrheit ist: Wir können das Leiden beenden, und Heilung ist möglich. Die vierte Edle Wahrheit besagt: Es gibt Wege, durch die wir uns von Leiden befreien können. Wir fördern unser Wohlbefinden, indem wir in unserem täglichen Leben Achtsamkeit walten lassen.

Mit einem einfachen Beispiel aus dem medizinischen Bereich lassen sich die Vier Edlen Wahrheiten gut illustrieren. Nehmen wir an, bei Ihnen wird Typ-2-Diabetes diagnostiziert (Erste Edle Wahrheit), der sich wahrscheinlich durch eine schlechte Ernährung und ein starkes Übergewicht entwickelt hat (Zweite Edle Wahrheit). Ihre Ärztin sagt Ihnen, dass die Situation nicht so bleiben muss und kontrolliert werden kann (Dritte Edle Wahrheit). Sie folgen den ärztlichen Ratschlägen – nehmen Ihre Medizin, ernähren sich besser und bewegen sich mehr –, was Ihr Weg zur Heilung ist (Vierte Edle Wahrheit).

Die Lehren des Buddha entstammen einer Zeit, in der Leiden eher einem Mangel an Nahrung statt einem Zuviel an Nahrung entsprang, eher einer zu starken körperlichen Belastung durch Arbeit statt zu wenig Bewegung. Doch können diese Lehren auf alle Formen des Leidens angewendet werden, auch auf die, die mit Übergewicht zu tun haben.

Lassen Sie uns nun schauen, wie sich die Vier Edlen Wahrheiten auf das Erreichen eines gesunden Gewichts beziehen lassen. Die Erforschung Ihres Selbst, die hier beginnt und für das gesamte Buch wichtig bleibt, wird Sie durch alle wichtigen Faktoren Ihres Lebens führen, die Ihr Gewicht beeinflussen. Sie wird Ihnen helfen herauszufinden, welchen wissenschaftlich fundierten Pfaden Sie folgen wollen, um ein gesünderes Gewicht zu erreichen. Durch Ihr eigenes Gewahrsein werden Sie dann entdecken und für sich entscheiden, was für Ihren Körper und Ihr Wohlbefinden förderlich ist und was nicht.

Dieser Prozess lässt Sie erkennen, ob Ihr Gewicht Sie physisch und psychisch beeinträchtigt hat. Sie werden sich mit Ihrem Ess- und Trinkverhalten beschäftigen, werden sich bewusstmachen, wie körperlich aktiv Sie waren. Sie werden erkennen, welche Bemühungen Sie aufgebracht haben, Ihr Gewicht zu kontrollieren, und Ihnen wird deutlich werden, wie Ihre Arbeit Ihren Lebensstil und Ihr Gewicht beeinflusst. All diese Überlegungen und Erkenntnisse verhelfen Ihnen zur Einsicht über Vergangenes, und das kann zu Erfolg auf Ihrem Pfad der Heilung führen.

Lesen Sie dieses Kapitel und dieses Buch mit einem offenen Geist und einem weiten Herzen. Kämpfen Sie nicht mit den Konzepten – es geht nicht darum, einfach nur mehr Wissen anzuhäufen. Seien Sie wie die Erde, die sich bei Regen öffnet und das Wasser in sich aufnimmt. Geben Sie den Samen, die tief in der Erde Ihres Bewusstseins liegen, durch die Weisheit in diesem Buch Nahrung, so dass sie austreiben und in der transformierenden Energie der Achtsamkeit und Einsicht zur Reife gelangen. Ein Lehrer kann Ihnen die Wahrheit nicht geben. Die Wahrheit ist bereits in Ihnen. Eine Lehrerin kann Ihnen nur die Gelegenheit eröffnen, zu Ihrem wahren Selbst zu erwachen.

Erleuchtung, Frieden und Freude werden uns nicht
von jemand anderem gewährt.
Die Quelle ist in uns,
und wenn wir tief im gegenwärtigen Moment graben,
wird das Wasser hervorströmen.[8]

Die Erste Edle Wahrheit: Übergewichtig oder fettleibig sein ist Leiden

Sind wir übergewichtig, dann spürt möglicherweise jeder Teil des Körpers die Last. Unsere Knie schmerzen, weil sie zu viel Gewicht tragen müssen, sie sind geschwollen und werden arthritisch.[9] Unser Herz muss schwerer arbeiten, unser Blutdruck steigt vielleicht, und es kann zu gefährlichen Arterienablagerungen kommen, die das Risiko eines Herzinfarkts oder Schlaganfalls erhöhen. Wir können Probleme mit der Atmung haben, was zu Asthma, chronisch obstruktiven Lungenerkrankungen und Schlafapnoe führen kann.[10]

Von vielen dieser erhöhten Gesundheitsrisiken sind auch Menschen betroffen, die lediglich übergewichtig sind und nicht adipös. Diabetes, eine heimtückische, schleichende Krankheit mit schweren, bisweilen tödlichen Komplikationen, trifft mit zwei- bis viermal größerer Wahrscheinlichkeit Übergewichtige als Normalgewichtige und fünf- bis zwölfmal wahrscheinlicher adipöse als normalgewichtige Menschen.[11] Das Risiko, an Krebs zu erkranken – an Brust-, Dickdarm-, Speiseröhren-, Nieren-, Bauchspeicheldrüsen- und Gebärmutterkrebs –, ist höher bei Menschen mit übermäßig viel Körperfett.[12] Dies gilt auch für das Risiko, Gallensteine zu bekommen, die eine Entfernung der Gallenblase erfordern.[13] Das Risiko von Unfruchtbarkeit[14], grauem Star[15] und möglicherweise sogar Demenz ist bei adipösen Menschen höher als bei normalgewichtigen.[16] In mittleren Jahren stark übergewichtig oder sogar fettleibig zu sein erhöht zudem die Wahrscheinlichkeit eines früheren Todes.[17]

Es gibt noch zahlreiche andere Arten, wie übergewichtige und fettleibige Menschen leiden, nicht zuletzt aufgrund des weit verbreiteten Stigmas, das mit dem Dicksein verbunden ist.[18] Als Kinder sind sie vielleicht wegen ihres Gewichts zur Zielscheibe der Hänseleien anderer Kinder geworden. Als Erwachsene haben sie vielleicht größere Probleme, einen Job oder eine Beförderung zu bekommen, oder sie gelten als faul oder undiszipliniert. Selbst beim Arztbesuch werden sie vielleicht aufgrund ihres Gewichts Vorurteilen begegnen.

Welchen Arten des Leidens waren Sie wegen Ihres Gewichts ausgesetzt? Körperlichen Schmerzen? Emotionalen Schmerzen? Gefühlen der Scham, der Unsicherheit, des Bedauerns, der Wut? Es mag für Sie schwierig sein, die Natur und Tiefe Ihres Leidens zu identifizieren und anzuerkennen. Sie wollen das Leiden vielleicht unterdrücken, sich nicht damit beschäftigen. Doch der erste Schritt zur Heilung und Transformation liegt darin, sich die Existenz unseres Leidens bewusst zu machen und nicht mehr davor wegzulaufen.

Die Zweite Edle Wahrheit: Sie können die Wurzeln Ihres Gewichtsproblems identifizieren

Bevor Sie Ihr Gewicht verändern können, müssen Sie besser verstehen, warum Sie übergewichtig sind. Gewichtszunahme oder -abnahme resultiert ganz grundlegend aus der Veränderung des Gleichgewichts zwischen der Energie, die wir aufnehmen (den Kalorien, die wir über Essen und Trinken zu uns nehmen), und der Energie, die wir abgeben (den Kalorien, die wir durch unsere täglichen Aktivitäten verbrennen). Wie wissenschaftliche Forschungen ergeben haben, führen viele Faktoren dazu, dass unser Gleichgewicht durcheinandergerät und wir zunehmen, dazu zählen unsere Herkunft, unser Lebensstil, unsere Entscheidungen und unsere Umgebung.

Nehmen Sie sich Zeit dafür, die zahlreichen hier beschriebenen Faktoren näher zu beleuchten. Schauen Sie genau hin, ob diese auf Sie zutreffen und Sie so die wahre Natur Ihres Gewichtsproblems besser verstehen können. Tief zu schauen erfordert Mut. Doch man kann die Ursachen ergründen und ihnen auf den Grund gehen. Wenn Sie dann über eine tiefere Einsicht verfügen in die Gründe, die zu Ihrem Übergewicht beigetragen haben, können Sie sich besser für ein Vorgehen entscheiden, wie Sie ein gesünderes Gewicht erreichen wollen.

Sie müssen wissen, dass uns die Anhaftung an angenehme Gelüste Leiden bringen kann. Haben wir ein unstillbares Verlangen nach genussvollen, angenehmen Erfahrungen beim Essen und Trinken und nach einer bewegungsarmen Lebensweise, dann sind wir auf dem besten Weg zuzunehmen. Befriedigt Sie dieses Verlangen aber auf längere Sicht tatsächlich und bringt es Ihnen Glück? Das ist nicht sehr wahrscheinlich, handelt es sich doch um höchst flüchtige Freuden – durch die wir aber zunehmen. Erliegen Sie diesem Verlangen, dann halten Sie den Kreislauf aus Enttäuschung, Angst, Sorge und Leiden weiter aufrecht.

Im Buddhismus kennt man Wesen, die als *pretas,* als Hungergeister bezeichnet werden. Sie haben einen unstillbaren Hunger nach Speisen und Getränken und anderen Annehmlichkeiten. Sie sind verzweifelte Geschöpfe mit winzigen Mündern, ganz langen, engen Hälsen und aufgeblähten Bäuchen. Obwohl sie, getrieben von ihrem Verlangen zu essen, fortwährend heißhungrig sind, können sie aufgrund ihrer winzigen Münder und engen Hälse fast keine Nahrung aufnehmen. Das Essen bereitet ihnen nur Schmerzen und ist unglaublich quälend. Sie stehen für jene, die vergeblich versuchen, ihre negativen Emotionen und Gelüste durch den Akt des Essens zu überwinden. Konsumieren auch Sie wie ein hungriger Geist?

Seien Sie aber nicht zu streng mit sich, wenn Sie damit beginnen, sich die Wurzeln Ihres Gewichtsproblems genau anzuschauen. Der »Richter« in Ihrem Kopf sorgt mit all seinen »Du solltest« schnell dafür, dass Sie sich schlecht fühlen – du hättest diesen Käsekuchen nicht essen sollen, du hättest mehr Zeit im Fitnessstudio verbringen sollen. Vielleicht sind Sie auch entmutigt durch Ihre vergeblichen Kämpfe mit Ihren Gewichtsproblemen. Vielleicht haben Sie durch eine Diät anfangs Gewicht verloren, doch war sie möglicherweise zu strikt, und Ihre Gelüste blieben bestehen, und Sie haben schließlich aufgegeben und wieder zugenommen. Hören Sie auf, sich deswegen schuldig zu fühlen. In der Vergangenheit kannten Sie einfach nicht die richtigen Bedingungen, die Sie unterstützt hätten, ein gesundes Gewicht zu halten.

Ist Ihnen klar, warum Sie keinen Erfolg hatten? Was waren die Hindernisse? Verlieren Sie sich nicht im Bedauern über vergangene Fehler. Die Vergangenheit ist die Vergangenheit. Sie ist nicht die Gegenwart. Sie können den gegenwärtigen Moment nehmen – jeden gegenwärtigen Moment – und wieder neu beginnen. Umarmen Sie Ihr Gewichtsproblem, so, wie Sie auch Ihre negativen Emotionen umarmen, wie eine Mutter ihr weinendes Kind in den Armen wiegt, und Sie werden Ihre Ängste, Ihre Verzweiflung, Wut, Enttäuschung und Selbstkritik transformieren. Die Achtsamkeitspraxis hilft Ihnen, zur Ruhe zu kommen, so dass Sie Ihre Situation unvoreingenommen und ohne Selbstverachtung betrachten. So sind Sie frei, sich auf Lösungen zu konzentrieren, statt in der Vergangenheit oder bei Ihren Problemen zu verweilen. Der Buddha hat gelehrt, dass wir bereits auf dem Weg zur Befreiung sind, wenn wir wissen, wie wir tief in unser Leiden hineinschauen und erkennen, wodurch es genährt wird.

Haben Ihre Eltern Gewichtsprobleme?

Das Erbe aus dem Genpool Ihrer Vorfahren kann Ihr Gewicht beeinflussen. Studien haben gezeigt, dass ein Kind mit doppelt so großer Wahrscheinlichkeit zu einem übergewichtigen Erwachsenen werden wird, wenn ein Elternteil übergewichtig ist, ungeachtet dessen, ob das Kind Normalgewicht hat oder nicht.[19] Zwei übergewichtige Elternteile erhöhen die Chancen, dass das Kind übergewichtig werden wird, noch mehr.[20] Der elterliche Einfluss auf unser Gewicht kann veranlagungs- oder ernährungsbedingt oder eine Kombination von beidem sein. Als wir jung waren, haben unsere Eltern kontrolliert, was und wie viel wir aßen, und auch, wie viel wir uns bewegt haben. Hat Ihre Mutter Sie gestillt, so hat dies das Risiko, übergewichtig zu werden, vielleicht gesenkt.[21] Wurden Sie regelmäßig aufgefordert, den Teller auf jeden Fall leer zu essen, ist es unter Umständen heute schwer für Sie, zu große Portionen nicht aufzuessen, obwohl Sie längst satt sind. Haben Ihre Eltern oft mit Ihnen draußen gespielt, oder haben Sie die meiste Zeit zusammen vor dem Fernseher verbracht? Wenn Sie darüber nachdenken, welchen Einfluss Ihre Eltern auf Ihr Gewicht haben, so sollten Sie sich im Klaren darüber sein, dass Genetik kein Schicksal ist – und dass Genetik allein auch nicht den massiven Anstieg von Fettleibigkeit in den vergangenen dreißig Jahren erklärt. Selbst wenn Ihre Eltern übergewichtig waren, können Sie ein gesundes Gewicht erreichen, wenn Sie einen gesunden Lebensstil pflegen. Es bedeutet vielleicht nur, dass Sie mehr darauf achten müssen, was Sie essen und wie viel Sie sich bewegen, als jemand, der keine genetische Disposition zum Übergewicht hat.

Trinken Sie zu viel Limonade?

Zuckerhaltige Getränke können zur Gewichtszunahme beitragen. Eine Untersuchung bei Jugendlichen ergab, dass sich mit jedem zusätzlichen Glas Limonade, das sie am Tag tranken, die Gefahr, fettleibig zu werden, um 60 Prozent erhöhte.[22] Die *Nurses Health Study* fand heraus, dass Frauen, die ihren Konsum zuckerhaltiger Getränke von einem oder weniger Getränken pro Woche zu einem oder mehr Getränken pro Tag steigerten, über einen Zeitraum von vier Jahren mehr zunahmen als Frauen, die ihren Konsum zuckerhaltiger Getränke reduzierten.[23]

Wissenschaftler glauben, dass es mehrere Gründe dafür gibt, warum zuckerhaltige Getränke zur Gewichtszunahme beitragen. Allen voran sind diese Kalorien »unsichtbar« und werden daher nicht wahrgenommen. Sie trinken jede Menge Kalorien, essen aber in der Regel nicht weniger, reduzieren also nicht die mit der festen Nahrung aufgenommenen Kalorien, um die flüssigen Kalorien auszugleichen. Eine kleine Flasche Limonade enthält fast zehn Teelöffel Zucker oder ca. 150 Kalorien. Besonders wenn man Limonaden zum Durstlöschen trinkt, nimmt man leicht zusätzliche Kalorien zu sich. Darüber hinaus erhöhen solche Erfrischungsgetränke durch den hohen Zuckergehalt unter Umständen auch Ihr Hungergefühl oder schwächen Ihr Sättigungsgefühl.[24]

Finden Sie heraus, ob Sie sich nach einer Limonade hungriger fühlen als vorher. Halten Sie sich bei zuckerhaltigen Getränken bereits zurück, und haben Sie sie durch kalorienarme ersetzt, erkunden Sie, ob die Zuckerersatzstoffe Ihren Gaumen bereits so konditioniert haben, dass Sie stets sehr süße Nahrung erwarten und nach ihr verlangen.

Sind Sie pro Tag weniger als eine halbe Stunde körperlich aktiv?

Für eine Kontrolle des Gewichts ist die Energie, die man abgibt, ebenso wichtig wie die Energie, die man aufnimmt. Es gibt starke Hinweise darauf, dass ausreichende körperliche Betätigung eine Gewichtszunahme verhindert und in Kombination mit einem kalorienarmen Ernährungsplan eine Gewichtsabnahme fördern kann. Doch was ist genug oder ausreichend? Das hängt davon ab, wie fit Sie sind. Für einige Menschen ist ein flotter halbstündiger Spaziergang fünfmal die Woche genug. Andere absolvieren zweimal die Woche ein intensives, körperlich anspruchsvolles anderthalbstündiges Training. Für sehr inaktive Menschen ist es schon ein Anfang, sich überhaupt zu bewegen. Mit der Rolle, die physische Betätigung bei der Gewichtskontrolle und bei einem guten allgemeinen Gesundheitszustand spielt, beschäftigen wir uns im sechsten Kapitel näher. Denken Sie zunächst einmal darüber nach, ob Sie sich ausreichend bewegen. Wenn nicht, warum nicht?

Sitzen Sie mehr als eine Stunde täglich vor dem Fernseher?

Viele Studien belegen, dass zu viel Fernsehen das Risiko von Übergewicht erhöht. Die *Nurses Health Study* hat zum Beispiel gezeigt, dass sich bei Frauen das Risiko zur Fettleibigkeit für jede zwei Stunden, die sie täglich mehr fernsehen, um 23 Prozent erhöht. Selbst mehr körperliche Aktivität schützt Frauen nicht vollständig vor den negativen Folgen des Fernsehkonsums. Unter den sehr aktiven Frauen hatten die, die mehr als zwanzig Stunden in der Woche fernsahen, ein größeres Risiko für Fettleibigkeit als solche, die wöchentlich weniger als sechs Stunden fernsahen.[25]

Forscher glauben, dass es mehrere Ursachen dafür gibt, warum zu hoher Fernsehkonsum zur Gewichtszunahme führen kann. Wer nur auf dem Sofa sitzt und fernsieht, statt sich körperlich zu betätigen, bringt das Energiegleichgewicht aus dem Lot. Darüber hinaus neigen Menschen dazu, beim Fernsehen zu essen und auch das zu essen, was sie dort sehen – Fastfood, zuckerhaltige Getränke und äußerst kalorienhaltige Snacks. Das sind viele zusätzlich aufgenommene Kalorien, was wiederum zur Gewichtszunahme führt.

Schauen Sie oft fern, um Langeweile zu vertreiben? Um einen Austausch mit Ihren Angehörigen zu vermeiden?

Oder um mit Stress umzugehen? Welchen anderen Aktivitäten könnten Sie stattdessen nachgehen? (Siehe dazu das Kapitel »Alternativen zum Fernsehen« im Anhang.)

Schlafen Sie genug?

Ein guter nächtlicher Schlaf ist für die Gesundheit sehr wichtig. Neuere Untersuchungen legen nahe, dass dies auch in Bezug auf das Gewicht bedeutsam sein kann.[26] Die *Nurses Health Study* zum Beispiel hat 70 000 Frauen sechzehn Jahre lang begleitet. Frauen mit wenig Schlaf – fünf oder weniger Stunden pro Nacht – sind mit 15 Prozent größerer Wahrscheinlichkeit fettleibig geworden als Frauen, die nachts mindestens sieben Stunden schlafen.[27] Wissenschaftler sind noch dabei herauszufinden, warum mangelnder Schlaf dazu führt, dass man zunimmt. Möglicherweise gerät das Energiegleichgewicht leichter aus der Balance: Menschen, die zu wenig Schlaf bekommen, sind am Tag müder als solche, die genug schlafen, was den »Energie-Output« senkt; der »Energie-Input« wird hingegen erhöht, weil Menschen in ihren wachen Stunden einfach mehr Gelegenheiten zum Essen haben.[28] Schlafmangel kann auch das Gleichgewicht jener Hormone, die den Appetit kontrollieren, aus der Balance bringen, so dass Menschen mit Schlafmangel hungriger sind als solche mit ausreichend Schlaf.[29] Eine kleine Studie ergab, dass die Teilnehmer, die unter Schlafentzug litten, von stärkeren Hungergefühlen berichteten und sie insbesondere Lust auf kohlenhydrat- und kalorienreiche Nahrungsmittel hatten.[30] Wenn Sie nicht genug Schlaf bekommen, sollten Sie darüber nachdenken, warum das so ist. Bringen Sorgen Sie um den Schlaf? Bleiben Sie abends zu lange auf und sehen fern? Sind Sie an den Tagen, an denen Sie nachts nicht gut geschlafen haben, hungriger als sonst?

Essen Sie achtlos und nebenbei?

Heutzutage, da wir im Hochgeschwindigkeitszeitalter des Internets leben und den vielfältigsten sozialen Zwängen ausgesetzt sind, essen wir meist ganz automatisch. Wir beachten weder die Menge an Essen, die auf den Tisch kommt, noch, wie viel wir essen. Wir achten nicht darauf, wie uns das Essen schmeckt, noch, ob wir überhaupt hungrig waren. Oft wird die Menge, die wir essen, von äußeren Faktoren bestimmt – von der Größe der Schale, der Größe des Tellers, der Größe der Portion, die wir vorgesetzt bekommen. Während der vergangenen zwanzig Jahre sind die Portionen immer größer geworden, bis hin zu überdimensioniert, und so ist es sehr einfach, das Gefühl für die angemessene Nahrungsmenge zu verlieren.[31] Kürzlich zeigten wissenschaftliche Studien, dass unachtsames Essen Auswirkungen auf unseren Nahrungskonsum hat und sehr schnell dazu führt, dass wir uns überessen. Und je größer die Portionsgröße ist, desto weniger sind wir in der Lage abzuschätzen, wie viele Kalorien wir zu uns nehmen.

Die Auslöser für unachtsames Essen reichen aber weiter als bis zur Tellergröße oder der Größe der Portion. Unsere gesamte Umgebung unterstützt unachtsames Essen, von der Werbung im Fernsehen über Fastfood-Menüs bis hin zur günstigen Plazierung von ungesunden Nahrungsmitteln in den Supermarktregalen. Das alles macht es für uns sehr schwierig herauszufinden, was unser Körper wirklich braucht. Essen Sie oft im Gehen, im Auto oder am Schreibtisch? Müssen Sie oft auswärts essen gehen, weil Sie keine Zeit zum Kochen haben? Und treffen Sie bei der Wahl der Speisen dann oft unkluge Entscheidungen?

Achtsamkeit kann uns helfen, diese äußeren Auslöser zu umgehen, unachtsames Essen zu vermeiden und uns auf das auszurichten, was uns gesund erhält.

Unachtsamkeit ist das Gegenteil von Achtsamkeit. Essen ist natürlich nicht die einzige unachtsame Aktivität. Wir trinken eine Tasse Tee und sind mehr mit unseren Sorgen und Nöten beschäftigt als damit, im gegenwärtigen Moment zu leben und ihn zu genießen. Wir sitzen mit einem uns nahestehenden Menschen beisammen, und statt uns auf ihn und diesen gemeinsamen Moment zu konzentrieren, werden wir von anderen Gedanken abgelenkt. Wir gehen, sind aber mehr mit unserer nächsten Verabredung beschäftigt als mit diesem entspannten Moment des Gehens. Wir sind in Gedanken immer irgendwo anders; denken an Vergangenes oder Zukünftiges, statt im Hier und Jetzt zu sein. Das Pferd unserer Gewohnheitsenergie reitet mit uns, wohin es will, und wir sind seine Gefangenen. Wir müssen dieses Pferd zum Halten bringen und unsere Freiheit einfordern. Wir müssen mit dem Licht der Achtsamkeit alles, was wir essen und trinken, beleuchten, damit die Dunkelheit der Unachtsamkeit sich auflösen kann.

Arbeiten oder leben Sie in einer Umgebung, die es schwierig macht, sich gesund zu ernähren und sich ausreichend zu bewegen?

Ihr Lebens- und Arbeitsumfeld kann einen wichtigen Einfluss darauf haben, ob Sie sich gut ernähren und aktiv sind. Wenn Sie an Ihrem Arbeitsplatz oder in Ihrer Wohngegend keinen Zugang zu gesunden Nahrungsmitteln haben, ist es für Sie sehr schwierig, sich gut zu ernähren, egal, wie viel Sie darüber wissen oder wie entschlossen Sie sind. Fühlen Sie sich in Ihrem Wohnumfeld nicht sicher genug, um dort zu walken, zu joggen oder Fahrrad zu fahren, dann wird Sie das von körperlichen Aktivitäten abhalten. Schauen Sie sich Ihr Umfeld genau an und untersuchen Sie die Hindernisse für ein aktives Leben und eine gesunde Ernährung. Was hindert Sie daran, Ihren guten Absichten zu folgen? Werden Ihre ernsthaften Bemühungen von Angehörigen oder Freundinnen und Freunden sabotiert? Hindert Sie Ihr Beruf oder das, was Sie tagtäglich tun, daran, sich gesund zu ernähren und ein aktives Leben zu führen? Haben Sie zu viel berufsbedingten Stress? Haben Sie zu wenig Zeit für sich selbst?

Sobald Ihnen klarer wird, welcher Art all diese Hindernisse sind, können Sie nach Möglichkeiten Ausschau halten, wie Sie sie umschiffen. Und vielleicht tun Sie sich mit Menschen aus Ihrer Gemeinde zusammen, um eine gesündere Umgebung für alle zu schaffen.

Weitere Faktoren, die Ihr Gewichtsproblem nähren

Gesundheitsexperten arbeiten mittlerweile intensiv daran, herauszufinden, wie die sich epidemieartig verbreitende Fettleibigkeit eingedämmt werden könnte. Doch kennt die Wissenschaft längst noch nicht alle Antworten darauf, warum Menschen zu viel an Gewicht zulegen. Denken Sie also darüber nach, welche Faktoren neben den genannten noch zu Ihrem Gewichtsproblem beigetragen haben mögen. Dabei kann es hilfreich sein, sich die folgenden Fragen zu Ihrer Einstellung, Ihren Gedanken, Gefühlen und Handlungen, die dazu geführt haben, dass Sie mehr essen und sich weniger bewegen, näher anzuschauen. Seien Sie dabei ehrlich mit sich. Schreiben Sie Ihre Gedanken auf, damit Sie sie später noch einmal nachlesen können und so zu einem besseren Verständnis für sich selbst kommen. Sind Ihnen diese Einstellungen, Gedanken, Gefühle und Handlungen erst einmal bewusst geworden, können Sie Schritt für Schritt daran arbeiten, sie zu verändern und die unachtsamen Gewohnheiten, die Sie dazu bringen, mehr zu essen und sich weniger zu bewegen, zu durchbrechen.

Wie empfinden Sie Ihr gegenwärtiges Gewicht? Ist ein gesundes Gewicht so wichtig für Sie, dass Sie dafür Zeit und Energie investieren wollen, um es zu erreichen? Verfügen Sie über genügend Konzentration, um Ihr Gewichtsproblem, Ihre problematischen Ernährungsgewohnheiten und Ihren bewegungsarmen Lebensstil einmal genau in den Blick zu nehmen? Was lenkt Sie von diesem Thema ab?

Glauben Sie, dass Sie zu Übergewicht verdonnert sind, egal, wie sehr Sie sich auch anstrengen? Essen Sie, um sich besser zu fühlen, auch wenn das dann nur kurze Zeit anhält?

Essen Sie vor dem Schlafengehen, weil Sie müde sind? Neigen Sie dazu, am späten Abend noch Ungesundes zu sich zu nehmen? Warum? Was treibt Sie dazu, nicht lange nach einer Mahlzeit erneut zu essen?

Benutzen Sie das Essen, um eine emotionale Leere zu füllen, Gefühle von Einsamkeit zu lindern oder mit Ängsten, Sorgen oder Stress umzugehen? Essen Sie weiter, auch wenn Sie schon längst satt sind, und wie fühlen Sie sich dann? Ist zu viel zu essen für Sie ein Pflaster, um eine andere Art von Schmerz zu überdecken? Versuchen Sie einen emotionalen Hunger zu stillen? Benutzen Sie Essen als Krücke? Benutzen Sie Essen, um die schmerzhaften Gefühle, die Sie tief in Ihrem Innersten verschlossen halten, abzuwehren? Wenn Sie achtsam darüber nachdenken, wie Sie das Essen nutzen, um mit Ihren negativen Gefühlen umzugehen, werden Sie erkennen, dass Essbares für diese nicht die richtige Nahrung ist.

Woher beziehen Sie Ihre Informationen? Aus einer verlässlichen Quelle? Oder aus Zeitschriften, Fernsehshows oder Anzeigen, die von sensationellen Erfolgen künden und Versprechungen machen, die sich niemals erfüllen werden? Fühlen Sie sich von Werbung für Nahrungsmittel in Zeitschriften oder im Fernsehen angesprochen? Sind Sie ein Opfer der zahllosen Diätbücher geworden und haben den Glauben an Ihre Fähigkeit, ein gesundes Gewicht erreichen zu können, verloren?

Halten gesundheitliche Probleme Sie von regelmäßigen körperlichen Übungen ab? Wenn dem so ist – haben Sie schon professionellen Rat gesucht, welche körperlichen Aktivitäten es gibt, die für Sie geeignet sind?

Hören Sie auf Ihr Innerstes. Was sind Ihre tiefsten Sehnsüchte? Was tun Sie, um sie zu erfüllen? Hindern Ihre Selbstgespräche, Ihre Überzeugungen oder Ihr Austausch mit anderen Sie daran, sich gesund zu ernähren und ein aktives Leben zu führen? Sind Sie sich selbst der ärgste Feind? Wenden Sie Zeit und Energie dafür auf, sich gesund zu ernähren und ein aktives Leben zu führen? Wenn nicht, warum nicht?

Das alles sind sehr komplexe Fragen, die zu beantworten Zeit und Energie kostet und manchmal durchaus schmerzhaft sein kann. Aber sie berühren sehr wichtige Themen, und sich ihnen zu stellen trägt ebenso zu einem gesunden Gewicht bei wie körperliches Aktivsein und der Verzicht auf zu viel zuckerhaltige Getränke.

Wenn Sie achtsamer werden für das, was im gegenwärtigen Moment geschieht, und wenn Sie sich mehr darauf ausrichten, werden Ihnen Ihre inneren Barrieren und Beweggründe, die Sie zu ungesunden Gewohnheiten treiben, klarer. Es wird aber auch der Weg deutlicher, der Sie zu einer besseren Gesundheit führt.

Die Dritte Edle Wahrheit: Es ist möglich, ein gesundes Gewicht zu erreichen

Sie können Ihre Gewichtsprobleme lösen. Den ersten Schritt dazu haben Sie bereits getan: Sie haben sich darum bemüht, die Wurzeln des Problems zu verstehen, Sie haben aufgehört, davor wegzulaufen. Richten Sie Ihre Aufmerksamkeit auf Ihr Übergewicht und das damit verbundene Leiden, dann werden Sie das Potenzial für Ihr Wohlergehen bereits erkennen. Sie verstehen auch, dass Sie Ihr Ziel – ein gesundes Gewicht – erreichen, wenn Sie das Richtige tun. Erinnern Sie sich daran, dass es eine Zeit gab, in der Sie nicht übergewichtig waren, sondern Normalgewicht hatten. Es ist so leicht, das zu vergessen.

Fragen Sie sich, wo Sie auf dieser Reise zu einem gesunden Gewicht gerade sind. Ist es Ihr Bestreben, ein anderer Mensch zu werden, sich mit sich selbst wohler zu fühlen, besser zu funktionieren, glücklicher zu sein? Was bedeutet Ihr Zuviel an Gewicht für Sie, und sind Sie wirklich dazu bereit, es loszulassen?

Für Ihren Erfolg ist es sehr wichtig, dass Sie daran glauben, ein gesundes Gewicht erreichen zu können. Um Ihr Verhalten nachhaltig zu verändern, müssen Sie an sich glauben und das Vertrauen haben, schädliche Gewohnheiten ablegen zu können. Dabei sollten Sie sich von wissenschaftlichen Erkenntnissen unterstützen lassen. Unsere Überzeugungen beeinflussen das, was wir erreichen, signifikant. Menschen, die daran glauben, durch ausgewogene Ernährung und ein aktives Leben ein gesünderes Gewicht zu erlangen, setzen sich Ziele, die sie für die gewünschte Veränderung als wichtig erachten. Sie glauben, dass auch für sie solche Ziele erreichbar sind.

Was sind Ihre gegenwärtigen Überzeugungen? Sind Sie an der Wirklichkeit orientiert oder von Illusionen aus der

Vergangenheit überschattet, von vergangenen Erfahrungen, Fehlschlägen und Enttäuschungen? Die Vergangenheit ist die Vergangenheit. Die Vergangenheit ist Ihre Lehrerin und kann Ihnen wertvolle Lektionen darüber erteilen, was für Sie funktioniert hat und was nicht. Aber sie ist nicht Ihre gegenwärtige Realität. Das ist sie nur, wenn Sie das erlauben. Lassen Sie sich von Ihrer Vergangenheit nicht beschränken und zurückhalten. Vergangene Fehlschläge müssen nicht Ihre gegenwärtigen oder zukünftigen Erfahrungen festlegen. Richten Sie sich auf die Gegenwart aus. Auf die Gegenwart konzentriert räumen Sie Ihren vergangenen Handlungen keine Macht mehr ein.

Erkennen Sie, dass es Ihnen möglich ist, abzunehmen. Es ist nicht so einfach, wie eine Pille zu schlucken und die Pfunde wegschmelzen zu sehen, doch es wird eine lohnende Reise sein, auch wenn sie manchmal schwierig sein mag.

Sie können sich selbst besser helfen, wenn Sie sich mitfühlend und mit einem liebevollen Herzen begegnen. Gefühle der Schuld und Hoffnungslosigkeit werden verschwinden, und Sie werden sich besser annehmen können. Urteilen Sie nicht so hart über sich. Seien Sie liebevoll sich selbst gegenüber und bestätigen Sie sich, dass Sie ein gesundes Gewicht erreichen können. Sie nehmen für sich selbst ab, nicht, um anderen einen Gefallen zu tun.

Wenn Sie erst einmal Ihre Fähigkeit zur Achtsamkeit entdecken und entfalten, wird Sie das ruhiger machen, und Sie werden leichter Lösungen für Ihre Probleme finden. Stellen Sie sich einmal vor, wie Ihr Leben aussähe, wenn Sie ein gesünderes Gewicht hätten. Erkennen Sie an, dass Sie dies erreichen können, wenn Sie sich selbst gegenüber aufmerksam sind und sich um Ihr Gewicht kümmern. Sie sind wie eine Orchidee. Die Pflanze braucht Aufmerksamkeit, sie muss regelmäßig gegossen werden, und ihr müssen Nährstoffe zugeführt werden, sonst vertrocknet sie, und Sie können ihre Schönheit nicht mehr genießen. Auch Sie brauchen liebevolle Fürsorge, damit Sie Ihre Ideale realisieren können. Betrachten wir alle Wesen, auch uns selbst, liebevoll und mitfühlend, dann werden wir uns besser um uns selbst kümmern.

Auch wenn Sie über die Jahre sehr unter Ihrem Gewicht haben leiden müssen und dies als sehr belastend erfahren haben, so gibt es in Ihnen doch Samen des Wohlgefühls. Aber möglicherweise haben Sie diese aus den Augen verloren, weil das Unwohlsein durch Ihr Übergewicht so vorherrschend ist. Bei Zahnschmerzen gehen Sie umgehend zu einem Zahnarzt, der Sie von Ihren Schmerzen erlöst. Sie spüren dann ganz genau, welches Glück es ist, keine Zahnschmerzen zu haben. Doch wenn die Schmerzen eine Weile vorbei sind, vergessen Sie das wieder und wissen es nicht mehr zu schätzen, keine Zahnschmerzen zu haben. Die Praxis der Achtsamkeit hilft uns, das Wohlgefühl zu schätzen, das bereits da ist, und zu erkennen, dass weiteres Wohlempfinden möglich ist, wenn wir das Richtige tun.

Um uns gut zu fühlen, müssen wir die Samen der Freude in uns nähren. Fragen Sie sich: »Was nährt die Freude in mir? Was nährt die Freude in anderen? Nähre ich die Freude in mir und die in anderen genug? Weiß ich die vielen Bedingungen für Freude, die bereits da sind, zu schätzen? Oder lebe ich unachtsam und halte viele Dinge für selbstverständlich? Wenn Sie gute Augen haben, so wertschätzen Sie das, selbst wenn es so einfach zu vergessen ist, welches Geschenk gute Augen sind. Können Sie gut schlafen, wertschätzen Sie das. Haben Sie eine gesunde Lunge, so wertschätzen Sie die bloße Tatsache, dass Sie so einfach ein- und ausatmen können. Das gilt für all die unzähligen Dinge, die wir täglich tun, ohne von ihnen Notiz zu nehmen.

Haben Sie Kummer, so betrachten Sie einmal ganz genau Ihre Situation und entdecken Sie, womit Sie gesegnet sind. Es ist wundervoll, sich mit Papier und Stift hinzusetzen und all die Bedingungen für unser Glück, die bereits vorhanden und uns in diesem Moment zugänglich sind, aufzuschreiben.

Sie haben damit eine feste Grundlage, die es Ihnen ermöglicht, Ihren Kummer zu umarmen und zu verwandeln. Das Leid zu verwandeln heißt, zum Biogärtner zu werden, der die Abfallreste aus der Küche nicht wegwirft, sondern sie kompostiert, damit sie die Blumen nähren. Verwandeln Sie Ihren eigenen ungeliebten inneren Müll – Ihre Depression, Angst, Verzweiflung oder Ihre Wut – in die nährende Energie von Frieden und Freude. Werfen Sie Ihr Leiden nicht fort, verleugnen Sie es nicht. Berühren Sie es. Schauen Sie es direkt an und transformieren Sie es auf diese Weise.

Negative Gewohnheiten können wir ändern. Sie können jederzeit neu beginnen. Versuchen Sie, sich Ihrer Motivation, ein gesundes Gewicht erreichen zu wollen, bewusster zu werden. Gestatten Sie es sich, tatsächlich zu spüren, dass Ihr Leben ohne Gewichtsprobleme deutlich besser wäre, denn Sie wären gesünder und würden sich wohler fühlen. Ihre Intention abzunehmen muss aus Ihnen selbst kommen und von niemandem sonst.

Kehren Sie zurück zur Weisheit von Ausgewogenheit und Mäßigung. Beides sind Samen, die in Ihrem Bewusstsein schlummern. Wässern Sie diese Samen, damit sie wachsen und gedeihen können. Es ist Ihre Wahl, ein gesundes Gewicht erreichen zu wollen. Und es ist eine Praxis, kein Ideal.

Die Vierte Edle Wahrheit: Sie können einem achtsamen Weg zu einem gesunden Gewicht folgen

Der achtsame Weg zu einem gesunden Gewicht ist keine Diät, die Sie für einen bestimmten Zeitraum einhalten. Er stützt sich nicht auf irgendwelche Pillen oder Zaubertränke. Er bedarf nur Ihrer tiefen Überzeugung, dass Sie einem achtsamen Pfad folgen können, und Ihrer Bereitschaft, sich dem zu verschreiben. Einem achtsamen Weg zu folgen bedeutet, sich persönliche Ziele zu setzen für eine gesunde Ernährung und körperliches Aktivsein, Ziele, von denen Sie glauben, sie Tag für Tag umsetzen zu können. Diese Ziele müssen zu den Anforderungen in Ihrem Leben passen. Mit der Zeit, wenn Sie auf dem achtsamen Pfad voranschreiten, werden diese Ziele zu Ihrem Lebensstil, und Sie werden auf angenehme, entspannte, zuversichtliche Weise Ihr gesundes Gewicht erreichen können.

Wertschätzen Sie das, was Ihr Übergewicht Sie lehrt. Es ist wie eine Glocke, deren Klang Sie daran erinnert, dass Ihnen Ihre vergangenen Aktivitäten, Ihre bisherige Lebensweise nicht gutgetan haben. Sie können sich selbst aus der Gefangenschaft und von der Last Ihres Gewichts befreien. Auch wenn Sie nicht allein verantwortlich für Ihren gegenwärtigen Zustand sind, sind Sie der oder die Einzige, die ihn ändern kann. Sie müssen für sich selbst aktiv werden. Niemand kann das für Sie tun. Der erste Schritt besteht darin, dass *Sie* den Wandel wollen.

Denken Sie daran, dass alles unbeständig ist, auch Ihr Zuviel an Gewicht. Der achtsame Pfad zu einem gesunden Gewicht beginnt mit der Achtsamkeit, die Ihnen helfen wird, sich bewusster zu werden, was Sie während des Tages denken, sehen, hören, fühlen, essen und tun.

Beginnen Sie mit kleinen Schritten. Suchen Sie sich keine unrealistischen Ziele, die einen Quantensprung erfordern würden. So etwas setzt nur einen Teufelskreis des Scheiterns in Gang. Und ein weiteres Scheitern brauchen Sie wirklich nicht. Aller Wahrscheinlichkeit nach haben frühere vergebliche Versuche abzunehmen Ihre Vorstellung verstärkt, dass Sie dazu gar nicht in der Lage sind.

Wenn Sie kleine Schritte machen, dann bekommen Sie eine Ahnung davon, was Sie tun können. Sie bekommen eine Ahnung davon, wie sich der Erfolg anfühlt. Geben Sie sich tagtäglich die Möglichkeit zu erleben, dass Sie imstande sind, sich in die richtige Richtung zu verändern, egal, wie minimal die Veränderungen auch sein mögen. Erfolg führt zu Erfolg. Er ist ansteckend.

Setzen Sie sich für die Gewichtsabnahme ein realistisches Ziel. Für die meisten von uns bedeutet das: ein oder zwei Pfund pro Woche. Durch diesen allmählichen Prozess können sich neue gesunde Gewohnheiten tiefer verankern. Verlieren Sie mit Hilfe einer Diät in kurzer Zeit viele Pfunde, dann nehmen Sie die meist in ebenfalls kurzer Zeit wieder zu. Es ist am besten, sich nach und nach an eine gesunde Ernährung und ein körperliches Aktivsein zu gewöhnen, was Sie gut durchhalten können.

Es ist nicht schwer herauszufinden, wie man abnimmt. Die Herausforderung ist, dieses Wissen wirkungsvoll umzusetzen. Was kann Ihnen dabei helfen, heilsamere Verhaltensweisen zu entwickeln und beizubehalten?

Achtsamkeit.

Achtsamkeit ist eine Lebensweise, der Millionen von Menschen seit mehr als 2600 Jahren folgen, um ihr Leiden in Frieden und Freude umzuwandeln. Wenn Sie Achtsamkeit auf Ihr Gewichtsproblem anwenden, dann können Sie Ihr Verhalten ändern. Betrachten Sie Achtsamkeit als Ihre Verbündete, die Ihnen dabei hilft, schädliche Gewohnheiten zu verändern und Hindernisse und Schwierigkeiten, die zu Ihrem Übergewicht geführt haben, zu überwinden.

Beginnen Sie damit, jeden Tag achtsam zu atmen, achtsam zu essen und achtsam zu gehen. Diese Praktiken werden wir in den Kapiteln 4, 5 und 6 näher erklären. Das scheint für den Anfang sehr viel zu sein, aber beim näheren Hinsehen werden Sie erkennen, dass dem nicht so ist. Sie atmen ja immer schon, seit Ihrer Geburt, und Sie essen und gehen tagtäglich. Achtsamkeit ist einfach eine andere Weise zu atmen, zu essen und zu gehen.

Lassen Sie sich nicht davon entmutigen, wenn Sie Ihrem Plan nicht hundertprozentig folgen können. Solange Sie sich in die richtige Richtung bewegen, werden Sie Fortschritte machen. Seien Sie geduldig mit sich. Selbst wenn Sie nur eine ungesunde Gewohnheit pro Woche ändern, bedeutet das sechsundzwanzig Veränderungen in sechs Monaten und zweiundfünfzig in einem Jahr. Seien Sie entschlossen und beharrlich und machen Sie eins nach dem anderen.

Um ein gesundes Gewicht zu erreichen, müssen Sie zusätzlich zu Ihrer persönlichen Achtsamkeit auch schauen, wie es in Ihrem Umfeld aussieht. Neben Ihrem eigenen Willen und Ihren Taten brauchen Sie auch die Unterstützung zu Hause, an Ihrem Arbeitsplatz und in Ihrer Umgebung, um gut zu essen und aktiv zu bleiben.

Es ist eine sehr große Herausforderung, sich bei der gewünschten Veränderung nur auf sich selbst zu verlassen. Schaffen Sie sich ein unterstützendes Umfeld oder suchen Sie sich eine *Sangha* (das Sanskrit-Wort für eine buddhistische Gemeinschaft spirituell Praktizierender). Das hilft Ihnen dabeizubleiben. Die Unterstützung kann von Menschen kommen, mit denen Sie persönlich zusammentreffen oder aber über die neuen sozialen Medien kommunizieren. Vergegenwärtigen Sie sich die Menschen, mit denen Sie in Kontakt sind. Welche könnten in Ihrem Alltagsleben potenzielle Verbündete sein? Wie sieht es mit

Ihren Angehörigen aus, mit Freundinnen und Freunden, mit Arbeitskollegen oder anderen Leuten in Ihrem Umfeld? Wie können Sie als Unterstützung das Internet und andere Medien nutzen, um sich selbst daran zu erinnern, achtsam zu essen, sich achtsam zu bewegen, achtsam zu leben? Im Anhang finden Sie Hinweise, wie Sie eine Achtsamkeitsglocke auf Ihren Computer herunterladen können. Vielleicht ist es Ihnen auch möglich, Ihr Handy so zu programmieren, dass es in regelmäßigen Abständen – zum Beispiel stündlich – klingelt. Dieser Klingelton kann eine Erinnerung für Sie sein, in dem, was Sie gerade tun, innezuhalten und dreimal tief zu atmen. In den Praxiszentren der Plum-Village-Tradition (Plum Village ist Thich Nhat Hanhs Kloster in Frankreich) hören die Menschen auf mit dem, was sie gerade tun, wenn das Telefon klingelt oder die Uhr im Speisesaal ertönt, und sie atmen bewusst dreimal ein und aus und lassen alle Gedanken und Spannungen los.

Den Kampf mit den Pfunden beenden: Der Weg beginnt hier

Sie besitzen die innere Weisheit, Stärke und Fähigkeit, Ihr Vorhaben abzunehmen auch umzusetzen. Dieses Buch vermittelt Ihnen wissenschaftliche Fakten, die Ihnen helfen werden, sich gesünder zu ernähren und mehr zu bewegen. Sie werden mehr über die inneren und äußeren Hindernisse erfahren, die Sie in der Vergangenheit möglicherweise davon abgehalten haben, Ihr gesundes Gewicht zu erreichen. Sie werden sich sehr viel besser kennenlernen und sehen, ob Sie in Ihrem Denken für sich oder gegen sich arbeiten. Sie werden erkennen, dass das, was Sie täglich in Ihrem Beruf und in Ihrer Freizeit tun, Ihr Gewicht und Wohlergehen beeinflusst. Es wird Ihnen bewusster sein, wie Ihre Aufmerksamkeit, das Ausmaß Ihrer Achtsamkeit oder Unachtsamkeit sowie Ihr Engagement einen Einfluss auf Ihr Gewicht haben.

Gehen Sie eine ernsthafte Verpflichtung mit sich ein. Formulieren Sie als Erstes eine persönliche Leitlinie zu Ihrem Plan, ein gesundes Gewicht zu erreichen, und schreiben Sie sie auf. Diese Leitlinie ist ein Symbol und eine Erinnerung an die Verpflichtung, die Sie mit sich selbst eingehen, und kann Ihnen helfen, mit mehr Klarheit zu sehen, was Sie erreichen wollen. Lesen Sie sich diese Leitlinie im Laufe Ihrer Reise zu einem gesunden Gewicht immer wieder einmal durch; das wird Ihnen in Ihrer Ausrichtung helfen, wird Sie inspirieren, dabeizubleiben und Ihre Selbstverpflichtung zu erneuern. Vielleicht möchten Sie diese Leitlinie an einer gut sichtbaren Stelle aufhängen, damit sie Ihnen immer wieder ins Auge fällt.

Ihre Leitlinie sollte aus konkreten und erreichbaren Schritten bestehen. Beginnen Sie ganz allgemein damit, was Sie überhaupt erreichen wollen, und dann formulieren Sie speziellere Ziele, die Sie auf Ihrem Weg zu Ihrem endgültigen Ziel anstreben wollen. Im Folgenden finden Sie dafür ein paar Beispiele.

Meine Leitlinie für ein gesundes Gewicht und mehr Wohlgefühl

Ich werde, indem ich achtsamer bin und mehr auf meine Gesundheit und mein Wohlergehen achte, bis zum (Datum) xx Pfund abgenommen haben. Dieses Gewicht werde ich im darauffolgenden Jahr und darüber hinaus halten.

Anfängliche Ziele (Datum)

- Ich werde täglich Achtsamkeit praktizieren und strebe an, dies jede Woche ein wenig länger zu tun.
- Ich werde täglich mindestens 5000 Schritte (von einem Schrittzähler gemessen) oder eine halbe Stunde gehen und dies langsam wöchentlich steigern, bis ich 10 000 Schritte oder eine Stunde täglich gehe.
- Ich werde mehr Früchte und Gemüse kaufen.
- Ich werde keine zuckerhaltigen Getränke mehr kaufen.

Überarbeitete Ziele (Datum)

- Ich werde täglich mindestens zwei Stunden achtsam sein mit dem Ziel, dies zeitlich mit jeder Woche auszudehnen.
- Ich werde täglich mindestens 10 000 Schritte gehen.
- Ich werde mehr Früchte und Gemüse kaufen.
- Ich werde Fastfood vollständig vermeiden.
- Ich werde keine zuckerhaltigen Getränke mehr kaufen.

Solche Leitlinien sind wie wir selbst stets ein »work in progress«. Während das Gesamtziel vermutlich die ganze Zeit dasselbe sein wird, werden sich die kleineren Ziele durch die Erfahrung, die Sie auf Ihrem Weg sammeln, durch Ihre Erfolge und durch die Punkte, an denen Sie noch arbeiten müssen, verändern und von Ihnen revidiert werden.

Wenn Sie an Ihr Leitbild denken und an die Verpflichtung, die Sie mit sich selbst eingegangen sind, werden die größeren Ziele Sie wahrscheinlich manchmal schier überwältigen. Doch erinnern Sie sich daran, dass dies jene Ziele sind, die Sie erst später auf Ihrer Reise erreichen wollen. Konzentrieren Sie sich jetzt nur auf die einzelnen Schritte, mit denen Sie sich in die Richtung dieser Ziele bewegen. Statt auf das Gewicht, das Sie erreichen wollen, konzentrieren Sie sich darauf, was von Augenblick zu Augenblick in Ihnen vorgeht und was Sie tun. Lächeln Sie sich zu und genießen Sie jede Veränderung, egal, wie klein sie sein mag. Es braucht Zeit und Entschlossenheit, die tief verwurzelten Gewohnheiten, die zu Ihrer Gewichtszunahme geführt haben, zu transformieren.

Niemand erwartet von Ihnen, dass Sie sich über Nacht ändern. So, wie ein Specht immer und immer wieder mit dem Schnabel gegen einen Baumstamm hacken muss, damit es schließlich ein Loch geben kann, müssen auch Sie sich auf Ihren Prozess ausrichten und einfach immer weitermachen. Bleiben Sie präsent im Jetzt, so dass Sie in aller Bewusstheit konkrete Schritte in Richtung einer gesunden, aktiven Lebensweise tun. Um auf dem Weg zu Gesundheit und Wohlergehen zu bleiben, müssen Sie den Autopilotmodus abschalten. Sie müssen tiefer und bewusster leben, um für jeden Moment aufmerksam zu sein. Achtsamkeitspraxis ist der Schlüssel, durch den Sie sich von Unbewusstheit und Unachtsamkeit befreien können. Achtsamkeit hilft Ihnen, bewusster zu essen, sich bewusster zu bewegen und bewusster zu leben.

Anfangs mag es schwierig für Sie sein, Ihre Gewohnheiten zu ändern. Doch wenn Sie achtsamer für Ihr alltägliches Leben werden, wird allmählich Ihr Gewahrsein für das, was Sie Tag für Tag tun, zunehmen. Achtsames Leben wird dann eine neue Gewohnheit, Teil Ihres alltäglichen Seins, vielleicht ohne dass Sie das anfangs so richtig realisieren.

Eine positive Wirkung achtsamen Lebens ist eine stärkere Zentriertheit, mehr Freude und mehr Frieden mit sich. Das haben über die Jahrhunderte hinweg viele Menschen, die sich in Achtsamkeit üben, herausgefunden. Sie werden sich fragen, warum Sie Ihr Leben größtenteils so unachtsam und dumpf verbracht haben. Diese Dumpfheit hat Sie davon abgehalten, sich der Ursachen für Ihr Leiden und die unerwünschten Zustände von Körper und Geist bewusst zu werden. Diese Unachtsamkeit ließ Sie Ihre Verabredung mit dem Leben verpassen, verhinderte, dass Sie mit all der Schönheit und den Wundern des Lebens in Kontakt sind.

Indem wir wissenschaftlich fundierte Ratschläge mit der Achtsamkeitspraxis verbinden, verfügen wir über die Werkzeuge, ungesunde Gewohnheiten, die zu unserem gegenwärtigen Gewicht geführt haben, zu transformieren. Durch unsere Achtsamkeit werden wir einen Lebensstil entwickeln, der nicht nur gut für uns, sondern auch gut für unseren Planeten ist. Wir werden erkennen, dass wir Wohlergehen nicht allein durch uns selbst und für uns selbst erreichen. Wie gut es uns geht, hängt davon ab, wie gut es anderen geht. Unsere Gesundheit hängt von der Gesundheit unseres Planeten ab, und dessen Gesundheit hängt von uns ab. Durch unsere Art, zu konsumieren und zu handeln, müssen wir die Gesundheit unseres Planeten für unsere Kinder, Enkelkinder und künftige Generationen sicherstellen. Wir dürfen nicht nur an uns denken, wenn es eine Zukunft für alle geben soll. Wir müssen das Wohlergehen aller im Auge haben. Wir können dazu beitragen, indem wir uns achtsam um uns selbst kümmern und um unsere Heimat, die Erde – für uns und für künftige Generationen.

2

Genießen Sie wirklich den Apfel? Eine Apfel-Meditation

Der Apfel in Ihrer Hand ist der Körper des Kosmos.

Thich Nhat Hanh

Lassen Sie uns nun einmal von der Achtsamkeit kosten. Nehmen Sie sich einen Apfel, es muss gar kein besonderer sein, waschen Sie ihn und trocknen Sie ihn dann ab. Bevor Sie hineinbeißen, halten Sie einen Moment inne. Betrachten Sie den Apfel in Ihrer Hand und fragen Sie sich: Wenn ich einen Apfel esse, genieße ich es dann wirklich, ihn zu verspeisen? Oder bin ich gedanklich so beschäftigt, dass ich den Genuss und die Freude, die der Apfel mir bietet, verpasse?

Wenn Sie so sind wie die meisten Menschen, werden Sie wohl eher der zweiten Frage zustimmen müssen. Wie oft haben wir in unserem Leben schon ohne jede Aufmerksamkeit einen Apfel gegessen. Doch mit dieser achtlosen Art des Essens haben wir uns selbst die vielen Freuden vorenthalten, die eine so einfache Tätigkeit wie das Apfelessen beinhaltet. Warum nur, wo es doch so einfach ist, den Apfel wirklich zu genießen?

Dafür müssen wir vor allem anderen dem Verspeisen des Apfels unsere ungeteilte Aufmerksamkeit schenken. Wenn Sie einen Apfel essen, konzentrieren Sie sich ganz allein auf diese Tätigkeit. Denken Sie an nichts anderes. Sehr wichtig ist auch, dass Sie nichts anderes tun. Essen Sie den Apfel nicht, während Sie Auto fahren, während

Sie gehen, während Sie lesen. Seien Sie still und ruhig dabei. So ausgerichtet und entschleunigt können Sie die Qualitäten des Apfels wirklich genießen: seine Süße, sein Aroma, seine Frische, seine Saftigkeit und Knackigkeit.

Nehmen Sie den Apfel nun in die andere Hand und betrachten Sie ihn erneut für einen Moment. Atmen Sie einige Male bewusst ein und aus, um sich noch mehr zu konzentrieren und noch mehr in Berührung damit zu gelangen, wie Sie den Apfel empfinden. Nur selten schauen wir einen Apfel, den wir essen wollen, näher an. Wir nehmen ihn, beißen hinein, kauen schnell und schlucken dann alles hinunter. Dieses Mal tun wir das nicht. Wir fragen uns: Welche Art Apfel ist das? Wie ist seine Farbe? Wie fühlt er sich in meiner Hand an? Wie duftet er? Wenn Sie sich mit diesen Fragen beschäftigen, werden Sie erkennen, dass der Apfel nicht einfach nur eine schnelle Zwischenmahlzeit ist, um einen grummelnden Magen zu beruhigen. Er ist etwas viel Komplexeres, Teil eines größeren Ganzen.

Lächeln Sie dann den Apfel an, beißen Sie langsam hinein und kauen Sie. Atmen Sie einige Male ganz bewusst ein und aus, das hilft Ihnen, sich nur auf das Essen des Apfels zu konzentrieren, darauf, wie er sich in Ihrem Mund anfühlt; wie er schmeckt, wie es sich anfühlt, einen Bissen zu kauen und hinunterzuschlucken. Während des Kauens gibt es nichts anderes, mit dem Sie Ihren Mund füllen – keine Projekte und keine Abgabetermine, keine Sorgen, keine To-do-Listen, keine Ängste und Nöte, keinen Ärger, keine Vergangenheit und keine Zukunft. Da ist nur der Apfel.

Wenn Sie kauen, seien Sie gewahr, dass Sie kauen. Kauen Sie langsam und gründlich, jeden Bissen um die zwanzig oder dreißig Mal. Kauen Sie bewusst, genießen Sie den Geschmack des Apfels und seine Nahrhaftigkeit, lassen

Sie sich ganz auf diese Erfahrung ein. Auf diese Weise können Sie den Apfel, so, wie er ist, genießen. Und während Sie sich des Apfelessens vollkommen bewusst werden, werden Sie auch des gegenwärtigen Momentes vollkommen gewahr. Sie sind vollkommen präsent im Hier und Jetzt. Im gegenwärtigen Moment lebend können Sie wirklich das empfangen, was der Apfel Ihnen anbietet, und Sie werden sich lebendiger fühlen.

Indem Sie einen Apfel auf diese Weise essen, ihn wirklich genießen, bekommen Sie eine Kostprobe von Achtsamkeit, jener Art von Bewusstheit, die daraus erwächst, dass wir vollkommen in den gegenwärtigen Moment eintauchen. In solch kurzen Minuten lassen Sie alles los, leben im Hier und Jetzt. Sie können ein Gefühl für die Freude entwickeln und für die Freiheit von Angst, die ein achtsames Leben mit sich bringt.

Heutzutage ist es an der Tagesordnung, achtlos zu essen und unachtsam zu leben. Von einer immer schneller werdenden Welt werden wir vorwärtsgetrieben. Wir nutzen das Internet, E-Mails und Handys und sind der Erwartung ausgesetzt, ständig erreichbar zu sein, stets in der Lage, auf jede Nachricht unmittelbar zu reagieren. Vor dreißig Jahren hätte kaum jemand erwartet, auf einen Anruf oder einen Brief noch am selben Tag eine Antwort zu erhalten. Doch heute hat die Geschwindigkeit unseres Lebens unglaublich zugenommen. Fortwährend müssen wir auf externe Reize und Anforderungen reagieren. Wir haben immer weniger Zeit dafür, innezuhalten und uns auf das auszurichten und darüber nachzudenken, was wir vor uns haben. Wir haben immer weniger Zeit dafür, in Kontakt mit unserem inneren Selbst zu sein – mit unseren Gedanken, unseren Gefühlen, unserem Bewusstsein, wie und warum wir so geworden sind, wie wir sind. Und deswegen leiden wir.

Einige von uns finden es inzwischen sogar zu unbequem und schwierig, einen ganzen Apfel zu essen. So gibt es in den Supermärkten eingeschweißte, bereits vorgeschnittene Äpfel, überzogen mit einem natürlichen, geschmacklosen Konservierungsstoff, so dass sie bis zu drei Wochen lang nicht braun werden und knackig bleiben. Diese Äpfel entsprechen dem Marketing-Konzept der »Snackability«[32]: Sie können ohne Aufwand zwischendurch gegessen werden, es gibt keine Krümel, nichts, was die repetitive Bewegung der Hand zwischen Beutel und Mund unterbrechen würde. Unabhängig von der fehlenden Frische fördert der Apfelsnack somit auch unachtsames Essen – im Auto, vor dem Fernseher, vor dem Computer, überall und jederzeit.

Einen Apfel achtsam zu essen ist nicht nur ein angenehmes Erlebnis, es ist auch gesund. Der Satz »An apple a day keeps the doctor away« (»Ein Apfel am Tag hält den Doktor fern«) ist tatsächlich wissenschaftlich fundiert. Über dreißig Vitamine und Spurenelemente, viele wertvolle Mineralstoffe wie Phosphor, Kalzium, Kalium, Magnesium und Eisen trägt ein durchschnittlich großer Apfel in und unter seiner Schale. Untersuchungen zeigen, dass das Essen von Äpfeln Herz-Kreislauf-Erkrankungen vorbeugt, denn die in ihnen enthaltenen Ballaststoffe und Antioxidantien verhindern die Bildung von Cholesterin in den Herzkranzgefäßen. Es ist auch gesünder, einen Apfel mit Schale zu essen als ohne, vor allem, wenn es sich um einen Bio-Apfel handelt, da sich die Hälfte des Vitamin-C-Gehalts direkt unter der Schale befindet.

Jenseits des Genusses, einen Apfel zu essen, und der gesundheitlichen Vorteile können wir den Apfel aus einer größeren Perspektive auch als Repräsentanten unseres Kosmos sehen. Wenn Sie den Apfel in Ihrer Hand eingehend betrachten, können Sie den Bauern sehen, der sich um den Apfelbaum kümmert, die Blüten, aus denen die Früchte entstehen, die fruchtbare Erde, das organische Material, das sich aus den prähistorischen zerfallenen Überbleibseln von Meerestieren und Algen zusammen mit Kohlenwasserstoff gebildet hat, den Sonnenschein, die Wolken und den Regen. Ohne die Kombination all dieser Elemente und ohne die Hilfe vieler Menschen würde der Apfel schlicht nicht existieren.

Der Apfel, den Sie in der Hand halten, ist eine Manifestation der wundervollen Präsenz des Lebens. Er ist verbunden mit allem, was ist. Er enthält das ganze Universum; er ist ein Botschafter des Kosmos, gekommen, um unsere Existenz zu nähren. Er nährt unseren Körper, und wenn wir ihn achtsam essen, nährt er auch unser Innerstes und unseren Geist.

Essen wir einen Apfel in bewusster Weise, vermittelt uns das eine neue Aufmerksamkeit für den Apfel, für unsere Welt und unser eigenes Leben. So feiern wir die Natur, ehren, was Mutter Erde und der Kosmos uns schenken. Achtsam einen Apfel essen ist eine Meditation und kann ein tiefes spirituelles Erlebnis sein. Diese Bewusstheit und Einsicht verleiht Ihnen mehr Dankbarkeit und Wertschätzung für die Nahrung, die Sie zu sich nehmen, und für Ihre Verbindung zur Natur und allem anderen in der Welt. Wird der Apfel wirklicher und lebendiger, wird auch Ihr Leben wirklicher und lebendiger. Den Apfel genießen ist gelebte Achtsamkeit.

Und es ist die Achtsamkeit, die Ihnen hilft, sich mit sich selbst wieder zu verbinden und jetzt und in der Zukunft an Körper und Geist zu gesunden.

3

Sie sind mehr als das, was Sie essen

Wenn etwas entstanden ist, müssen wir dessen Präsenz anerkennen und tief in seine Natur hineinschauen.
Wenn wir tief schauen, werden wir die Arten der Nahrung entdecken, die dazu beigetragen haben, dass es entstanden ist, und die es weiter nähren.

Samyutta Nikaya 2, 47

Wissenschaftliche Untersuchungen seit Ende des 20. Jahrhunderts untermauern das Verständnis, dass unser Körper unseren Geist beeinflusst und unser Geist unseren Körper. Für unser Wohlbefinden müssen wir uns also nicht nur um unseren Körper, sondern auch um unseren Geist kümmern. Die Praxis der Achtsamkeit lässt uns diese wechselseitige Abhängigkeit von Körper und Geist klar erkennen.

Das Gleiche gilt für die Gewichtskontrolle. Mit Sicherheit müssen wir dafür dem Körper Aufmerksamkeit schenken – uns gesünder ernähren, weniger essen, uns mehr bewegen. Doch keine dieser körperlichen Veränderungen wird stattfinden oder längere Zeit anhalten, wenn unser Geist nicht mit jenen nährenden Gedanken gefüttert wird, die uns helfen, am Ball zu bleiben, und wenn wir nicht jene Dinge in den Blick nehmen, die vor allem zu unserer Gewichtszunahme beigetragen haben.

Die Vier Arten der Nahrung, die der Buddha gelehrt hat, zeigen uns den Weg, wie wir genau das tun können.

Die meisten Wissenschaftler denken bei Nahrung an

Nahrungsmittel wie Nüsse, Früchte oder Gemüse, Getränke wie Saft und Milch und Nährstoffe wie Proteine, Vitamine, Kohlenhydrate und Mineralstoffe. Buddhistische Lehren bieten eine weitere Perspektive, Nahrung zu betrachten. Neben der festen und der flüssigen Nahrung – jener Nahrung, die unseren Körper erhält und unser Gehirn füttert – gibt es noch drei weitere Arten der Nahrung, die uns helfen, Gesundheit und Wohlbefinden unseres Körpers und unseres Geistes zu bewahren. Es sind folgende:

Sinneseindrücke: all das, was wir sehen, hören, schmecken, riechen, berühren und denken.

Wollen, Absichten: unsere innersten Motive, unsere tiefsten Wünsche.

Bewusstsein: die Gesamtheit aller Gedanken, Worte und Taten, die wir in unserem Leben getätigt haben, ebenso wie das Wissen, die Gewohnheiten, Begabungen und Wahrnehmungen unserer Vorfahren. Dieses Bewusstsein ist sowohl ein individuelles wie ein kollektives.

Haben wir ein körperliches Problem oder eine Störung in unseren Gefühlen, unserem Geist oder unserem Bewusstsein, müssen wir die Art der Nahrung ausmachen, mit der wir uns genährt haben und die zu unserem negativen Zustand geführt hat. Sobald wir sie identifiziert haben, können wir damit aufhören, sie zu uns zu nehmen, und wir vermögen die problematischen Bereiche zu heilen. Merken wir zum Beispiel, dass wir schnell wütend, aufgeregt oder traurig werden und dann aus Frustration zu viel essen, müssen wir genau hinschauen, um zu erkennen, woher unsere Wut, Aufgeregtheit oder Traurigkeit rühren: Was haben wir gegessen? Welche Sinneseindrücke haben wir aufgenommen? Welche Intentionen bewegen uns, und wie ist unser Geisteszustand in diesem Moment und als

Ansammlung von Erfahrungen im Laufe unseres Lebens? Vielleicht haben wir in einem Hochglanzmagazin geblättert, das voll war mit Anzeigen für Kleidung und Accessoires, die wir uns nicht leisten können und die wir auch gar nicht brauchen, und dies hat dazu geführt, dass wir uns unzulänglich und unsicher fühlen. Vielleicht sind wir frustriert, weil unsere Liebsten nicht so handeln, wie wir das wollen, und das erfüllt uns mit Ärger und Groll. Sobald wir die Nahrung identifiziert haben, die wir zu uns genommen haben und die uns und anderen schadet, können wir damit beginnen, unser Handeln zu ändern und nach gesünderen Wegen zu suchen, mit unseren Hindernissen umzugehen. Das wird zu unserem Wohlbefinden beitragen und uns darüber hinaus davon abhalten, uns mit Kalorien vollzustopfen, um mit unseren schwierigen Emotionen fertig zu werden.

Die erste Art der Nahrung: Essen und Trinken

Die erste Art der Nahrung ist für unser Wohlbefinden ganz wesentlich. Was wir essen und trinken und wie wir essen und trinken, beeinflusst unser körperliches und geistiges Wohlergehen. Darum ist es so wichtig zu wissen, welches Essen und welche Getränke gesund für uns sind und welche uns schaden. Forschungen während der vergangenen fünfzig Jahre haben ergeben, dass das Risiko chronischer Erkrankungen wie Diabetes, Herz-Kreislauf-Erkrankungen, Fettleibigkeit und Krebs durch eine gesunde Ernährung reduziert werden kann. Im fünften Kapitel finden Sie eine Zusammenfassung der Forschungsergebnisse.

In unserer modernen Gesellschaft gibt es mehr und mehr Wissen darüber, was eine gesunde Ernährung ausmacht, und die Lebensmittelindustrie ist immer komplexer geworden. Wir bauen unsere Nahrung nicht mehr selbst an und beziehen sie selten von Bauern aus dem Umland, welche wenig bearbeitete Grundnahrungsmittel anbieten, die keine Pestizide enthalten. Die meisten von uns kaufen ihre Lebensmittel in Supermärkten, wo sie vor einer riesigen Auswahl an Waren stehen. Wenn wir bei unseren Einkäufen in dieser Welt des Überflusses nicht achtsam sind, kann es passieren, dass wir Nahrungsmittel kaufen und zu uns nehmen, die für unsere Gesundheit mittel- oder langfristig schädlich sind, ohne dass uns dies auch nur bewusst wäre.

Achtsamkeit hilft uns, hinter die Fassade zu schauen und in Erfahrung zu bringen, woher die Nahrungsmittel stammen, wie sie angebaut wurden, so dass wir durch unsere Art des Konsums unser Wohlbefinden, das unserer Gemeinschaft und das unseres Planeten sicherstellen. Kümmern wir uns nicht um unseren Planeten, so werden wir nicht über genügend Sonnenschein, saubere Luft, entsprechende Temperaturen, ausreichend Regen, sauberes Wasser und gute Erde verfügen, um unsere Nahrung anzubauen. Stattdessen werden wir ungesunde, kontaminierte Nahrung haben, die unserem Körper, unserem Geist und unserer Welt schadet. Wir müssen wissen, was wir essen, woher die Nahrung stammt und welche Wirkung sie auf uns hat.

Der Buddha empfahl ausdrücklich, achtsam zu essen, damit wir Mitgefühl in unserem Herzen bewahren und der nächsten Generation eine gute Zukunft sichern. Er lehrte, dass wir nicht nur uns selbst schaden, sondern auch unseren Kindern und unserem Planeten, wenn wir kurzsichtig und selbstsüchtig sind in dem, was wir essen und trinken.

Eine Lehre des Buddha zu diesem Thema ist das Sutra über das Fleisch des Sohnes. Diese Parabel mag unvorstellbar, grausam und vollkommen unannehmbar klingen. Doch enthält sie eine machtvolle Lektion über die Nahrung, die wir gemeinhin konsumieren, und über die Zukunft unseres Planeten.

Das Sutra über das Fleisch des Sohnes

Ein junges Paar durchquerte mit seinem dreijährigen Sohn eine riesige Wüste, weil es in einem anderen Land Asyl suchen wollte. Doch beide waren mit dem Terrain nicht vertraut, noch hatten sie eine Vorstellung, wie lang ihre Reise dauern würde, und schon auf halber Wegstrecke ging ihnen das Essen aus. Schließlich erkannten die beiden, dass sie alle drei in der Wüste würden sterben müssen und keine Chance hatten, das Land jenseits der Wüste zu erreichen. Nachdem sie lange mit sich gerungen hatten, trafen sie die Entscheidung, ihren Sohn zu töten und zu essen. Jeden Morgen aßen sie einen Bissen von seinem Fleisch, gerade genug, damit sie die Energie aufbrachten, ein Stück weiter zu gehen, und sie trugen den Rest seines Fleisches auf ihren Schultern, damit es in der Sonne weiter trocknen konnte. Jedes Mal, wenn sie einen Bissen von dem Fleisch ihres Sohnes gegessen hatten, sahen sich die beiden an und fragten: »Wo ist wohl unser geliebter Sohn jetzt?«
Als der Buddha die tragische Geschichte beendet hatte, sah er die Mönche an und fragte: »Glaubt ihr, dieses Paar hat das Fleisch seines Sohnes gern gegessen?«
»Nein, Weltverehrter«, erwiderten die Mönche. »Die beiden haben schrecklich darunter gelitten, das Fleisch ihres Kindes essen zu müssen.« Und der Buddha lehr-

> te sie: »Liebe Freunde, wir müssen so essen, dass wir in unserem Herzen Mitgefühl bewahren. Wir müssen in Achtsamkeit essen. Sonst werden wir das Fleisch unserer eigenen Kinder essen.«

Die Geschichte mag extrem sein, doch wir müssen aufwachen, damit wir nicht, bildlich gesprochen, das Fleisch unserer Kinder essen und selbst den Schmerz des Paares erleben. Tatsächlich rührt ein großer Teil des Leidens in der Welt daher, dass wir nicht achtsam essen, dass wir das, was wir essen und wie wir essen, nicht tief betrachten. Dieses unachtsame Essen kann zu unserer Gewichtszunahme beitragen, und es kann uns krank machen – und es hat negative Folgen für die Gesundheit des Planeten. Wir müssen lernen, so zu essen, dass wir damit die Gesundheit und das Wohlbefinden unseres Körpers, unseres Geistes und unseres Planeten bewahren. (Im Anhang finden Sie in dem Kapitel »Lehrrede über die Vier Arten der Nahrung« das vollständige Sutra.)

Betrachten wir unsere Art des Essens aus einer globalen Perspektive, werden wir erkennen, dass die Fleischproduktion für unseren Planeten eine große Belastung darstellt. Der Bericht der Vereinten Nationen *Livestock's Long Shadow,* der die Belastungen unserer Umwelt durch die Viehwirtschaft dokumentiert, kommt zu dem Schluss, dass die negativen Auswirkungen immens sind und wir uns dieses Problems dringend annehmen müssen. Der Bericht schätzt, dass die Aufzucht von Tieren 8 Prozent des Wassers auf unserem Planeten verbraucht und sehr stark zu Wasserknappheit und Verunreinigung beiträgt.[33] Einige Wissenschaftler gehen davon aus, dass mehr als hundertmal mehr Wasser für die Produktion eines Kilos Rindfleisch gebraucht wird als für ein Kilo Proteine aus Getreide.[34] Ein Grund für den erheblichen Wasserverbrauch bei der Fleischproduktion liegt darin, dass die Tiere mit riesigen Getreidemengen gemästet werden, deren Anbau viel Wasser erfordert. In den USA verbrauchen Nutztiere siebenmal mehr Getreide als die gesamte US-Bevölkerung.[35] 80 Prozent des Getreides, das in den USA angebaut wird, gehen in die einheimische oder überseeische Fleisch-, Geflügel- und Fischproduktion.[36] Doch schrecklicherweise sterben mehr als neuntausend Kinder täglich aus Gründen, die mit Hunger und Unterernährung zu tun haben.[37] Es ist eine leidvolle Erkenntnis, dass das Getreide und die anderen Ressourcen, die wir für die Viehwirtschaft aufwenden, viel besser und segensreicher für hungernde und mangelernährte Kinder in der Welt genutzt werden könnten.

Die verheerenden Auswirkungen der Viehwirtschaft auf Umwelt und Gesellschaft gehen weit über die Verschwendung von Wasser und Land hinaus. Der Hunger unserer Gesellschaft nach Fleisch trägt sehr zur Produktion von klimaverändernden Treibhausgasen bei. Die Fleischindustrie ist für 18 Prozent der Treibhausgasemissionen verantwortlich, ein höherer Anteil als der gesamte Transportsektor. 70 Prozent der Wälder im Amazonas mussten bereits Weideland für Rinder weichen, und das setzt enorme Mengen an Kohlendioxid frei, das in den Bäumen gespeichert war. Die Fleisch-, Milch- und Eierindustrie ist auch für zwei Drittel der menschengemachten Ammoniak-Emissionen verantwortlich, die eine Rolle beim sauren Regen und der Übersäuerung unseres Ökosystems spielen.[38]

All das deutet darauf hin, dass wir die Umwelt am besten schonen können, wenn wir weniger Fleisch und mehr pflanzliche Nahrung zu uns nehmen, da dies die Treibhausgase vermindert. Wir brauchen für unsere Ernährung keine Tiere. Es ist sehr viel besser und effizienter, mehr pflanzliche Nahrung zu sich zu nehmen. Das mag für viele Menschen ein großer Schritt sein, doch wenn Sie weniger Fleisch und Milchprodukte konsumieren, halten Sie Ihr Gewicht unter Kontrolle, verbessern Sie Ihre Gesundheit, und es ist ein wichtiger Schritt für das Wohlergehen des Planeten. Vegan oder vegetarisch lebende Menschen wiegen im Allgemeinen weniger als Menschen, die tierische Produkte verzehren; sie haben auch ein geringeres Risiko für Herz-Kreislauf-Erkrankungen, Diabetes und einige Formen von Krebs.[39] Lernen Sie, Gemüse, Getreide und Hülsenfrüchte achtsam zu sich zu nehmen. Dann können Sie sich am Geschmack der Nahrungsmittel erfreuen, und Sie wissen gleichzeitig, dass Sie auf diese Weise eine gesellschaftliche Entwicklung unterstützen, in der es für alle genug zu essen gibt und niemand mehr hungern muss. Im fünften Kapitel werden wir ausführlicher auf die gesundheitlichen Vorteile einer pflanzlichen Ernährung eingehen.

Viele buddhistische Traditionen empfehlen Vegetarismus. Obwohl diese Praxis vor allem auf dem Wunsch basiert, Mitgefühl für die Tiere zu nähren, hat es auch viele gesundheitliche Vorteile. Nun wissen wir zudem, dass wir durch eine vegetarische Lebensweise die Erde schützen und dazu beitragen, die Emission von Treibhausgasen einzudämmen, die so schwerwiegende und unumkehrbare Schäden anrichten. Selbst wenn Sie kein hundertprozentiger Vegetarier sind, ist es für Ihre eigene Gesundheit wie für die des Planeten bereits förderlich, wenn Sie sich als »Teilzeit-Vegetarier« eher pflanzlich ernähren. Vielleicht beginnen Sie damit, einige Tage im Monat rein vegetarisch zu essen oder täglich vegetarisch zu frühstücken und zu Mittag zu essen. Dann sind Sie schon mehr als zur Hälfte Vegetarier. Können Sie bei keiner Mahlzeit auf tierische Produkte verzichten, dann reduzieren Sie einfach die Menge an Fleisch und nehmen kein weiterverarbeitetes Fleisch wie Speck, Wurst oder gekochten Schinken zu sich. Schon dies kann Ihr Risiko senken, an Magenkrebs zu erkranken sowie aufgrund von Herz-Kreislauf-Erkrankungen, verschiedenen Krebserkrankungen oder anderen Ursachen vorzeitig zu sterben.[40] Dies ist ein guter erster Schritt, sich eine pflanzliche, gesunde und umweltfreundliche Ernährung anzugewöhnen.

Erleichtert werden solche Veränderungen, wenn Sie mit Achtsamkeit betrachten, was Sie zu sich nehmen, denn Sie werden erkennen, welchen Nutzen Sie daraus ziehen – weniger Gewicht, ein geringeres Risiko für Magenkrebs oder Herz-Kreislauf-Erkrankungen und mehr Energie, um die Dinge zu tun, die Ihnen Freude machen. Wir und unsere Umgebung hängen wechselseitig voneinander ab und bedingen einander. Schon kleine Veränderungen auf unserer Seite können große Wirkungen zeitigen, wenn sie sich mit den Veränderungen anderer verbinden. Unsere Marktwirtschaft wird vor allem von den Anforderungen und Wünschen der Konsumenten in Bewegung gehalten. Wenn eine immer größere Anzahl Menschen weniger Fleisch und mehr pflanzliche Nahrung zu sich nimmt, dann wird die Viehwirtschaft schrumpfen. Mit der Zeit werden die Bauern Alternativen finden, um ihren Lebensunterhalt sicherzustellen. Durch solch gemeinschaftliches Erwachen verändern wir die Welt.

Die zweite Art der Nahrung: Sinneseindrücke

Sinneseindrücke entstehen aus den Aktivitäten der Sinne und den Reaktionen der sechs Sinnesorgane, der sechs Sinnesobjekte und der sechs Bewusstseinsarten. Die sechs

Sinnesorgane sind Augen, Ohren, Nase, Zunge, Haut und Geist. Die sechs Sinnesobjekte sind Form, Geräusche, Gerüche, Geschmäcker, taktile Objekte und Objekte des Geistes. Die sechs Bewusstseinsarten sind Sehbewusstsein (oder Sehen), Hörbewusstsein (oder Hören), Riechbewusstsein (oder Riechen), Schmeckbewusstsein (oder Schmecken), Körperbewusstsein (oder Berühren) und Geistbewusstsein (Denken). Zu den Objekten des Geistes gehören alle physiologischen, physischen und psychologischen Aspekte unserer Sinne.

Was wir sehen, hören, riechen, schmecken, berühren und denken, all das, was wir in unserem Körper empfinden und dessen wir in unserem Geist gewahr werden, ist Nahrung für unser Sinnesbewusstsein. Während wir wach sind, sind unsere sechs Sinnesorgane stets aktiv. Die Nahrung, die wir durch sie aufnehmen, kann entweder gesund oder schädlich sein – auch oder gerade in Bezug auf unser Bemühen, ein gesünderes Gewicht zu erreichen. Denken Sie an einen x-beliebigen Tag in Ihrem Leben. Wenn Sie aufstehen, machen Sie vielleicht das Radio oder den CD-Player an und hören Musik. Weil Ihre Ohren gut funktionieren, hören Sie die Musik gut und fühlen sich wohl und beschwingt. In den nächsten Stunden geht sie Ihnen im Kopf herum, Sie summen sie vor sich hin und lächeln. Während Ihres Spaziergangs zur Mittagszeit hören Sie dasselbe Stück auf Ihrem MP3-Player, und das gibt Ihren Schritten Energie und Leichtigkeit. Nach der Arbeit gehen Sie noch in einen Supermarkt, weil Sie ein paar gesunde Dinge für das Abendessen kaufen wollen. Am Zeitschriftenstand nehmen Sie sich eine Zeitschrift und blättern sie durch. Sie bleiben bei einer Anzeige für eine phantastische Schokolade hängen; die Frau, die sie voller Genuss isst, sieht ganz entspannt aus. Während Sie in der Schlange stehen, können Sie die ganz in der Nähe der Kasse liegende

Schokolade sehen und förmlich riechen, und Sie beschließen, ein paar Tafeln in Ihren Einkaufswagen zu legen. Am Abend machen Sie den Fernseher an, um den Thriller zu sehen, für den auf einer großen Anzeigentafel, an der Sie während Ihres Spaziergangs vorbeikamen, geworben wurde. Während des Films werden Sie wegen der vielen brutalen Szenen ganz angespannt und nervös. Es verlangt Sie ganz dringend nach Schokolade, und Sie beschließen, vor dem Zubettgehen noch einen Riegel zu essen, denn in Ihrem Hinterkopf haben Sie die Vorstellung, dass die Schokolade Sie entspannt. In dieser Nacht haben Sie einen äußerst lebhaften, angstvollen Traum. Angespannt wachen Sie auf. Sie nehmen einen weiteren Riegel Schokolade mit zur Arbeit.

Massenmedien sind die Nahrung für unsere Augen, für unsere Ohren und für unseren Geist. Beim Fernsehen, beim Lesen einer Zeitschrift, beim Anschauen eines Films, beim Surfen im Internet und so weiter nehmen wir Sinneseindrücke auf. Viele der Bilder, denen wir durch die Medien ausgesetzt sind, wässern Samen der Begierde, Angst, Wut und Gewalt in unserem Bewusstsein. Die Bilder, Geräusche und Ideen können uns vergiften, unserem Körper und Geist das Wohlbefinden rauben. Fühlen Sie sich unruhig, ängstlich oder deprimiert, kann das daran liegen, dass Sie durch Ihre Sinne unwissentlich zu viele Giftstoffe aufgenommen haben. Achten Sie darauf, was Sie sich ansehen, was Sie lesen oder sich anhören, und schützen Sie sich vor der Angst und Verzweiflung, der Wut, der Begierde, der Unruhe oder Gewalt, die dadurch gefördert werden. Das Gute, das Ihnen versprochen wird, verfliegt schnell. Wahre Zufriedenheit ist nur in unserem Inneren zu finden.

Unsere Kultur wird vom Konsum dominiert. Wir können rund um die Uhr einkaufen, im Internet, in den Läden oder Tankstellen, die Tag und Nacht geöffnet sind. Auch

Nahrungsmittel bekommen wir fast überall und jederzeit. Und wir halten nicht wirklich inne und fragen uns: Warum kaufen wir so viel? Brauchen wir all das Zeug? Warum essen wir so viel? Haben wir wirklich Hunger?

Wir müssen einen Schritt zurücktreten und genau betrachten, was unsere wirklichen Bedürfnisse sind. Und eine Möglichkeit, dies zu tun, ist, achtsame Beobachtende unserer konsumorientierten Welt zu werden. Werbung soll ein Bedürfnis schaffen, wo vorher keins war – und das funktioniert, daher geben Firmen jährlich Milliarden für Werbung aus. In der Werbung erscheinen bestimmte Nahrungsmittel oder Dinge als probates Mittel gegen Einsamkeit oder Unsicherheit. Die Menschen, die in Werbesendungen oder auf Plakaten Fastfood oder Eis essen, scheinen dabei ungemein glücklich, erfüllt und aktiv zu sein. Wir nehmen diese Eindrücke und Botschaften auf und speichern sie unzensiert in unserem Bewusstsein ab. Irgendwann später nehmen wir selbst diese Dinge zu uns, obwohl wir wissen, dass sie uns schaden können. Und wir fragen uns, warum.

Wir können uns dafür entscheiden, diesen Botschaften zu widerstehen – aber es ist einfacher, wenn wir uns achtsam dafür entscheiden, uns solchen Botschaften weniger auszusetzen. Machen Sie den Fernseher aus. Hören Sie damit auf, Hochglanzmagazine zu lesen. Vor allem Kinder müssen vor diesen Medien geschützt werden, denn ihr Bewusstsein ist einfach noch nicht reif genug zu verstehen, dass Werbung sie beeinflussen will. Wir müssen uns und unsere Kinder zusätzlich vor unheilsamen Filmen, Fernsehprogrammen und Videospielen schützen, denn diese können in uns Unruhe, Gewalt und Begierde wecken. Sie wirken auch stressverstärkend, und das mag dann zur Gewichtszunahme führen.[41] Sind wir im Sommer viel draußen, schützen wir uns durch Sonnencreme vor den schädlichen ultravioletten Strahlen und können so unbeschwert die Sonne genießen. In gleicher Weise ist die Achtsamkeit unser Schutz. Sie kann uns vor diesen zerstörerischen und aufreibenden Botschaften in unserer alltäglichen Umgebung bewahren und hilft uns, die positiven und heilsamen Sinneseindrücke, die die Samen von Glück und Frieden in unserem Bewusstsein wässern, herauszufiltern. Dann essen wir auch seltener aus negativen Emotionen heraus.

Lernen wir, Sinneseindrücke achtsamer aufzunehmen, hilft uns das, Begierde, Wut, Angst, Traurigkeit und Stress zu reduzieren. Und all das unterstützt letztlich unser Bestreben, ein gesünderes Gewicht zu erreichen.

Die dritte Art der Nahrung: Wollen

Die dritte Art der Nahrung ist Wollen – unsere tiefste Sehnsucht, zu erreichen, was immer wir wollen. Was wir wollen, treibt uns tagtäglich an. Es bestimmt auch unsere persönlichen Bestrebungen. Wir müssen uns fragen: Was ist meine größte Sehnsucht? Wir müssen tief in uns hineinschauen, um zu erkennen, welche Art Energie uns im täglichen Leben motiviert. Wir alle wollen irgendwohin oder etwas erreichen. Was ist Sinn und Zweck unseres Lebens? Unser Verlangen kann uns in Richtung Glück oder in Richtung Leiden führen. Verlangen ist eine Art Nahrung, die uns nährt und uns Energie gibt. Haben wir ein gesundes Verlangen wie den Wunsch, Leben zu retten oder zu beschützen, uns um unsere Umwelt zu kümmern, ein einfaches, ausgeglichenes Leben zu führen, das uns genügend Zeit für uns und unsere Lieben lässt, dann wird unser Verlangen uns glücklich machen.

Jeder möchte glücklich sein, und in jedem von uns gibt es eine starke Energie, die uns zu dem treibt, von dem wir meinen, es mache uns glücklich. Doch unter diesem unermüdlichen Streben können wir auch sehr leiden. Es gibt Menschen, die glauben, Glück sei nur dann möglich, wenn sie über viel Geld, Ruhm und Macht verfügen. Doch sind diese Dinge oft nur als Glück verkleidetes Leiden, da sie vielfach auf dem Leiden anderer beruhen. So hat der Opium- und Sklavenhandel an vielen Orten der Welt zu großem menschlichen Leid geführt. Oder nehmen Sie eine heutige Form des Sklavenhandels: den globalen Frauen- und Kinderhandel, der jungen Frauen und Kindern weltweit inhumane Lebensbedingungen aufzwingt, wenn sie in fremden Ländern in der boomenden Sexindustrie arbeiten müssen. Der Wunsch, Geld zu verdienen, ist per se nichts Schlechtes, wenn Sie in Ihrem Streben nach materiellem Reichtum anderen nicht schaden und Ihr Geld dann auf mitfühlende Weise verwenden. Es ist wichtig, die eigenen Wünsche eingehend zu betrachten, um zu sehen, ob sie auf positiven oder negativen Absichten gründen. Das kann uns helfen, unsere Wünsche auf die Dinge zu richten, die für andere, die Welt, unsere Familie und auch für uns selbst förderlich und positiv sind.

Bei einem Meditationsretreat für Geschäftsleute im Jahr 1999 erzählten viele Teilnehmerinnen und Teilnehmer davon, dass auch sehr reiche und mächtige Menschen zutiefst leiden. Ein sehr wohlhabender Geschäftsmann sagte, dass er sich sehr einsam fühle, trotz seiner dreihunderttausend Angestellten in vielen Teilen der Welt. Die Einsamkeit dieses Mannes sowie vieler reicher Leute entstammt ihrem Misstrauen anderen gegenüber. Sie glauben, andere wollten nur wegen ihres Geldes mit ihnen befreundet sein und Vorteile aus dieser Freundschaft ziehen. Sie fühlen sich einsam, weil sie keine echten Freunde haben. Auch die Kinder wohlhabender Menschen leiden oft sehr; oft haben ihre Eltern keine Zeit für sie, weil sie so damit beschäftigt sind, ihren Reichtum zu mehren und ihren sozialen Status zu bewahren. Das Leiden vieler reicher Menschen zeigt uns, dass man mit Geld sein Glück nicht kaufen kann.

Unsere tiefste Sehnsucht ist die Grundlage unseres Handelns, auch in unserer beruflichen Laufbahn. Wollen Sie als Arzt oder Ärztin Menschen heilen, werden Sie Ihre Energie auf dieses Ziel ausrichten und viele Jahre lang studieren und hart dafür arbeiten. Sind Sie dann schließlich in diesem Beruf tätig, vergessen Sie all die schwere Arbeit und die vielen schlaflosen Nächte, die hinter Ihnen liegen, und fühlen sich einfach gut, weil Sie der Gesellschaft etwas geben. Leider gibt es auch viele Berufsfelder, in denen es vor allem darum geht, viel Geld zu verdienen. Die Banker, die 2008 maßgeblich mit zur Finanzkrise beigetragen haben, müssen nun mit der Erkenntnis leben, dass durch sie viele Menschen in der ganzen Welt obdach- und arbeitslos geworden sind. Können sie mit dieser Erkenntnis wirklich in Frieden mit sich sein?

Wir müssen tief in die Natur unseres Wollens hineinschauen, um zu sehen, in welche Richtung es uns führt: hin zur Befreiung vom Leiden und zu Frieden und Mitgefühl oder hin zu Kummer und Leid. Was wollen wir wirklich aus tiefstem Herzen? Sind es Geld, Ruhm, Macht? Oder innerer Frieden, die Fähigkeit, ganz lebendig zu sein und den gegenwärtigen Moment zu genießen? Glücklich sind wir, wenn wir in Frieden mit uns sind. Wir sind nicht glücklich, weil wir mehr wiegen, als wir sollten. Doch das Gewicht als solches ist wahrscheinlich gar nicht die Ursache dafür, dass wir unglücklich sind, diese liegt tiefer.

An der Wurzel unseres Gewichtsproblems befindet sich häufig das Verlangen; das Verlangen, zu viele leckere Dinge zu essen, das Verlangen, schwierige Gefühle zu vermeiden, indem wir uns durch Snacks und Fernsehen ablenken, das Verlangen, um unserer Karriere willen viele Stunden im Büro zu verbringen, so dass uns kaum Zeit fürs Fitnessstudio oder für einen Spaziergang in der Natur bleibt. Wie bringen wir all dieses Verlangen, all diese Bedürfnisse und Wünsche ins Gleichgewicht? Wie setzen wir Prioritäten?

Ein achtsamer Blick auf unser wahres Verlangen kann uns helfen, den Weg zum Wohlbefinden direkt einzuschlagen. Indem wir sehen, wie eng unser Essproblem und unser Wunsch nach Wohlbefinden sich wechselseitig bedingen, können wir die Basis für inneren Frieden und Freude identifizieren und verändern.

Die vierte Art der Nahrung: Bewusstsein

Tagtäglich fließen Gedanken, Worte und Taten in das Meer unseres Bewusstseins. Unsere Sinneswahrnehmungen füttern unser Bewusstsein ununterbrochen. Die Eindrücke all unserer Erfahrungen und Wahrnehmungen sind auf der tiefsten Ebene unseres Geistes, dem sogenannten Speicherbewusstsein, gespeichert. Dort ruhen auch Samen, welche die Energien der Gewohnheiten all unserer Vorfahren enthalten und unsere Seh-, Fühl- und Denkmuster beeinflussen. Solange sie sich im Speicherbewusstsein befinden, schlafen sie gewissermaßen. Doch wenn sie gewässert werden, manifestieren sich diese Samen in unserem täglichen Leben als ausgewachsene Energien. Wenn Sie im Frühling einen Blumensamen in die Erde geben, wird die Pflanze im Sommer wachsen und blühen; daraus entstehen neue Samen, und der Zyklus setzt sich fort. In ähnlicher Weise können im Garten unseres Geistes Samen des Mitgefühls, der Freude und Hoffnung, aber auch Samen des Kummers, der Angst und

Verzweiflung wachsen. Die keimenden Samen wachsen in die höhere Geistesebene, genannt Geistbewusstsein, hinein. Geistbewusstsein – unser alltägliches Wachbewusstsein – sollte wie ein Gärtner sein, der sehr achtsam mit dem Garten, dem Speicherbewusstsein, umgeht. Der Gärtner muss nur den Boden kultivieren und die Samen wässern, und der Garten wird die Samen nähren und Früchte hervorbringen.

Unser Geist ist die Grundlage all unserer Handlungen, seien es Handlungen des Körpers, der Rede oder des Geistes, also des Denkens. Was immer wir denken, sagen oder tun, erwächst aus unserem Geist. Was unser Bewusstsein aufnimmt, prägt unser Leben, so dass wir sehr vorsichtig sein müssen, welche Nahrung wir zu uns nehmen. Bei der zweiten Art der Nahrung sprachen wir über die Sinneseindrücke und die Notwendigkeit, unsere Sinne zu bewachen. Unsere Sinne werden manchmal auch als Tore bezeichnet, denn alle Objekte unserer Wahrnehmung gelangen über die Sinne in unser Bewusstsein. Das Geistbewusstsein, der Gärtner, muss ein aufmerksamer Wächter an diesen Sinnestoren sein und sorgfältig auswählen, welchen Sinneseindrücken er den Eintritt erlaubt und welchen nicht. Das Geistbewusstsein muss auch die heilsamen Samen im Speicherbewusstsein erkennen und identifizieren und Sorge dafür tragen, dass die heilsamen Samen gewässert werden und somit gut wachsen können und dass die negativen Samen nicht gewässert werden. Das geschieht durch Achtsamkeit.

Buddhistischer Psychologie zufolge wird ein Samen, der aus dem Speicherbewusstsein in das Geistbewusstsein hineinwächst, zu einem geistigen Gebilde oder einer Geistesformation. Formation bezeichnet etwas, das sich aufgrund bestimmter Bedingungen manifestiert – ein Verbund verschiedener Elemente oder Eigenschaften, die sich zusammenfinden, wenn die Bedingungen dafür reif sind. Eine Blume ist eine körperliche Formation oder ein körperliches Gebilde verschiedener Elemente wie Samen, Regen, Sonnenschein, Erde, Luft, Raum, Zeit und so weiter. Wenn diese Elemente unter den richtigen Bedingungen zusammenkommen, dann manifestiert sich eine Blume.

In Bezug auf die vierte Art der Nahrung sprechen wir nicht von körperlichen Gebilden, aus denen die Nahrung unseres Bewusstseins besteht, sondern von mentalen, geistigen Gebilden. Furcht ist ein geistiges Gebilde. Sie besteht aus mehreren mentalen und emotionalen Elementen: Angst, Zweifel, Unsicherheit, falsche Wahrnehmungen und Unwissenheit. Auch Verzweiflung, Wut, Liebe und Achtsamkeit sind Beispiele für geistige Gebilde. Sie sind lediglich Symbole oder Namen, mit denen wir die Erfahrung beschreiben, die aus dem Wechselspiel zwischen den Sinnesorganen und ihren jeweiligen Sinnesobjekten resultiert. Daraus erwachsen alle Arten von Geisteszuständen, einschließlich der Reaktionen auf Gedanken, Gefühle, Wahrnehmungen, geistige Traumata und Erinnerungen.

Alle Arten von Samen liegen tief unten in unserem Speicherbewusstsein. Alle geistigen Gebilde sind in Form dieser Samen in der Erde unseres Speicherbewusstseins verborgen und können sich auf der Ebene des Bewusstseins, des Geistbewusstseins, manifestieren. Es gibt die verschiedensten Arten von Samen im Speicherbewusstsein, heilsame wie unheilsame. Heilsame Samen sind Samen der Liebe, Dankbarkeit, Vergebung, Großzügigkeit, des Glücks und der Freude. Unheilsame Samen sind solche des Hasses, der Diskriminierung, Eifersucht, Wut und Begierde. Unser Hass ist zum Beispiel ein geistiges Gebilde. Solange es sich nicht manifestiert, spüren wir keinen Hass, was aber nicht bedeutet, dass der Samen des Hasses nicht in uns wäre. Wir alle haben solche Samen in unserem

Speicherbewusstsein. Wir können sehr offenherzig und liebevoll sein und keinerlei Hass verspüren. Doch wenn in einer Situation, die wir als ungerecht, schikanös oder demütigend empfinden, die Samen des Hasses in unserem Speicherbewusstsein gewässert werden, werden sie sprießen und in unser Geistbewusstsein hineinwachsen. Zuvor war der Hass lediglich ein Samen, doch kaum wurde er gewässert, wächst er und wird zum geistigen Gebilde Hass. Und wir werden wütend und sind voller Groll, haben hasserfüllte Gedanken und sind körperlich angespannt.

Wann immer sich in unserem Geistbewusstsein ein Samen manifestiert, wird er zur Nahrung für unser Bewusstsein, es ist die vierte Art der Nahrung. Erlauben wir der Wut, in unserem Geistbewusstsein zu sein und dort für eine ganze Stunde zu bleiben, dann essen wir in dieser Stunde Wut. Je mehr Wut wir essen, desto mehr wächst der Samen der Wut in unserem Speicherbewusstsein. Gibt es eine verständnisvolle Freundin, die liebevoll mit uns spricht, wird der Samen der Herzensgüte in unserem Geistbewusstsein wachsen. Sind wir eine Stunde lang mit dieser Freundin zusammen, konsumieren wir eine ganze Stunde lang Herzensgüte. Bei jedem Samen – ob unheilsam oder heilsam –, der die Gelegenheit erhält, sich als geistiges Gebilde auf der Ebene des Geistbewusstseins zu manifestieren, werden dadurch die Samen im Speicherbewusstsein gestärkt und gekräftigt. Deshalb müssen wir lernen, die heilsamen Samen zu nähren und die unheilsamen durch unsere Achtsamkeit zu zähmen, denn wenn sie in das Speicherbewusstsein zurückkehren, werden sie stärker, egal, welcher Art sie sind.

Wir vermeiden es, unsere unheilsamen Samen zu nähren – solche der Wut, Verzweiflung und Hoffnungslosigkeit –, indem wir sehr achtsam in Situationen sind, die sie wachrufen können. Das können Bilder sein, die wir in den

Massenmedien sehen, oder Gespräche, die wir hören – sei es im direkten oder im indirekten Austausch mit anderen. Darüber hinaus können wir einander beim Wässern der heilsamen Samen in unserem Speicherbewusstsein helfen, indem wir freundlich sind, umsichtig und verständnisvoll. Wässern wir die Samen der Vergebung, der Akzeptanz und des Glücks in den Menschen, die wir lieben, geben wir ihnen für ihr Bewusstsein sehr gesunde Nahrung. Doch wenn wir in unseren Liebsten fortwährend die Samen des Hasses, der Begierde und der Wut wässern, vergiften wir sie.

Nur wenn wir tief in die Natur unseres Leidens hineinschauen, können wir dessen Ursachen entdecken und die Nahrung identifizieren, durch die es entstanden ist. Wenn wir eine Weile geübt haben, werden wir sehen, dass Wandlung stets in der Tiefe unseres Bewusstseins geschieht, unser Speicherbewusstsein ist die Unterstützung, die Grundlage unseres Bewusstseins. Wissen wir, wie wir das jeweilige Vorhandensein geistiger Gebilde erkennen können, wie wir sie umfassen, beruhigen und tief betrachten können, wird uns das Einsicht schenken. Diese Einsicht kann uns befreien und die uns plagenden Geisteszustände bereits in ihrer Form als Samen im Speicherbewusstsein transformieren, so dass sie nicht länger in unser Geistbewusstsein aufsteigen werden.

Was hat das mit unseren Gewichtsproblemen zu tun? Wir müssen herausfinden, welche Ursachen unser Verlangen, zu viel von den falschen Dingen zu essen, hat. Vielleicht essen wir aus Traurigkeit oder aus Angst vor der Zukunft. Lassen wir die Quellen der Nahrung für unsere Traurigkeit und Angst versiegen, werden Traurigkeit und Angst schwächer und schwächer werden und damit der Drang, zu viel zu essen. Der Buddha betonte, dass wir bereits auf dem Pfad der Befreiung sind, wenn wir wissen, wie wir unser Leiden eingehend anschauen und dessen Nahrungsquellen ausmachen können. Der Weg, der aus dem Leiden herausführt, ist achtsames Konsumieren – damit sind alle Formen des Konsumierens gemeint, nicht nur das Konsumieren essbarer Nahrung.

Sind in unserem Bewusstsein Verzweiflung, Wut oder Schmerz gegenwärtig und aktiv, kann uns Achtsamkeit Linderung verschaffen. Ruhen diese Gefühle am Grund unseres Speicherbewusstseins, sind sie für uns auf der bewussten Ebene nicht wahrnehmbar, und das Leben wird viel angenehmer sein. Und doch nehmen wir tagtäglich aus unserer Umgebung, einschließlich der Medien, Gifte der Gewalt, Angst und Wut zu uns. Wir nehmen auch negative Interaktionen mit anderen oder schmerzvolle Erinnerungen aus der Vergangenheit auf. So werden die negativen Samen regelmäßig gewässert, wodurch sie stärker und stärker werden. Diese Samen der Wut, Angst und Gewalt werden dann ein integraler Bestandteil unseres täglichen Lebens; sie verhindern, dass wir die Dinge klar sehen, und sie halten uns in Unwissenheit über die Ursachen des Leidens. Doch wenn wir die Samen der negativen Emotionen von ihrer Nahrungsquelle abschneiden, verhindern wir, dass sie weiter austreiben und wir von Gewalt, Angst oder Wut überwältigt werden. Und wir verhindern so auch, zu viel zu essen.

In unserem Speicherbewusstsein gibt es auch den Samen der Achtsamkeit. Wässern wir diesen Samen oft, wird er immer stärker wachsen. Und weil alle Samen von Natur aus wechselseitig voneinander abhängig sind – der Zustand eines Samens kann die Beschaffenheit aller anderen beeinflussen –, kann eine starke Achtsamkeitsenergie uns helfen, unsere negativen Emotionen zu transformieren. Die Achtsamkeitsenergie ist wie ein Licht, das uns hilft, die wahre Natur unseres Leidens klarer zu erkennen. Sie gibt

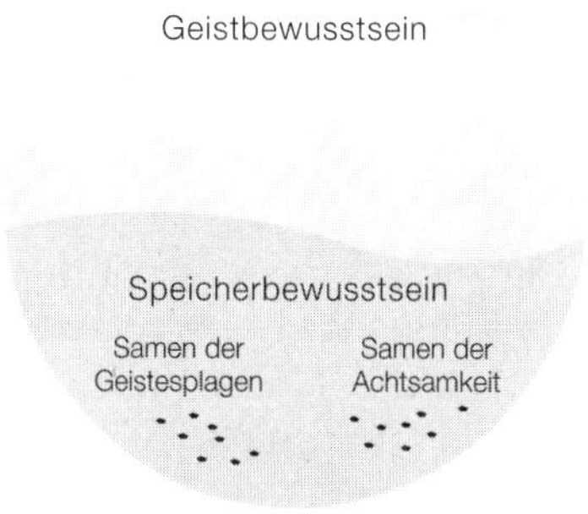

Geistbewusstsein

Speicherbewusstsein

Samen der Geistesplagen

Samen der Achtsamkeit

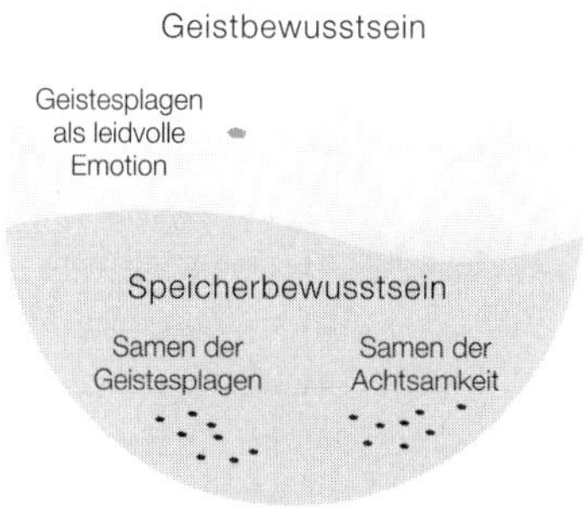

Geistbewusstsein

Geistesplagen als leidvolle Emotion

Speicherbewusstsein

Samen der Geistesplagen

Samen der Achtsamkeit

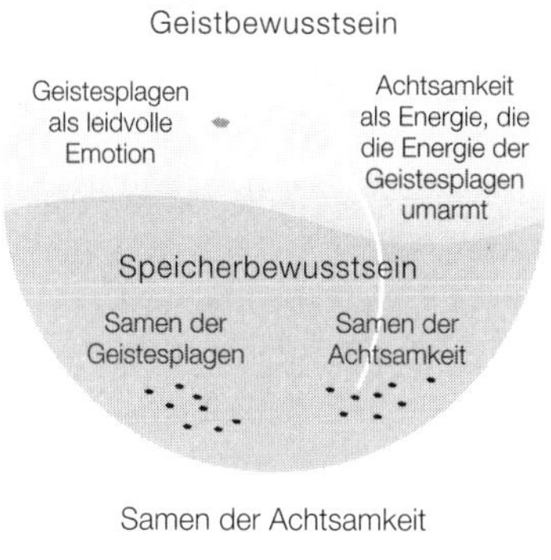

Geistbewusstsein

Geistesplagen als leidvolle Emotion

Achtsamkeit als Energie, die die Energie der Geistesplagen umarmt

Speicherbewusstsein

Samen der Geistesplagen

Samen der Achtsamkeit

Samen der Achtsamkeit

uns auch die nötige Energie, damit sich unsere Samen der Weisheit, Vergebung und des Mitgefühls manifestieren, so dass wir uns endgültig vom Leiden befreien. Ohne Weisheit, Vergebung und Mitgefühl sind Glück und Frieden nicht möglich. Angenommen, wir stehen vor dem Kühlschrank, nachdem wir mit der Wut eines Familienmitglieds konfrontiert wurden. Wir haben keinen Hunger, denn wir haben erst vor einer Stunde zu Abend gegessen. Nun haben wir die Wahl. Wir können uns entweder vollkommen von dem unangenehmen Zwischenfall vereinnahmen lassen, uns schlecht fühlen und dann versuchen, unsere verletzten Gefühle durch einen Griff in den Kühlschrank zu beschwichtigen. Oder wir können achtsam unsere unangenehmen Gefühle beruhigen und erkennen, dass wir uns später noch schlechter fühlen würden, wenn wir jetzt etwas äßen: Wir wären beschämt, weil wir wieder einmal unserer Selbstverpflichtung, achtsamer zu essen, nicht nachgekommen sind. Zudem hilft uns das Essen auch nicht dabei, die negativen Gefühle aus unserem Streit wirklich aufzulösen. Achtsamkeit ermöglicht uns, nicht länger bei diesem unangenehmen Vorfall zu verweilen und keinen Gedanken an Rache oder Essen zuzulassen, denn Achtsamkeit wässert die Samen der Weisheit und des Mitgefühls in uns. Wenn wir achtsam innehalten, erkennen wir, dass die andere Person auch leidet. Wäre sie glücklich oder voller Frieden, wäre sie nicht so wütend geworden. Achtsamkeitspraxis verhilft uns zu Einsichten, die uns aus dem Verstricktsein in vergangene Ereignisse lösen. So können wir klare Entscheidungen treffen, die uns dabei unterstützen, mit unserem Gewichtsproblem umzugehen.

Gemeinschaftliches, kollektives Bewusstsein ist ebenfalls eine machtvolle Nahrungsquelle. Wenn wir uns Tag für Tag in einer Umgebung mit einer starken kollektiven Energie von Wut, Verzweiflung, Hass oder Diskriminierung aufhalten, dann wird diese Nahrungsquelle früher oder später in unseren Körper und unser Bewusstsein eindringen und sich unserer bemächtigen. Wir sollten daher den Umgang mit Menschen vermeiden, die nicht wissen, wie sie ihre Energie des Hasses, der Voreingenommenheit und der Wut transformieren können. Es ist wichtig, dass wir eine gute Umgebung für uns wählen, eine gute Nachbarschaft für uns und unsere Kinder. Eine solche Umgebung wird uns helfen, unsere Ideale und heilsamen Bestrebungen zu nähren, und wir werden gesünder, freudvoller und glücklicher sein.

Im Lichte der Lehren über die dritte und vierte Art der Nahrung erkennen wir, wie förderlich es ist, sich mit Menschen zu umgeben, die dieselben Ideale, Anliegen und Ziele verfolgen. Eine solche Gemeinschaft, eine Sangha, schafft positive kollektive Energien, und die Menschen unterstützen sich darin, schädliche Gewohnheiten in wohltuende zu verwandeln. Möglich wird dies, weil alle in der Sangha sich darin üben, das Gesetz der Mäßigung und Zurückhaltung zu beachten und ihr Glück zu teilen. Auf diese Weise bringen sie eine spirituelle und ethische Dimension in ihr tägliches Leben. Leben wir unter Menschen, die gesund und mitfühlend sind, wird uns das dabei unterstützen, unsere Ideale, heilsamen Bestrebungen und unseren wunderschönen Anfängergeist zu nähren – unsere Fähigkeit, die Dinge ohne Voreingenommenheit zu sehen.

Nehmen Sie täglich achtsam die Vier Arten der Nahrung zu sich

Nehmen Sie täglich achtsam die Vier heilsamen Arten der Nahrung zu sich: gesundes Essen und Trinken, positive Sinneseindrücke, Absichten und geistige Gebilde für Ihr

Bewusstsein. Dies wird Ihnen und Ihren Liebsten ganz konkret Nutzen bringen, was sich in Ihrem täglichen Leben bemerkbar machen wird. Der Buddha sagte: »Nichts kann ohne Nahrung überleben.« Das ist eine sehr einfache und tiefe Wahrheit. Sowohl Liebe als auch Hass sind höchst lebendige Phänomene. Nähren wir unsere Liebe nicht, wird sie sterben oder sich vielleicht in Hass verwandeln. Soll die Liebe andauern, müssen wir sie jeden Tag nähren. Das Gleiche gilt für den Hass: Führen wir ihm keine Nahrung zu, kann er nicht überleben.

Geben Sie Körper und Geist heilsame Nahrung, wird Ihnen das zu Glück und Frieden verhelfen und Sie auf dem Pfad zu einem gesunden Gewicht weiter voranbringen. Es ist wichtig zu erkennen, dass Körper und Geist nicht getrennt voneinander sind. Um unser Ziel – ein gesünderes Gewicht – zu erreichen, müssen wir alle Vier Arten der Nahrung achtsam zu uns nehmen. Wir können uns nicht nur auf einen Aspekt unseres Seins konzentrieren, als existierte er unabhängig von dem Rest. Wir müssen uns allen Aspekten gleichzeitig zuwenden, als einem Ganzen. Ihre vergangenen Versuche abzunehmen sind vielleicht gescheitert, weil Sie diesen ganzheitlichen Ansatz nicht kannten. Nun wissen Sie um die wesentlichen Elemente, die Sie brauchen, um gesunde, heilsame Gewohnheiten in Ihrem Leben zu etablieren. Sich auf diese Reise zu begeben ist der Mühe wert. Sie wird Sie in die Richtung der Befreiung von allem Leid und allen Geistesplagen führen – zu den tiefliegenden Wurzeln Ihres ungesunden Gewichts. Gehen Sie diesen Weg konsequent, dann wird jeder Schritt auf dieser achtsamen Reise Sie in Erstaunen versetzen und Vertrauen, Freude und Frieden in Ihnen wecken.

4

Innehalten und Schauen: der gegenwärtige Moment

Um unser Leiden zu verstehen und zu transformieren, müssen wir Schritt für Schritt vorgehen und die Dinge eingehend beobachten – so wie ein Wissenschaftler in seinem Labor. Wir beginnen damit, dass wir uns unseres Leidens bewusst werden und es anerkennen. Nehmen wir zum Beispiel die Tatsache, dass wir mit unserem Gewicht unglücklich sind. Halten wir für einen Moment inne in unserem geschäftigen Tun und werden wir uns unseres Leidens bewusst – das ist etwas, das die meisten von uns vermeiden und nicht wollen. Doch wir müssen den Schmerz, den wir über unser Gewicht empfinden, umarmen und annehmen. Als Nächstes sollten wir erkennen, dass das Leiden in uns nicht einfach etwas ist, das wir von außen betrachten: Wir sind dieses Leiden. Wir werden eins mit unserem Leiden. Und dieses Verschmelzen ist der Schlüssel, um unser Elend zu transformieren und aufzulösen. Wollen wir zum Beispiel die Scham über unser Übergewicht verstehen, müssen wir erkennen und annehmen, dass wir beschämt, wütend und voller Verzweiflung sind. Werden wir eins mit unserem Leiden, können wir es spüren. Wir erkennen die Gefühle an; wir weisen sie nicht ab, stoßen sie nicht von uns. Wir wissen, dass wir die Ursachen unseres Leidens ausmachen und einen Ausweg finden können. Wodurch können wir zu so tiefen Beobachtern unseres Leidens werden und uns von ihm befreien? Durch die tägliche Achtsamkeitspraxis.

Was also ist Achtsamkeit?

Im vorangegangenen Kapitel haben wir bereits kurz über Achtsamkeit gesprochen. Jetzt geht es um ein tieferes, umfassenderes Verständnis davon. Das chinesische Zeichen für »Achtsamkeit« ist »nian«. Es setzt sich aus zwei Zeichen zusammen, die jeweils eine eigene Bedeutung haben. Der obere Teil des Zeichens bedeutet »jetzt« und der untere Teil »Herz« oder »Geist«. Wörtlich bedeutet das kombinierte Zeichen »den gegenwärtigen Moment mit dem Herzen erfahren«. Achtsamkeit ist das Moment-für-Moment-Gewahrsein dessen, was in und um uns geschieht. Sie hilft uns, mit den Wundern des Lebens, die hier und jetzt sind, in Berührung zu sein. Unser Herz öffnet sich und taucht in den gegenwärtigen Moment ein, so dass wir dessen wahre Natur erkennen können. Sind wir präsent und achtsam für den gegenwärtigen Moment, vermögen wir zu akzeptieren, was immer in diesem Moment da ist, und wir lassen zu, dass es sich verändert und ganz natürlich wandelt, ohne zu kämpfen, ohne den üblichen Widerstand und die Urteile, die noch mehr Leid verursachen.

Achtsamkeit ist die Energie, die uns hilft, unseren Körper, unsere Gefühle und Wahrnehmungen sowie das, was um uns ist, tiefer zu betrachten. Sie ist die Quelle des Lichts in der Dunkelheit, das uns unsere Lebenserfahrung in Bezug auf alles andere klar sehen lässt. Durch diese Art der Einsicht können wir uns aus der Unwissenheit erheben, der Hauptursache des Leidens.

Es gibt bereits sehr viele Bücher über die Kraft der Achtsamkeit, doch am besten erlernt man sie durchs Tun. So, wie ein kleines Kind durch unermüdliches Probieren laufen lernt – erst beginnt es zu krabbeln, dann steht es auf und fällt unzählige Male wieder hin, um erneut aufzustehen –, so müssen auch wir die Achtsamkeit in alles, was wir tun, hineinbringen, so dass sie zu unserer zweiten Natur wird. Achtsamkeit geschieht nicht von allein. Sie müssen den Wunsch verspüren, sich in ihr zu üben.

Achtsamkeit kann uns zu einem besseren Verständnis unserer selbst verhelfen, zu dem, was in uns und außerhalb von uns vorgeht. Haben wir Probleme mit unserem Gewicht, nehmen wir uns das oft übel. Wir neigen dazu, unsere Essgewohnheiten und unseren Kummer als von uns getrennte Dinge zu sehen, und wir versuchen, diese Probleme von außen zu lösen. Voller Mitgefühl müssen wir erkennen, dass diese Probleme nicht getrennt von uns existieren: Sie sind unser eigener Körper, unsere Gefühle, unser Geist, die mit allem anderen in der Welt verbunden sind. Das tiefe Verstehen um die wechselseitige Abhängigkeit aller Dinge ermöglicht uns zu erkennen, was getan werden kann, um einen stabilen Wandel zu bewirken.

In seiner *Lehrrede über die Vier Verankerungen der Achtsamkeit* unterwies der Buddha seine Schülerinnen und Schüler, Achtsamkeit zu praktizieren, um den Lebewesen zu helfen, »sich zu läutern, Kummer und Trauer geradewegs zu überwinden, Schmerz und Angst zu beenden, den rechten Pfad zu gehen und Nirvana zu verwirklichen«. Obwohl der Buddha sich nicht direkt mit Gewichtsproblemen befasste, sind seine grundlegenden Anleitungen auch für diesen Bereich sehr relevant. Die aus ihnen resultierenden Einsichten sind heute ebenso wie damals praktikabel.

Die Vier Grundlagen der Achtsamkeit

Es gibt Vier Grundlagen der Achtsamkeit. Die erste ist *unser Körper*. Im Umgang mit Ess- und Gewichtsproblemen müssen wir als Erstes unseren Körper kennenlernen und wissen, wie wir mit ihm in Berührung sein und ihn wertschätzen können. Die zweite Grundlage der Achtsamkeit sind unsere *Gefühle oder Empfindungen.* Wir müssen unserer physiologischen, physischen und psychischen Empfindungen in dem Sinne gewahr sein, ob sie angenehme, unangenehme, gemischte oder neutrale Gefühle sind. Die dritte Grundlage sind die *geistigen Gebilde* – wie Mitgefühl, Wut oder Neid; es sind die komplexeren Reaktionen, die auf den Gefühlen basierend entstehen. Diese Grundlage der Achtsamkeit beinhaltet ein Gewahrsein der Geistesaktivitäten. Die vierte Grundlage ist der Bereich der *Geistesobjekte,* denn jedes geistige Gebilde hat ein Objekt. Ohne Objekt gibt es auch kein Subjekt, denn Bewusstsein ist immer Bewusstsein von etwas. Diese vierte Grundlage der Achtsamkeit ist das Gewahrsein aller Dinge in uns und um uns herum, der Objekte unserer geistigen Gebilde. Für jeden Übungsbereich ist es wesentlich zu verstehen, dass wir nicht vom Objekt unserer Achtsamkeit getrennt sind. Wenn wir unsere körperlichen Empfindungen oder Emotionen wahrnehmen, fühlen wir sie gleichzeitig. Darüber hinaus sind alle vier Bereiche miteinander verbunden, obwohl sie sich jeweils auf ein anderes Objekt der Beobachtung konzentrieren.

Die Achtsamkeit auf den Körper richten (den Körper im Körper wahrnehmen und betrachten)

Die Achtsamkeit auf den Körper richten bedeutet einfach: wahrnehmen und eins werden mit unserem Körper und dessen Bedingungen. Es bedeutet, dass wir den Atem wahrnehmen, die Positionen und Aktivitäten des Körpers und die verschiedenen Körperteile. Wir werden des Zustands unseres Körpers gewahr, und das schließt unsere Schmerzen, unseren Kummer und unser Übergewicht ein.

Das ist eine wichtige Übung, denn in unserem geschäftigen Alltagsleben ignorieren wir oft warnende Körpersignale und verschieben es immer wieder, darauf zu reagieren, bis es zu spät ist.

Die erste wichtige Übung ist das volle Gewahrsein des Atems. Setzen Sie sich bequem auf einen Stuhl, der Rücken ist aufgerichtet, die Füße berühren fest den Boden. Sie können sich auch auf den Boden legen und Ihren Körper entspannen, wenn Ihnen das lieber ist. Richten Sie Ihre Aufmerksamkeit auf Ihr Einatmen und Ausatmen. Sagen Sie still:

Wenn ich einatme, weiß ich, dass ich einatme.
Wenn ich ausatme, weiß ich, dass ich ausatme.

Diese »Übung des bewussten Atmens« ist einfach, doch wenn sie regelmäßig praktiziert wird, wirkt sie sehr tiefgreifend. Dafür müssen wir all unsere Aufmerksamkeit auf den Atem richten und auf nichts anderes. Folgen wir zum Beispiel unserem Einatmen, spüren wir, wie die Luft durch die Nase einströmt und dann die Lunge füllt.

Kommen ablenkende Gedanken auf, lassen wir sie los und richten uns wieder auf das Einatmen und Ausatmen aus. Unser Geist konzentriert sich auf die gesamte Länge von jedem Atemzug. Wir werden beim Atmen eins mit unserem Atmen. Körper und Atem sind nicht zwei verschiedene Dinge. Das ist »Achtsamkeit auf den Körper *im* Körper gerichtet«.

In unserem Alltagsleben verlieren wir uns oft in Gedanken, und in unseren wachen Stunden erledigen wir das meiste automatisch. Unser Geist jagt Tausenden von Dingen hinterher, und nur selten nehmen wir uns die Zeit, zu uns selbst zurückzukehren, in Berührung mit uns selbst zu sein. Am Ende fühlen wir uns überfordert und von uns selbst entfremdet. Bewusstes Atmen ist ein wundervoller Weg, um zu uns selbst zurückzukehren, wie ein Kind, das nach einer langen Reise zurück nach Hause kommt. Sind wir still, so spüren wir die Ruhe, die in uns ist, und wir finden wieder zurück zu uns. Bewusstes Atmen lässt uns auch mit dem Leben im gegenwärtigen Moment in Berührung sein, dem einzigen Augenblick, in dem wir das Leben wirklich berühren können.

Folgen wir unserem Atem, dann fühlen wir uns bereits viel wohler und werden nicht länger von unseren Sorgen, Vorbehalten und Sehnsüchten beherrscht. Atmen wir bewusst, stabilisiert uns das mit jedem Moment.

Nehmen Sie sich etwas Zeit, um die folgende einfache Atemübung auszuprobieren, und beobachten Sie, wie Sie sich danach fühlen.

> Wenn Sie lang einatmen, sagen Sie leise zu sich: »Ich atme lang ein.« Wiederholen Sie dann das Wort »lang« bei jedem Einatmen.
> Wenn Sie lang ausatmen, sagen Sie leise zu sich: »Ich atme lang aus.« Wiederholen Sie dann das Wort »lang« bei jedem Ausatmen.
> Atmen Sie dagegen kurz ein, sagen Sie: »Ich atme kurz ein.« Wiederholen Sie dann bei jedem Einatmen das Wort »kurz«.
> Atmen Sie kurz aus, sagen Sie: »Ich atme kurz aus.« Wiederholen Sie dann bei jedem Ausatmen das Wort »kurz«.

Während der Geist dem Atem folgt, ist der Geist der Atem und nur der Atem. Beide vereinen sich und beeinflussen einander. Im Verlauf der Übung wird unser Atmen auf ganz natürliche Weise regelmäßiger, harmonischer und ruhiger, und auch unser Geist wird harmonischer und ruhiger. Vereinen sich Körper und Atem, entsteht im Körper Freude, Frieden und Wohlgefühl.

> Einatmend bin ich mir meines ganzen Körpers bewusst.
> Ausatmend bin ich mir meines ganzen Körpers bewusst.

Bei dieser Übung löst sich die Trennung von Körper und Geist auf, und wir erfahren die Einheit von Körper und Geist. Das Objekt unserer Achtsamkeit ist nicht mehr einfach nur der Atem, sondern der gesamte Körper vereint mit dem Atem. In unserem täglichen Leben arbeiten Körper und Geist oft nicht im Einklang. Unser Körper ist hier, während unser Geist ganz woanders ist, er bedauert vielleicht Vergangenes oder sorgt sich um Zukünftiges. Und diese Getrenntheit zwischen Geist und Körper ist der springende Punkt auch bei vielen Gewichtsproblemen. So essen viele Leute, ohne Hunger zu verspüren, oder sie essen über den Grad der Sättigung hinaus, weil das Essen vielleicht so gut aussieht oder weil sie versuchen, damit unangenehme Gefühle zu besänftigen. Durch Achtsamkeitspraxis können wir die Einheit von Körper und Geist nähren und unserem Körper wirklich zuhören und erkennen, was er wirklich braucht. Wir sind imstande, unsere Ganzheit wiederherzustellen und das zu essen, was unser Magen möchte, und nicht das, wozu uns unsere Gelüste drängen.

Weil Körper und Geist eins werden, brauchen wir nur unseren Körper zu beruhigen, um unseren Geist zu beruhigen.

> Einatmend beruhige ich meinen Körper.
> Ausatmend beruhige ich meinen Körper.

Das Wesen der Achtsamkeit liegt darin, im gegenwärtigen Moment zu verweilen und wahrzunehmen, was geschieht. Sind Körper und Geist eins, beginnen auch die Wunden in unserem Herzen, in unserem Geist und in unserem Körper zu heilen. Dann können wir wirklich anfangen, unser Gewichtsproblem zu lösen.

Wir alle kennen schlechte Tage, an denen alles schiefläuft. Nach solch einem Tag fühlen wir uns müde, entmutigt und deprimiert. Vielleicht verlangt es uns dann nach Trost durch Essen – nach einem Eisbecher oder Schokoladenkeksen oder einer Tüte Chips. In dieser Situation ist es jedoch hilfreicher, sich durch achtsames Atmen dem Körper zuzuwenden, alle Kontakte nach außen zu unterbrechen und das Tor zu den Sinnen zu schließen. Wir folgen dem Atem, sammeln so Geist, Körper und Atem, bis sie eins geworden sind. Wir fühlen uns warm und behaglich, wie jemand, der drinnen gemütlich am Kamin sitzt, während draußen Wind und Regen peitschen.

Diese Methode kann überall und zu jeder Zeit angewendet werden – während wir in einer Schlange warten, im Zug, im Flugzeug oder in unserem Büro sitzen. Diese Atemtechnik lässt sich praktizieren, während wir gehen, stehen, sitzen, essen, trinken, kochen oder spielen. Wir nutzen unseren Atem, um der Positionen unseres Körpers gewahr zu werden: Liegen, Sitzen, Stehen oder Gehen. Wir sagen: »Einatmend beruhige ich meinen Körper«, um weiter in Achtsamkeit zu verweilen und Körper und Geist zu beruhigen. Wann immer wir es wollen oder brauchen, können wir auf diese Weise zu uns und unserer Ganzheit zurückfinden.

Dieses Rezitieren von Versen beim Atmen unterstützt uns darin, in Achtsamkeit zu verweilen. Durch Achtsamkeit wird jede Aktivität unseres Körpers gelassener, und wir werden zu Meistern unseres Körpers und unseres

Geistes. Ohne Achtsamkeit sind unsere Handlungen oft übereilt, unklug, gefühllos und abrupt. Achtsamkeit nährt die Kraft unserer Konzentration. Wir merken, dass wir in unserm Handeln langsamer werden, und sehen, dass unser alltägliches Tun harmonischer, anmutiger und wohlüberlegter wird. In unserem Tun und in unseren Worten zeigt sich die Achtsamkeit. Wir sind mehr im Fluss des Lebens. Wenn jede Handlung im Licht der Achtsamkeit geschieht, werden Körper und Geist entspannt, friedvoll und voller Freude.

Gehen wir beim bewussten Atmen in sitzender oder liegender Position noch ein wenig tiefer, bringt uns das in Berührung mit den Funktionen unseres Körpers. Wir nehmen alle Teile unseres Körpers vom Scheitel bis zu den Fußsohlen wahr. In diesem Prozess visualisieren wir jeden Teil unseres Körpers: Gehirn, Herz, Lunge, Leber, Magen, Gallenblase, Milz, Blut, Immunsystem, Nieren, Knochen und so weiter. Zum Beispiel:

> Einatmend bin ich mir meiner Leber bewusst.
> Ausatmend weiß ich, dass meine Leber Tag und
> Nacht schwer arbeitet, um mich zu unterstützen.

Manche schwer übergewichtige Menschen hegen vielleicht sehr negative Gefühle in Bezug auf ihren Körper. Doch wenn sie einmal innehalten und darüber nachdenken, werden sie ihre Augen, Füße und Hände wertschätzen können, die noch immer gut funktionieren, selbst wenn andere Körperteile, wie die Gelenke oder das Herz, noch weiterer liebevoller, zärtlicher Fürsorge bedürfen. Viele von uns haben den Kontakt zu ihrem Körper verloren. Unser Körper mag um Hilfe gerufen haben, doch waren wir so mit den Herausforderungen unseres Alltags beschäftigt, dass wir die Signale ignoriert haben. Jahr um

Jahr haben unsere Augen, unsere Füße, unser Herz, unsere Lunge und andere Körperteile hingebungsvoll, vertrauensvoll und ununterbrochen für uns gearbeitet. Ist unser Körper nicht glücklich, können auch wir nicht glücklich sein. Nur selten schenken wir den Körperteilen viel Aufmerksamkeit oder zeigen ihnen unsere Dankbarkeit. Doch wir dürfen unseren Körper und sein Funktionieren nicht für selbstverständlich halten. Nehmen wir unseren Körper achtsam wahr, gibt uns das die Chance, unserem Körper für seine schwere Arbeit, die uns schließlich ermöglicht, so viel in unserem Leben zu tun und zu verwirklichen, zu danken. Unser Körper braucht unsere Wertschätzung und unsere Fürsorge. Die regelmäßige Übung der Tiefenentspannung (siehe Kapitel »Tiefenentspannung« im Anhang), bei der wir auf dem Boden liegend nach und nach jeden Teil unseres Körpers entspannen, ist für unser Wohlbefinden sehr wichtig. Machen Sie sich diese Übung zur Gewohnheit. Beginnen Sie damit, sie einmal in der Woche durchzuführen, und steigern Sie die Frequenz, wenn Sie spüren, dass sie Ihnen guttut.

Die achtsame Wahrnehmung der verschiedenen Körperteile kann das Tor zur Heilung öffnen. Als Erstes erkennen wir die Präsenz des Körperteils, den wir wahrnehmen, und dann umarmen wir ihn liebevoll. Wir sehen, dass jedes einzelne Organ nur funktionieren kann, wenn alle anderen Organe funktionieren, und dass jeder Muskel und jede Zelle unseres Körpers die Organe unterstützen.

Eine weitere Übung, die der Buddha in seinen Lehren über die Körperachtsamkeit vorschlägt, ist, die vier Elemente im Körper zu erkennen: Erde, Wasser, Feuer und Luft. Wir sehen vielleicht eine Wolke in unserem Körper, denn ohne Wolken kann es keinen Regen und damit kein Trinkwasser geben, und wir könnten kein Getreide und kein Gemüse essen. Wir sehen Erde in uns, Erde in Form der Mineralien in unserem Körper. Wir erkennen zudem das Element Erde in uns, weil wir dank Mutter Erde etwas zu essen haben. Wir sehen Luft in uns, denn ohne Luft könnten wir, ebenso wie all die anderen Gattungen auf Erden, nicht überleben. Das Feuer in uns ist die Wärme, die mittels Energieverbrennung aus der Nahrung entsteht, und sie ist ein Spiegelbild der Sonne, dem Feuerelement außerhalb unserer selbst. Alles ist mit allem verbunden. Unser Körper und das Universum sind eins.

Dieses Konzept, das wir »Intersein« nennen, ist auf alles anwendbar. Schauen Sie in Ihren Körper. Ihr Körper kann nicht allein, für sich selbst existieren. Er muss »intersein« mit der Erde, der Luft, dem Regen, den Pflanzen, Ihren Eltern und Vorfahren. Es gibt im gesamten Universum nichts, was nicht in Ihrem Körper präsent ist. Berühren Sie Ihren Körper in tiefgreifender Weise, so berühren Sie das gesamte Universum.

Eine der schwierigeren Übungen, die der Buddha uns gegeben hat, um achtsam zu sein auf den Körper im Körper, besteht darin, den Körper in den verschiedenen Stadien seiner Auflösung nach unserem Tod wahrzunehmen. Auch wenn es unangenehm sein mag, sich den Tod vorzustellen und den Prozess, bei dem unser physischer Körper zu Staub wird, kann diese Übung sehr transformierend wirken. Diese Übung soll uns nicht des Lebens überdrüssig werden lassen, sondern wir sollen verstehen, wie kostbar das Leben ist. Viele vermeinen, ewig zu leben oder zumindest den Tod auf die lange Bank schieben zu können. Doch haben viele Überlebende von Krebserkrankungen, Herzinfarkten oder Naturkatastrophen nach diesen traumatischen Erfahrungen eine ganz andere Sicht des Lebens. Nachdem sie so nah dran gewesen waren, ihr Leben zu verlieren, wertschätzen viele dieser Menschen das Leben erheblich mehr als zuvor. Sie genießen jeden

Moment und sind viel dankbarer für Dinge, die sie zuvor für selbstverständlich gehalten haben. Doch wir müssen gar nicht solche traumatischen Erfahrungen machen, um die Vergänglichkeit des Lebens zu sehen oder uns mehr am Leben zu erfreuen.

> Einatmend bin ich mir der vergänglichen Natur
> meines Körpers bewusst.
> Ausatmend lächle ich meinem Körper zu und
> genieße es, lebendig zu sein.

Schon allein die Kontemplation über den Körper kann uns zur Erleuchtung führen, denn der Körper umfasst nicht nur die anderen drei Grundlagen der Achtsamkeit, sondern auch den gesamten Kosmos. Wenn wir alle Bedingungen sehen, die zusammenkommen mussten, damit sich der Körper manifestieren kann, dann werden wir ihn viel mehr schätzen. Über den Körper kontemplieren ist dasselbe wie über den Buddha kontemplieren.

Manchmal verachten wir unseren Körper oder kritisieren ihn, doch selbst die negativen Dinge in unserem Körper sind Wunder. Es ist wie beim Lotosteich, bei dem wir dazu neigen, den Lotos zu akzeptieren, aber nicht den Schlamm. Der Lotos ist kostbar, doch der Schlamm ist es auch, denn ohne ihn gäbe es keinen Lotos. Wir müssen alles, was zum Körper gehört, wertschätzen und es nicht verachten. Der Körper ist unser Fahrzeug zum Erwachen. Alle Aspekte des Pfades zur Erleuchtung können wir in unserem eigenen Körper finden. Erleuchtung oder Nirvana sind nicht außerhalb unseres Körpers zu finden; sie können nur im Körper selbst gefunden werden.

Eines der Hauptziele der meditativen, achtsamen Wahrnehmung des Körpers ist, mit all den unterschiedlichen Aspekten des Körpers Kontakt zu bekommen. Ohne einen gesunden Körper können wir nicht gut funktionieren. Mit Hilfe der hier beschriebenen Achtsamkeitsübungen werden wir Körper, Geist und Psyche gesund erhalten. So befreien wir uns selbst vom Leiden und richten uns auf Frieden und Glück aus. Nähren wir unseren Körper mit Freude und Glück, können wir unsere inneren Wunden heilen – die Wunden und Verletzungen, die uns oft davon abgehalten haben, einen Lebensstil zu pflegen, durch den wir ein gesundes Gewicht erreichen können.

Die Achtsamkeit auf die Gefühle richten (die Gefühle in den Gefühlen wahrnehmen und betrachten)

Viele von uns gehen an das Abnehmen mit dem Wunsch heran, das an sich zu ändern, was sie nicht mögen. Doch nehmen wir uns die Zeit, unsere Freude und unsere inneren heilsamen Qualitäten zu mehren, kann uns auch das helfen, ein gesundes Gewicht zu erreichen.

Es ist sehr wichtig, nicht nur zu wissen, was bei uns nicht gut läuft, sondern sich auch dessen bewusst zu sein, was gut ist. In jedem Augenblick gibt es viele Dinge, die wir wertschätzen und an denen wir uns erfreuen können, Dinge, die uns glücklich machen. Da gibt es den blauen Himmel, die weißen Wolken, den Sonnenschein, die feste Erde unter unseren Füßen. Da ist Vogelgezwitscher, Bäume, die Gegenwart unserer Liebsten, die Tatsache, dass wir genug zu essen haben, die Tatsache, dass wir lebendig sind. Das Leben ist ein Wunder, und uns dessen immer wieder bewusst zu sein kann uns sehr glücklich machen.

Sehr hilfreich ist es, einmal alles aufzuschreiben, was uns im Moment glücklich macht. Sie können all die Dinge aufführen, die Ihnen zur Verfügung stehen und für die Sie dankbar sein können, statt sie für selbstverständlich zu halten. Wenn Sie Ihre Zähne putzen, können Sie glücklich sein, dass Sie noch Zähne haben, die Sie putzen können. Gehen Sie auf die Toilette, können Sie sehr glücklich sein, dass Sie das noch selbständig tun können. Sie verfügen noch über Augen, Ohren, Körper und Geist. Wenn Sie einmal innehalten, um sich all diese Dinge zu vergegenwärtigen, wird Ihre Liste sehr lang werden! Die Gefühle wahrzunehmen schließt auch ein, dass wir bewusst positive Gefühle hervorbringen. In seiner *Lehrrede über die Volle Vergegenwärtigung des Atems* schlägt der Buddha bei der auf die Gefühle gerichteten Achtsamkeit als Erstes vor, Freude und Glück zu nähren. Um die nötige Stärke und Energie zu haben, wenn wir unsere schmerzvollen Gefühle umarmen, müssen wir regelmäßig unsere positiven Gefühle nähren. Ähnlich ist es in der modernen Medizin. Vor einer Operation untersucht der Arzt, ob der Patient kräftig genug für den Eingriff ist. Ist das nicht der Fall, wird dem Patienten zunächst geholfen, stark genug zu werden.

Gewicht ist für viele Menschen eine emotionale Angelegenheit. Einige essen als Reaktion auf Gefühle – auf Glück, Traurigkeit, Angst oder auch Langeweile. Für andere mag starkes Übergewicht eine große emotionale Belastung darstellen aufgrund der Vorurteile, denen sie sich wegen ihrer Erscheinung ausgesetzt sehen. Achtsamkeit hilft uns, mit diesen Emotionen und Gefühlen umzugehen.

Im Buddhismus spricht man von vier Arten von Gefühlen: angenehme, unangenehme, gemischte und neutrale. Gemischte Gefühle sind sowohl angenehm als auch unangenehm zur gleichen Zeit. Neutrale Gefühle sind weder angenehm noch unangenehm. Alle vier Arten sind wichtig, und keine sollte beiseitegelassen werden. Begegnen wir einem unangenehmen Gefühl, sollten wir es nicht in das Hinterstübchen unseres Geistes verbannen. Stattdessen sollten wir es bewusst atmend wahrnehmen.

Einatmend weiß ich, dass in mir ein unangenehmes
Gefühl entstanden ist.
Ausatmend weiß ich, dass dieses unangenehme
Gefühl in mir gegenwärtig ist.

Wann immer ein angenehmes, unangenehmes, gemischtes oder neutrales Gefühl da ist, müssen wir uns in der achtsamen Wahrnehmung dieses Gefühls üben. Wir müssen es erkennen und uns im Klaren darüber sein, dass es keine Trennung zwischen uns und unserem Gefühl gibt. Doch weder versinken wir in dem Gefühl, noch ärgern wir uns darüber, und wir weisen es auch nicht zurück. Dies ist der wirkungsvollste Weg, mit unseren Gefühlen in Kontakt zu sein. Diese Haltung, weder an den Gefühlen zu hängen noch sie zurückzuweisen, hilft uns zu vermeiden, dass unsere Gefühle immer stärker werden, und wir beginnen unseren Pfad der Transformation.

Unsere Gefühle spielen eine wichtige Rolle beim Lenken unserer Gedanken und unseres Geistes. Wenn wir unseren Gefühlen achtsam begegnen, beginnt sich die Situation zu verändern. Wir sind unsere Gefühle, doch zugleich sind wir mehr als nur unsere Gefühle. Achtsamkeit ist die Energie, die unser Gefühl umarmt, dann ist das Gefühl nicht mehr das Einzige, was in uns gegenwärtig ist, und es kann sich im Lichte der Achtsamkeit verwandeln. Mit Achtsamkeit werden wir nicht länger vom Fluss unserer Gefühle weggeschwemmt. Fühlen Sie sich unruhig, dann halten Sie inne, atmen Sie einige Male bewusst ein und aus und umarmen Sie Ihr Gefühl mit Ihrem Atmen, statt an den Kühlschrank zu gehen und sich eine Portion Eis zu holen.

Einatmend fühle ich mich unruhig.
Ausatmend nehme ich meine Unruhe
fest in den Arm.

Akzeptieren wir mitfühlend unsere Unruhe, können wir leichter die Natur unserer Unruhe erkennen und sind so besser imstande, sie hinter uns zu lassen. Wir lassen uns von der Unruhe und von unserer Gewohnheitsenergie, die uns zur Eispackung greifen lässt, sobald wir nervös sind, nicht mehr vom Weg abbringen. Dank unserer Achtsamkeitsenergie können wir unser Gefühl besser verstehen und uns das geben, was wir wirklich brauchen, um zur Ruhe zu kommen.

All unsere Gefühle haben eine physische und eine psychische Ursache. Empfinden Sie beispielsweise ein unangenehmes Gefühl des Ärgers, weil Sie zu viel gegessen und nun Magendrücken haben, so hat Ihr unangenehmes Gefühl eine physische Ursache. Empfinden Sie ein unangenehmes Gefühl der Enttäuschung, weil Ihnen die Jeans nicht mehr passt, die Sie sich letztes Jahr gekauft haben, so hat Ihr unangenehmes Gefühl eine psychische Wurzel.

Die Ursachen Ihrer Gefühle können Sie ausmachen, wenn Sie ganz genau schauen, wie und warum Ihr Ärger oder Ihre Enttäuschung aufkam, und Sie deren wahre Natur erkennen. Durch welche vergangenen Erfahrungen sind Sie so leicht verletzbar und so schnell ärgerlich? Ein Gefühl wirklich zu kennen bedeutet aber nicht nur, dessen Wurzeln zu sehen, sondern auch seine Blüten und Früchte, das, wozu es sich entwickelt hat. Schauen Sie genau hin, so erkennen Sie, dass Sie nicht mehr in die Jeans passen, weil Sie mit dem Fitnesstraining aufgehört haben, da der neue Job so anstrengend und herausfordernd ist und Ihnen keine Zeit mehr ließ. Dann erinnern Sie sich, dass Sie sich besser gefühlt haben und mit Stress leichter umgehen konnten, als Sie sich regelmäßig bewegt haben.

Schwierige Gefühle wie Wut, Verwirrung, Eifersucht und Unruhe stören im Allgemeinen unseren Geist und Körper. Wir verlieren unseren Frieden, unsere Freude und

Ruhe, und viele von uns wenden sich dem Essen, dem Fernseher oder dem Internet zu, um sich wieder besser zu fühlen. Doch um wirklich unseren Frieden, unsere Freude und Ruhe wiederzugewinnen, müssen wir achtsames Atmen üben.

> Einatmend weiß ich, dass ich ein unangenehmes
> Gefühl habe.
> Ausatmend bin ich für dieses unangenehme Gefühl da.
> Einatmend beruhige ich dieses Gefühl in mir.
> Ausatmend beruhige ich dieses Gefühl in mir.

Wir müssen unseren unangenehmen Gefühlen mit Fürsorge, Zuneigung und Gewaltlosigkeit gegenübertreten. Wir sollten sie wie Freunde behandeln, von denen wir sehr viel lernen können. Unangenehme Gefühle lenken unsere Aufmerksamkeit auf Probleme und Situationen in unserem Leben, die nicht funktionieren und unserer Fürsorge bedürfen. Durch achtsames Wahrnehmen werden wir schließlich verstehen, was wir verändern müssen und wie wir das angehen können.

Durch die obige Übung wird unser Atem leichter und ruhiger, und dann, als Resultat, werden auch Körper und Geist allmählich leicht, ruhig und klar. Jedes Mal, wenn wir die Beschaffenheit, die Wurzeln und die Wirkungen unserer Gefühle erkennen, werden wir nicht länger von ihnen kontrolliert. Allein schon durch die Präsenz der Achtsamkeitsenergie werden sich unsere Gefühle grundlegend ändern.

Wir müssen auch für unsere neutralen Gefühle aufmerksam sein und sie umarmen. Lassen wir sie unbeachtet, verwandeln sie sich vielleicht langsam in unangenehme. Wenn wir jedoch mit ihnen umzugehen wissen und ihnen in Achtsamkeit begegnen, können sie zu angenehmen

Gefühlen werden. Nachdem Sie zum Beispiel zugenommen haben, mögen Sie das unangenehme Gefühl haben, dass Ihre Blutzuckerwerte höher als normal sind, ein Schritt hin zu einem Diabetes. Nehmen Sie ab, normalisieren sich die Werte wahrscheinlich, und Sie werden darüber sehr froh sein. Mit der Zeit empfinden Sie dann vielleicht dieses angenehme Gefühl, normale Blutzuckerwerte zu haben, nicht mehr so intensiv, und es verwandelt sich in ein neutrales Gefühl, Sie halten es für selbstverständlich. Sind Sie dessen aber achtsam gewahr, können die normalen Blutzuckerwerte erneut zu einer Ursache angenehmer Gefühle werden.

Die Achtsamkeit auf den Geist richten (den Geist im Geist wahrnehmen und betrachten)

Der Geist ist etwas sehr Machtvolles. Er hilft uns, Dinge zu erreichen, die wir für unmöglich hielten. Wenn wir es zulassen, kann er aber auch verhindern, dass wir unsere Ziele erreichen. So kann auch bei Gewichtsproblemen der Geist unseren Erfolg behindern.

Wie bereits im vorangegangenen Kapitel beschrieben, sind die Inhalte des Geistes die psychischen Phänomene – geistige Gebilde genannt –, welche die Manifestationen der Samen aus unserem Speicherbewusstsein sind.

Es gibt positive und heilsame geistige Gebilde wie Achtsamkeit, Mitgefühl und Gewaltlosigkeit. Und es gibt unheilsame geistige Gebilde wie Wut, Hass und Verwirrung. Es gibt auch geistige Gebilde, die abhängig von den Umständen heilsam oder unheilsam sein können, wie zum Beispiel Bedauern. Bedauern ist förderlich, wenn es uns wach macht und hilft, alte Fehler nicht zu wiederholen; hinderlich ist es, wenn es andauert und uns lähmt. Jedes Mal, wenn sich ein geistiges Gebilde manifestiert, sollten

Sie es erkennen und bei seinem wahren Namen nennen. So, wie Sie Kräuter zum Kochen an ihrem Geruch und ihrem Aussehen identifizieren.

Wie wir fühlen, wahrnehmen und handeln, hängt davon ab, wie unser Geist auf die Wechselwirkungen zwischen Sinnesorganen und Sinnesobjekten reagiert und sie interpretiert. Fahren Sie zum Beispiel an einem sonnigen Morgen zur Arbeit, mag Ihr Geist von Gedanke zu Gedanke springen: »Mein Nacken tut weh, und ich fühle mich nicht wohl *(Unruhe)* ... Die Sonne wärmt bereits, und es ist so strahlend hell *(Freude)* ... Ich bin arg spät dran für die Besprechung *(Angst)* ... Warum schneidet mir der andere Fahrer den Weg ab *(Wut)*?«

Die hier beschriebenen Gefühle der Unruhe, Freude, Angst und Wut sind Beispiele für geistige Gebilde, die aus Samen erwachsen, welche in den tiefsten Ebenen unseres Geistes, dem Speicherbewusstsein, ruhen. Unser Speicherbewusstsein ist wie ein Feld mit allen möglichen Arten von Samen – Samen des Mitgefühls, der Freude, der Hoffnung und Achtsamkeit ebenso wie Samen des Kummers, der Angst und Verzweiflung. Unsere Gedanken, Worte und Taten stärken tagtäglich bestimmte Samen in unserem Speicherbewusstsein. Keimen diese Samen, bildet das, was aus ihnen schließlich erwächst, die Konsistenz unseres Lebens. Unser Körper, unser Geist und unsere Welt – sie alle sind Manifestationen jener Samen, die wir uns im Speicherbewusstsein zu wässern entschlossen haben.

Jeder Samen, der sich auf der Ebene des Geistbewusstseins manifestieren kann, wird dadurch stärker. Bei einer Auseinandersetzung wird sich zum Beispiel Ärger in unserem Geist als Energie des Ärgers manifestieren. Kümmern wir uns nicht um diese Energie des Ärgers und lernen wir nicht, wie wir sie durch Achtsamkeit zähmen können, wird der Samen, wenn unser Ärger nachlässt und er wieder ins Speicherbewusstsein zurückkehrt, gekräftigt sein. Das bedeutet, dass er bei der nächsten frustrierenden Situation, die wir erleben, schneller und intensiver hervorkommt. Wie alles andere auch sind die Samen wechselseitig miteinander verbunden. Die Manifestation irgendeines Samens wird alle anderen Samen beeinflussen. Achtsamkeit ist einer dieser Samen, und wenn wir ihn öfter wässern, wird auch er kräftiger. Das ist der Grund, warum wir unseren Achtsamkeitssamen fortwährend zu kultivieren suchen – damit er jederzeit kräftig genug ist und so das zu beleuchten vermag, was wir jeweils erfahren.

Nehmen Sie sich die Zeit, das, was in Ihrem Geist vor sich geht, zu beobachten. Dann können Sie der geistigen Gebilde gewahr werden, die Sie davon abhalten, ein gesundes Gewicht zu erreichen, und Sie können sie in positive geistige Gebilde verwandeln. Der Vorgang ist der gleiche wie bei der Wahrnehmung des Körpers und der Gefühle. Achtsam beobachten wir das Entstehen, Gegenwärtigsein und Verschwinden der geistigen Gebilde. Wir erkennen sie und schauen tief in sie hinein, während wir achtsam atmen, um ihre Beschaffenheit, ihre Wurzeln in der Vergangenheit und ihre möglichen Früchte in der Zukunft zu erkennen. Nehmen wir uns dafür Zeit und setzen die geistigen Gebilde dem Blick der Achtsamkeit aus, dann werden sie sich ganz natürlich in eine heilsame Richtung entwickeln.

So bedeutet beispielsweise Begierde, in unheilsamem Verlangen gefangen zu sein. Bei Gewichtsproblemen kann das Verlangen bedeuten, dass wir zu viel essen oder zu viel Zeit vor dem Fernseher verbringen. Wann immer sich unser Geist und unsere Gedanken solchen Begehrlichkeiten zuwenden, müssen wir das als Erstes eingestehen: »Mein Geist will, dass ich mehr esse, als ich sollte.«; »Mein Geist will, dass ich vor dem Fernseher sitze, statt spazieren zu gehen.« Erkennen Sie die Existenz solcher Begierden an, statt sie zu bekämpfen, sie zu unterdrücken oder ihnen mit Widerstand zu begegnen. Auf diese Weise werden die Begierden schwächer werden und allmählich ihre Macht über Sie verlieren. Sind solche ungesunden Begierden nicht da, sollten wir auch das wahrnehmen. Wir können dabei so vorgehen: »Gerade ist der Geist, der will, dass ich zu viel esse, nicht da.« Die Abwesenheit von Begierde, kein Verlangen nach irgendetwas zu haben, ist eines der heilsamen geistigen Gebilde. Dies lässt Gefühle der Freude und Freiheit, des Friedens und Wohlgefühls entstehen und ist so die Basis wahren Glücks, denn wahres Glück muss die Elemente von Frieden, Freude und Wohlgefühl in sich tragen.

Mit unserem Ärger, unserer Wut umgehen

Es ist sehr wichtig, dass wir unsere negativen Emotionen wahrnehmen und betrachten lernen. Ein häufiges negatives Gefühl ist Ärger oder Wut – ein komplexes Gebilde, mit dem sehr viele Menschen in ihrer Auseinandersetzung mit ihrem Gewicht, ihren Beziehungen und dem Leben im Allgemeinen zu tun haben. Es ist sehr nützlich, die Anwesenheit oder Abwesenheit von Ärger oder Wut in sich zu erkennen. Wut ist wie eine lodernde Flamme, die unsere Selbstkontrolle verzehrt und uns Dinge denken, sagen oder tun lässt, die wir später meist bereuen. Werden wir zum Beispiel wütend darüber, dass unser Partner kontrolliert, was wir essen dürfen und was nicht, sagen wir vielleicht schlimme Dinge zu ihm. Später bereuen wir es, dass wir ihn durch unsere Worte verletzt haben. Nehmen wir dagegen einfach wahr, dass Ärger da ist, und identifizieren wir dieses Gefühl achtsam, wird es seine Destruktivität verlieren. Nur wenn wir wütend sind und das nicht achtsam wahrnehmen, ist unsere Wut destruktiv. Entsteht Ärger in uns, sollten wir unserem Atem folgen, während wir den Ärger erkennen und achtsam wahrnehmen. Dann gibt es in uns bereits Achtsamkeit, und der Ärger kann unser Bewusstsein nicht länger monopolisieren. Das Gewahrsein steht Seite an Seite mit der Wut: »Ich atme ein und weiß, dass ich wütend bin.« Dieses Gewahrsein ist ein Begleiter der Wut. Mit unserer achtsamen Wahrnehmung der Wut wollen wir sie nicht unterdrücken oder vertreiben; wir wollen nur nach ihr schauen. Das ist ein sehr wichtiger Grundsatz. Achtsame Wahrnehmung und Beobachtung ist wie eine Lampe, die Dinge beleuchtet. Sie ist keine Richterin. Sie beleuchtet unsere Wut und schaut in einer liebevollen, fürsorglichen und nicht urteilenden Weise nach ihr, wie eine ältere Schwester, die sich um ihre jüngere Schwester kümmert, sie tröstet und auf sie aufpasst.

Sind wir wütend, sind wir diese Wut. Die Wut zu unterdrücken oder zu verjagen bedeutet, uns selbst zu unterdrücken oder davonzujagen. Entsteht Ärger in uns, können wir der Energie des Ärgers gewahr werden, und wir können diese Energie in eine andere verwandeln. Wollen wir sie transformieren, müssen wir als Erstes wissen, wie wir sie annehmen können.

Wir können unsere Wut auch in etwas Heilsames wandeln, so, wie wir aus Essensresten nährenden Kompost für unseren Garten machen. Wissen wir, wie wir unsere Wut annehmen können, und hören wir auf, ihr Widerstand zu leisten oder sie zu bekämpfen, spüren wir vielleicht einen Hauch von Frieden und Freude. Ganz allmählich werden wir dann unsere Wut vollständig in die Energie des Verstehens und Mitgefühls verwandeln, und auf diese Weise vermögen wir uns selbst mehr zu lieben, zu respektieren und mehr um uns zu kümmern.

Folgen wir unserem Atmen und nehmen wir die Wut mit Achtsamkeit auf, so wird die Situation sich entspannen. Auch wenn die Wut noch da ist, wird sie schwächer, denn wir beginnen, sie zu verstehen, und wir beginnen, auch das Leiden des Menschen zu verstehen, der unsere Wut ausgelöst hat. Dieses Verstehen lässt uns vergeben und loslassen. Wir nehmen unsere Wut an und schließen Frieden mit ihr.

Der Blick in unsere Wut zeigt uns deren Ursachen: die mangelnde Würdigung unserer selbst und anderer, unseren Schmerz, die Gewalt und Unfreundlichkeit in unserer Gesellschaft, den über viele Generationen hinweg verborgenen Groll. Diese Ursachen können in uns gegenwärtig sein sowie in der Person, die unsere Wut auslöst. Sind wir wütend, müssen wir als Erstes zu unserem bewussten Atmen zurückkehren und uns achtsam unserer Wut zuwenden. Wir konzentrieren uns auf unser Atmen, um die Achtsamkeit zu bewahren.

Ich atme ein und weiß, dass ich wütend bin.
Ich atme aus und weiß, dass ich mich um meine
Wut kümmern muss.

Ich atme ein und weiß, dass meine Wut noch da ist.
Ich atme aus und weiß, dass Wut in mir ist, ich
weiß aber auch, dass Achtsamkeit ebenso in mir ist.

Ich atme ein und weiß, dass Wut ein unangenehmes
Gefühl ist.
Ich atme aus und weiß, dass dieses Gefühl entstanden ist und wieder vergehen wird.

Ich atme ein und weiß, dass ich mich um meine
Wut kümmern kann.
Ich atme aus und beruhige meine Wut.

Achtsamkeit umarmt das Gefühl wie eine Mutter, die ihr weinendes Kind im Arm hält und ihm all ihre Liebe und Fürsorge schenkt. Tut sie das von ganzem Herzen, wird das Kind ihre Freundlichkeit und Zärtlichkeit spüren und sich beruhigen. Und genauso können wir unseren Geist zur Ruhe bringen. Um in unserem Bewusstsein und Unterbewusstsein einen Zustand von Nicht-Wut oder Nicht-Ärger verwirklichen zu können, müssen wir Liebe und Mitgefühl praktizieren. Wut und Ärger verschärfen viele Probleme, die wir mit unserem Gewicht haben; durch Liebe und Mitgefühl für andere wie für uns selbst können wir mit diesen Problemen besser umgehen.

Die Liebende-Güte-Meditation hilft uns, den Geist der Liebe und des Mitgefühls zu entfalten, und sie ist ein gutes Mittel gegen Wut und Ärger. Liebende Güte oder Herzensgüte ist die Fähigkeit, die uns und anderen Frieden und Glück bringt. Mitgefühl ist die Fähigkeit, das Leiden in uns und anderen zu beseitigen. Das Herz von Liebe und Mitgefühl ist Verstehen – die Fähigkeit, das Leiden in uns und anderen zu erkennen. Wir müssen mit unserem physischen und psychischen Leiden in Berührung sein. Sind wir damit in intensivem Kontakt, fest gegründet in Achtsamkeit, wird sofort Mitgefühl in uns erwachsen. Verstehen ist die unabdingbare Grundlage von Liebe und Mitgefühl. Auf dieser Grundlage werden unsere Worte und Taten das Leiden in uns und in anderen mindern, Groll auflösen und uns und anderen mehr Glück schenken.

Liebende-Güte-Meditation

Wir beginnen diese Meditation, indem wir uns auf uns selbst ausrichten: »ich«. Bevor wir nicht uns selbst lieben und auf uns selbst achten, werden wir auch für andere nicht hilfreich sein. Als Nächstes beziehen wir uns in dieser Meditation auf andere (wir ersetzen das »ich« durch »er/sie« oder »sie« im Plural) und beginnen zunächst mit einem Menschen, den wir lieben, dann nehmen wir jemanden, den wir mögen, gefolgt von jemandem, der neutral für uns ist, und schließlich beziehen wir uns auf jemanden, der uns Leid bereitete.

> Möge ich friedvoll, glücklich und leicht in Körper und Geist sein.
> Möge ich sicher und frei von Verletzung sein.
> Möge ich frei von Wut, Kummer, Furcht und Sorge sein.

> Möge ich lernen, mich selbst mit den Augen der Liebe und des Verstehens zu betrachten.
> Möge ich fähig sein, die Samen der Freude und des Glücks in mir zu erkennen und zu berühren.
> Möge ich lernen, die Ursachen von Wut, Gier und Verblendung in mir zu erkennen.
> Möge ich wissen, wie ich die Samen der Freude in mir jeden Tag nähren kann.
> Möge ich fähig sein, in Frische, gefestigt und frei zu leben.
> Möge ich frei sein von Vorlieben und Abneigungen, aber nicht gleichgültig.

Wenn wir wissen, wie wir die Gegenwart jedes geistigen Gebildes anerkennen, dieses geistige Gebilde umarmen, beruhigen und tief betrachten können, dann werden wir Einsicht erlangen. Nehmen wir wahr, was in unserem Geist geschieht, werden wir besser verstehen, warum wir so fühlen und handeln, wie wir fühlen und handeln. Warum kümmern wir uns so wenig um unsere Gesundheit? Warum umgeben wir uns mit Menschen, die nicht gut für uns sind? Indem wir genau wahrnehmen, wie alles mit allem in uns und um uns in Beziehung zueinander steht, wird uns das auf den Weg führen, auf dem wir unser Gewichtsproblem verstehen und überwinden können.

Die Achtsamkeit auf die Geistesobjekte richten (die Geistesobjekte in den Geistesobjekten wahrnehmen und betrachten)

Die Wahrnehmung und Betrachtung der *Geistesobjekte* schließt all das ein, was als Formen, Gefühle und Gedanken wahrgenommen werden kann, sowie alle Phänomene. Wenn wir von Achtsamkeit sprechen, müssen wir das spezifizieren: Achtsamkeit auf was richten? Auf das Atmen? Auf das Gehen? Auf die Wut? Ihre Achtsamkeit richtet sich stets auf etwas. Ist kein Etwas da, ist auch keine Achtsamkeit möglich. Sprechen wir also von der Wahrnehmung und Betrachtung des Geistes im Geist, so sprechen wir vom Subjekt der Erkenntnis, dem Subjekt der geistigen Gebilde, dem Subjekt der Achtsamkeit, des Hasses, der Liebe oder der Eifersucht. Und zu jedem Subjekt gehört auch ein Objekt. Zu lieben bedeutet, was zu lieben? Wen zu lieben? Zu hassen bedeutet, was zu hassen? Wen zu hassen? Das ist mit Geistobjekten gemeint.

Die Objekte des Geistes wahrzunehmen und zu betrachten bedeutet zu erkennen, dass kein Phänomen eine unabhängige Existenz besitzt, sondern aus zahllosen Bedingungen heraus entstanden ist. Der Buddha sagte: »Dies ist, weil jenes ist.« Schauen wir tief in die Objekte des Geistes hinein, sehen wir, wie sie entstehen, verweilen und dann vergehen. Doch weil wir erkennen, dass sie mit allem anderen verbunden sind und kein eigenständiges Selbst besitzen, verstehen wir auch, dass es für sie keine Geburt gibt und auch keinen Tod. Sie waren bereits in den

Bedingungen vorhanden, die sie schon vor ihrem Entstehen erschufen, und sie werden auch nach ihrem Vergehen weiterhin in diesen Bedingungen existieren. Sehen wir die Ursache und die wahre Natur der Geistesobjekte, die wir betrachten, werden sie uns nicht länger binden.

Unsere inneren Knoten lösen

Bei der Lehre über die Wahrnehmung und Betrachtung der Geistesobjekte betonte der Buddha das Gewahrsein für unsere geistigen Formationen, für unsere inneren Knoten oder Fesseln, die aus unseren Gewohnheitsenergien und falschen Wahrnehmungen der Wirklichkeit entstanden sind. Leben wir in einem bestimmten Umfeld, umgeben wir uns mit bestimmten Menschen, setzen wir uns bestimmten Medien aus, dann werden sich bei uns bestimmte Verhaltens- oder Gewohnheitsmuster ausbilden. Unsere Eltern und die ganze Gesellschaft beeinflussen in starkem Maße, was wir denken, fühlen, wie wir handeln. Unsere Gewohnheitsenergien resultieren aus der Art und Weise, wie wir auf sinnliche Wahrnehmungen reagieren. Diese Gewohnheitsenergien hinterlassen unauslöschliche Spuren in unserem Geist und bilden innere Knoten, die tief in unserem Bewusstsein liegen. Diese Knoten sind die Versteinerungen aus Traurigkeit und Schmerz, die tief in unserem Bewusstsein liegen. Wenn Ihre Mutter Sie immer wieder daran erinnert, dass Sie fett sind, dass Sie dieses oder jenes nicht essen sollten, dann bilden sich allmählich Groll und Schuldgefühle in Ihnen als komplexe Knoten des Leidens.

Negative Knoten, die in unseren Geist aufsteigen, neigen dazu, uns zu dominieren und unseren Horizont einzuschränken, so dass wir die Dinge nicht so sehen können, wie sie sind. Gewohnheitsenergien wie rauchen, zu viel

Alkohol trinken oder zu viel essen lassen uns leiden, während Gewohnheitsenergien wie Humor oder Großzügigkeit uns Freude schenken.

Wir können sehr leicht an unseren Begierden hängen – wie dem unstillbaren Verlangen nach Chips – und auf diese Weise mit unserem emotionalen Hunger umzugehen versuchen. Können wir unsere Begierde nicht stillen, formen sich möglicherweise Knoten der Begierde in unserem Geist. Nicht nur das heftige Verlangen nach Essen, sondern auch das nach Alkohol, Zigaretten, Drogen, Sex und Anerkennung kann zur Bildung solcher Knoten in unserem Geist führen. Sobald wir eines der angenehmen Gefühle erfahren haben, die mit der Erfüllung dieser Begierden einhergehen – wir sind beschwipst oder berauscht –, bildet sich ein Knoten in uns, und wir wollen dieselbe Erfahrung wieder und wieder machen. Aufgrund unserer Anhaftung führt es oft zu sehr unangenehmen Gefühlen, wenn wir unsere Begierde nicht stillen konnten, und dann bilden sich weitere Knoten des Leidens in unserem Bewusstsein.

Innere Knoten der Begierde, Wut, Furcht, des Kummers und geringen Selbstwertgefühls, die für Monate, Jahre oder sogar Jahrzehnte in unserem Geist vergraben und unterdrückt worden sind, haben einen großen Einfluss auf unsere geistige und körperliche Gesundheit. Die Verdrängung kann das Resultat falscher Wahrnehmungen oder gesellschaftlichen Drucks sein. Weil es kurzfristig einfacher ist, Leiden und Schmerz zu vermeiden, verfügen wir über Verteidigungsmechanismen, mittels derer wir unsere psychischen Schmerzen, unseren Kummer und unsere inneren Konflikte ins Unterbewusstsein verbannen und dort vergraben. Doch gelegentlich tauchen sie wieder auf in unseren Gedanken, Worten und Handlungen und zeigen sich dort als Symptome physischer und psychischer Störungen.

Lassen wir zu, dass sich Knoten dieser Art bilden und stärker werden, werden sie uns schließlich beherrschen, und es wird immer schwieriger, sie zu lösen. Es ist wichtig, dass wir uns in achtsamer Wahrnehmung üben und der Bildung von Knoten in uns gewahr werden, denn so können wir sie transformieren, bevor sie groß und fest geworden sind.

Wir transformieren diese Knoten, die wir auch als Geistesplagen bezeichnen können, indem wir tief in sie hineinschauen. Um sie wahrzunehmen und zu beobachten, müssen wir ihrer durch die Übung des bewussten Atmens gewahr werden, so dass wir unsere Gefühle, Gedanken, Worte und Handlungen erkennen, wenn sie aus der Tiefe unseres Geistes aufsteigen.

Wenn wir durch bewusstes Atmen in einen achtsamen Geisteszustand gelangen, dann schließen wir die Tore zu unseren Sinnen. Während dieser Zeit können tief vergrabene innere Knoten in unserem Geist erscheinen und sich in Form von Bildern oder Gefühlen zeigen. Kommen sie in uns hoch, sind wir vielleicht gar nicht imstande, die Ursachen dieser unangenehmen Gefühle auszumachen. Doch wenn wir das Licht der Achtsamkeit auf sie richten, sehen wir sie vermutlich deutlicher. Manchmal sind die Gefühle auch zu heftig und unangenehm, und dann wollen wir sie am liebsten wieder tief vergraben. Doch wenn wir die Achtsamkeitsenergie beibehalten und noch anwachsen lassen, vermögen wir die Abneigung gegen unsere negativen Gefühle zu überwinden. Wir nähren die Achtsamkeit durch bewusstes Atmen und versuchen, unsere inneren Knoten und Konflikte anzuerkennen, wenn sie sich zeigen. Wir lernen, sie mit der Liebe und Zärtlichkeit einer Mutter, die ihr Kind im Arm hält, zu empfangen. Wir sagen: »Das Licht der Achtsamkeit ist hier und erhellt alles. Ich weiß, dass ich genügend Stärke besitze, um mit den Knoten, die sich zeigen, in Kontakt zu kommen.«

Vielleicht brauchen wir die Hilfe anderer, die mit der Achtsamkeitspraxis vertraut und in der Lage sind, im gegenwärtigen Moment zu verweilen, damit sie uns unterstützen, bei den schmerzvollen Gefühlen zu bleiben. Wir können eine Freundin bitten, sich neben uns zu setzen, tief mit uns zu atmen, während wir das Gefühl gemeinsam umarmen. Die gemeinschaftliche Energie der Achtsamkeit und des Mitgefühls während eines Retreats oder in einem Praxiszentrum ist ebenfalls sehr machtvoll. Viele Menschen sind in der Lage, mit Hilfe einer liebevollen, unterstützenden spirituellen Gemeinschaft ihr tiefes Leiden zu transformieren und festgezurrte, lang existierende innere Knoten zu lösen.

Vor einigen Jahren leitete ich ein Retreat für Vietnamveteranen. Viele von ihnen verbargen tief in sich großes Leid und auch manches Geheimnis, das sie bisher nie mit jemandem hatten teilen können, um Linderung zu erfahren. Wir saßen zusammen im Kreis und hörten nur zu. Jeder Veteran konnte von seinem Leiden sprechen. Mit einigen von ihnen saßen wir lange Zeit schweigend da, bevor sie ihr Herz öffnen und ihren Schmerz mit uns teilen konnten. Einer erzählte uns, dass seine Einheit während des Krieges Guerillakämpfer angriff. Die besiegten und teilweise verwundeten Vietcong brachten sie als Kriegsgefangene in ihr Lager. In seinem Hubschrauber transportierten sie eine schwer verletzte Kämpferin. Sie hielt ihre Hängematte ganz fest. Guerillakämpfer, die im Dschungel leben, schlafen in Hängematten und tragen ihre wenigen Besitztümer stets bei sich. Sie starrte ihn voller Hass und Wut an. Er spürte, wie ihr Blick ihn anklagte: »Warum bist du hergekommen und zerstörst nun mein Land?« Noch bevor sie das Lager erreicht hatten, starb sie, doch ihr harter, kalter Blick war weiterhin auf ihn gerichtet. Ihre Hängematte hatte er all diese Jahre behalten, und er brachte sie auch mit zum Retreat.

In diesem Retreat boten wir Unterweisungen an, wie wir unser Leiden umarmen und unsere schmerzlichen Gefühle zärtlich halten können. Wir alle übten uns in achtsamem Gehen und Atmen und entwickelten so Konzentration und Ruhe. Der Veteran konnte erkennen, dass er jetzt sehr positive und heilende Dinge tun konnte, obwohl er während des Krieges Schreckliches getan hatte, und dass er jetzt die Wunden heilen konnte, die er in der Vergangenheit verursacht hatte. Am letzten Tag entfachten wir ein großes Feuer, um den Veteranen zu helfen, ihre Schmerzen aus dem Krieg zu lindern. Wir machten Gehmeditation zum Feuer hin und ermutigten jeden Veteran, Objekte oder Symbole ins Feuer zu werfen, die seinen oder ihren Schmerz repräsentierten. Der Mann stand lange Zeit an dem Feuer und drückte seine Hängematte fest an die Brust. Er weigerte sich, sie ins Feuer zu werfen.

Eine der Nonnen sagte zu ihm: »Wirf die Hängematte ins Feuer.« Doch der Mann weigerte sich. Er hing an seinem Leiden. Ich ging zu ihm und ermutigte ihn sehr sanft, es loszulassen. Ich sagte zu ihm: »Du bist jetzt ein neuer Mensch geworden, und Mitgefühl ist in dir geboren. Halte nicht länger an deinem alten Leiden, an deinen Schuldgefühlen, fest. Gib mir die Hängematte.« Schließlich gab der Mann sie mir. Gemeinsam mit der Nonne übergab ich die Hängematte dem Feuer. Und in unserem Freund geschah eine große Transformation. Er fühlte sich um vieles besser: Er fühlte sich leicht und frei von dem Gewicht, von den Schuldgefühlen, die er so viele Jahre mit sich herumgetragen und an denen er so gehangen hatte.

Beobachten wir einfach nur unsere Gefühle und unsere Gedanken und erkennen sie in ihrer Existenz an, ohne

Urteil, Beschuldigung oder Kritik, haben wir den Weg zur Befreiung von unserem Leiden bereits eingeschlagen. Sind Schmerz, Kummer oder Wut in uns gegenwärtig, erkennen wir einfach an, dass wir den Schmerz, den Kummer und die Wut spüren. Erkennen wir diese Gefühle mit Achtsamkeit an, werden sie uns nicht beherrschen und in die Irre führen können.

Stattdessen versuchen wir, uns sanft zu beruhigen. So werden sich unsere inneren Knoten lösen, und wir werden bei fortgesetzter Übung schließlich die Wurzeln, die sie nähren und entstehen ließen, verstehen. Dank dieser Einsicht, dieses Verstehens können wir das Leiden von Grund auf beenden.

Es geht dabei nicht nur darum, den Intellekt zu transformieren. Tag und Nacht müssen wir die Samen des Verstehens in unserem Speicherbewusstsein wässern, damit sie wachsen und gedeihen und uns helfen, die Natur des »Interseins« in allem, was wir sehen und berühren, zu erkennen und wir Frieden mit uns schließen. Wir müssen dieses Verstehen in unser tägliches Leben integrieren, damit wir bewusster für unsere Gefühle werden, sie erkennen und so davon abhalten können, dass sie sich zu Knoten verdichten.

Wir sind oft mit Gefühlen des Bedauerns und der Angst konfrontiert. Wir alle bedauern Dinge, die wir in der Vergangenheit getan haben, und wünschen uns, wir hätten sie nicht getan. Daraus entwickeln sich leicht Schuldgefühle, die uns davon abhalten, glücklich zu sein. Wir glauben vielleicht, dass die Fehler nun einmal geschehen sind und wir es nicht mehr ändern können. Schauen wir aber tief in das Wesen der Zeit und erkennen, dass Zeit etwas Relatives ist, sehen wir, dass die Vergangenheit die Gegenwart geschaffen hat. Und wenn wir im gegenwärtigen Moment achtsam sind, sind wir mit der Vergangenheit in

Berührung. Wir können, fest in der Gegenwart verankert, tatsächlich in die Vergangenheit zurückgehen und sie heilen. Wir vergeben uns unsere Fehler, wissend, dass wir zu jener Zeit nicht über genügend Weisheit oder die rechten Bedingungen verfügten, um es besser zu machen. Wir verwandeln unser Bedauern in Mitgefühl und Verstehen und verwandeln auf diese Weise auch die Vergangenheit.

Da wir darüber hinaus unauflösbar mit unseren Vorfahren verbunden sind, ebenso wie mit unseren Eltern und Geschwistern, können wir ihnen helfen, sich zu transformieren, wenn wir uns transformieren, und wir bringen auf diese Weise Frieden und Freude denen, die wir lieben. Verweilen wir in der Gegenwart, können wir uns von dem Leiden befreien und die Traumata oder Missetaten aus der Vergangenheit heilen.

So mag sich eine Mutter zum Beispiel schuldig fühlen, wenn sie das gute Benehmen ihrer Kinder mit Fastfood, Limonaden und Süßigkeiten belohnt hat und diese dann zu fettleibigen Jugendlichen geworden sind. Lebt die Mutter achtsam, wird sie erkennen, dass es noch immer viele Möglichkeiten gibt, wie sie ihren Kindern beim Umgang mit ihren Gewichtsproblemen helfen kann. Darüber hinaus kann sie anderen Kindern dabei helfen, diese ungesunden Verhaltensweisen zu vermeiden. Sie kann sich beispielsweise dafür einsetzen, dass es in Schulen gesünderes Essen gibt. Auf diese Weise kann sie zur Gesundheit und zum Wohlergehen vieler Kinder beitragen und sich so von Schuldgefühlen befreien und besser fühlen.

Lassen Sie uns bei all unserem Bemühen, negative Samen und unangenehme Gefühle zu transformieren, nicht die Kraft und die Wunder unserer positiven Samen vergessen. Wir tragen heilsame und unheilsame Samen in uns. Doch wir müssen erkennen, dass jeder Samen von allen anderen abhängig ist, sonst könnte er gar nicht sein.

Diese wechselseitige Abhängigkeit bedeutet, dass ein unheilsamer Samen stets Elemente heilsamer Samen in sich hat und umgekehrt. Wir können die unheilsamen transformieren, indem wir die heilsamen wässern. Insbesondere wenn wir schwierige Zeiten durchleben, sollten wir die Samen der Freude und des Friedens, die bereits in uns sind, berühren und wässern. Sie werden keimen und die Früchte des Friedens und Glücks hervorbringen. Ihre kraftvolle Gegenwart wird die unheilsamen Samen immer mehr schwächen. Von daher ist es sehr wichtig, auch die Objekte des Geistes, die unser Wohlergehen ausmachen, regelmäßig anzuschauen und das Licht der Achtsamkeit auf die heilsamen Samen zu richten, so dass sie im Feld unseres Geistes kräftiger und stärker werden.

Achtsamkeit im 21. Jahrhundert

Indem wir uns in diesen Vier Grundlagen der Achtsamkeit üben, werden wir uns nähren und beschützen, uns von Schmerz befreien und Weisheit erlangen. Dadurch erkennen wir die wechselseitige Beziehung unserer körperlichen, geistigen und emotionalen Erfahrungen. Wir sehen darüber hinaus, dass wir alle wechselseitig abhängig voneinander sind – wir als Beobachtende und die Welt, die wir wahrnehmen, sind nicht getrennt in Zeit und Raum. Erkennen wir die wahre Natur von Körper, Gefühlen, Geist und den Objekten des Geistes – alles ist wechselseitig miteinander verbunden –, bildet das die Grundlage für Wohlergehen und Glück.

Die Energie der Achtsamkeit ist für den Prozess der Transformation ganz wesentlich. Jeden Augenblick unseres Lebens können wir achtsam leben. Wir schauen, lauschen, denken, sprechen und handeln achtsam. Kochen wir, tun wir das achtsam. Essen wir, essen wir achtsam. Bei Körperübungen bewegen wir uns achtsam. Werden wir des Atems gewahr, verbindet uns das sofort mit dem, was wir tun. Genießen wir unser Atmen bei allem, was wir tun, produzieren wir damit die Achtsamkeitsenergie, die uns hilft, das Leben zu berühren und in aller Tiefe zu leben. Und so können wir den Abfall unserer Geistesplagen in die Blumen unseres Wohlergehens verwandeln.

Jede und jeder von uns kann ein Buddha werden. Der Buddha ist jemand, der vollkommen erwacht ist. Prinz Siddhartha Gautama war ein Mensch, der nach vielen Jahren konzentrierter Praxis zum Vollzeit-Buddha wurde. Wir alle können als Teilzeit-Buddhas die Buddhaschaft berühren, wenn wir uns auf den Weg der Achtsamkeitspraxis begeben und den Weg zu einem gesünderen Gewicht einschlagen. Denken Sie aber daran, dass wir die buddhistischen Lehren nicht als rigide Dogmen auffassen, die blinde Gefolgschaft von uns fordern. Sie sind einfach nur Instrumente, die uns zu Einsichten verhelfen sollen, welche die Hindernisse auf dem Weg zu korrekten Wahrnehmungen beseitigen.

Achtsam sein bedeutet nicht, einfach nur stundenlang in einem Retreatzentrum oder Kloster auf dem Meditationskissen zu sitzen. Es gibt viele Möglichkeiten, sich in Achtsamkeit zu üben, die sich gut in unser alltägliches Leben integrieren lassen. Neben dem bewussten Atmen können wir Gehmeditation praktizieren oder Sitzmeditation, wir können lächeln, achtsam zuhören, achtsam sprechen und achtsam arbeiten. Wir üben uns in Konzentration und betrachten tief alle Aktivitäten unseres täglichen Lebens. Selbst beim Gehen können wir innehalten. Wir gehen so, dass wir mit jedem Schritt ankommen – wir gehen nicht, um irgendwo anzukommen. Wir gehen, um jeden Schritt zu genießen. Praktizieren wir Innehalten, während wir unsere E-Mails lesen oder im Internet surfen, an Besprechungen teilnehmen, die Wäsche falten, das Geschirr abwaschen oder uns duschen, leben wir in viel tieferer Weise. Praktizieren wir das nicht, werden die Tage und Monate unbeachtet an uns vorbeifliegen, und wir werden viele kostbare Lebensmomente verpassen. Innehalten hilft uns, ganz in der Gegenwart zu leben. Es gibt Tag für Tag viele Möglichkeiten, dass unsere Samen der Freude und des Glücks erblühen.

Im zweiten Teil werden wir weitere Achtsamkeitsübungen vorstellen, die Sie in Ihrem Alltag und bei nahezu jeder Aufgabe, die Sie zu bewältigen haben, anwenden können. Jede Handlung und jeder Augenblick unseres Lebens sind wertvolle Gelegenheiten für uns, Achtsamkeit zu üben.

Vertiefen wir die Achtsamkeitspraxis, werden wir viele Wunder entdecken. Sie verhilft uns dazu, mit dem Leben wirklich in Berührung zu sein, sinnvoller zu leben. Sind wir gegenwärtig, ist es das Leben auch. Mit Achtsamkeitspraxis verbessern wir unsere Fähigkeit zur Konzentration. Können wir uns konzentrieren, betrachten wir das, was entsteht, tiefer und verstehen es besser. Tiefes Schauen führt letztlich zu Einsicht und Verstehen, und das befreit uns von Angst, Verzweiflung und Leiden und lässt uns echte Freude und wahren Frieden berühren. Mit Achtsamkeit können wir unser Leben tiefer berühren und umarmen. Wir können die vielen Geschenke, die uns das Leben tagtäglich bietet, genießen und für uns und für unsere Liebsten das empfangen, was uns nährt und heilt.

Teil II

Achtsame Aktionspläne

5

Achtsames Essen

Wir haben im vorangegangenen Kapitel erfahren, dass bewusstes Atmen ganz wesentlich dafür ist, Körper und Geist zusammenzubringen sowie das Wohlergehen von Körper und Geist und unsere Verbindung zu allen Dingen zu nähren. Und so, wie die Luft beim achtsamen Atmen unser physisches und spirituelles Leben aufrechterhält, tut dies auch die Nahrung, die wir zu uns nehmen. Das, was wir essen, versorgt uns nicht nur mit den Nährstoffen und der Energie, die wir für unseren Körper brauchen; nehmen wir unsere Nahrung achtsam zu uns, hilft sie uns auch, die voneinander abhängende Natur aller Dinge zu berühren – und unsere Gewichtsprobleme zu beenden.

Betrachten wir das, was wir essen, in aller Tiefe, erkennen wir, dass es die Erde, die Luft, den Regen, den Sonnenschein enthält sowie die harte Arbeit der Bauern und all jener, die die Nahrung verarbeitet, transportiert und verkauft haben. Essen wir vollkommen gewahr, dann wächst unsere Achtsamkeit für all die Elemente und Bemühungen, die notwendig waren, damit unser Mahl möglich wurde, und dies stärkt unsere Wertschätzung für die fortwährende Unterstützung, die wir von anderen und von der Natur erfahren.

Beim Essen und Trinken sollten wir all unsere Sinne an dieser Erfahrung teilhaben lassen. Dann führen wir nicht nur unserem Körper Nahrung zu und sichern unsere körperliche Gesundheit, sondern wir nähren auch unsere Gefühle, unseren Geist und unser Bewusstsein. Und das sollten wir während des Tages immer wieder tun. Achtsames Essen beginnt mit der Wahl dessen, was wir essen und trinken. Wir wählen das, was gut für unsere Gesundheit und gut für den Planeten ist, in einer Menge, die uns dabei helfen wird, unser Gewicht unter Kontrolle zu halten. Doch es gibt so viele Arten der Nahrung, so viele Informationen über Nährstoffe und so viele Diäten, dass es gar nicht so einfach ist, die richtige Wahl zu treffen. Daher schauen wir uns erst einmal die neuesten wissenschaftlichen Erkenntnisse zum Thema an.

Die Grundlagen gesunden Essens: Welche Nährstoffe befinden sich in unserer Nahrung?

Nahrung führt dem Körper die Rohstoffe zu, die er für den Stoffwechselprozess braucht. Alle Nahrung enthält einen, zwei oder drei der sogenannten Makronährstoffe – Kohlenhydrate, Proteine (Eiweiße) und Fette. Diese Makronährstoffe geben uns die nötige Energie für unsere täglichen Aktivitäten. Sie spielen in unserem Körper jeweils eine besondere Rolle. Kohlenhydrate sorgen für die schnellste Form der Energiezufuhr, nutzbar von jeder Zelle. Proteine stellen die Bausteine für unser Gewebe und all unsere Organe zur Verfügung – Haut und Muskeln, Knochen und Blut, Leber und Herz. Sie spielen eine wichtige Rolle beim Stoffwechsel und bilden winzige Botenstoffe wie die Enzyme, die unsere Nahrung verdauen, sowie die Neurotransmitter, die vom Gehirn aus Signale an den Körper senden. Fette befinden sich in der Membran jeder Zelle, sie schützen die Nerven und sind Vorboten lebenserhaltender Hormone. Über die Nahrung nehmen wir auch Vitamine und Mineralien, die sogenannten Mikronährstoffe, auf – Nährstoffe, die in winzigen Mengen wichtig sind, weil wir sie für den Gewebeaufbau und zur Katalyse chemischer Reaktionen im Körper brauchen.

Im frühen 20. Jahrhundert konzentrierte sich die Ernährungswissenschaft darauf herauszufinden, welche Makro- und Mikronährstoffe zur Vorbeugung von Mangelernährung notwendig sind. Ab Mitte des 20. Jahrhunderts richtete sich das Augenmerk auf komplexe chronische Krankheiten wie Diabetes, Herz-Kreislauf-Erkrankungen und Krebs – Krankheiten, die sich zunächst unbemerkt über einen gewissen Zeitraum hinweg entwickeln, nicht leicht zu heilen sind und oft zu einem frühen Tod führen. Dank wissenschaftlicher Fortschritte auf diesem Gebiet wissen wir heute einiges darüber, was wir essen und trinken sollten, um solchen Krankheiten vorzubeugen – und was wir nicht essen und trinken sollten. Doch wir müssen gar keine Wissenschaftler sein, um uns gut zu ernähren. In unserem Essen befinden sich alle notwendigen Nährstoffe. Was Sie brauchen, sind einige grundlegende Ernährungsrichtlinien für Ihre Gesundheit und Ihr Wohlergehen.

Die folgenden Ernährungsempfehlungen sind für Erwachsene gedacht und entstammen den Richtlinien, die von Experten des *Department of Nutrition* der *Harvard School of Public Health* entwickelt wurden.[42]

Kohlenhydrate, Proteine, Fette: das jeweils Gesündeste wählen

In Diäten wie der Atkins-Diät zum Beispiel gelten Kohlenhydrate als Feinde. Andere Diät-Gurus propagieren eine fettarme, kohlenhydratreiche Ernährung, um abzunehmen und Krankheiten vorzubeugen, wieder andere empfehlen eine proteinreiche Ernährung als *den* Weg zu guter Gesundheit und einem gesunden Gewicht. Die Wahrheit ist jedoch, dass die Art der Kohlenhydrate, Proteine oder Fette, die wir zu uns nehmen, viel entscheidender ist als die relative Menge in unserer Nahrung.

Nehmen wir die Kohlenhydrate. Man findet sie in vielen unbearbeiteten wie verarbeiteten Lebensmitteln – in Äpfeln wie in Nudeln –, doch sie unterscheiden sich in mancherlei Hinsicht. Die gesündesten Kohlenhydrate sind in Getreide, Hülsenfrüchten, Gemüse und Früchten enthalten; die am wenigsten gesunden in weißem Brot, weißem Reis, Nudeln und anderen Produkten aus raffiniertem Getreide, in zuckerhaltigem Essen und zuckerhaltigen Getränken sowie Kartoffeln. Später in diesem Kapitel werden wir uns damit beschäftigen, warum diese wenig gesunden Kohlenhydrate zu begrenzen sind. Hier wollen wir uns zunächst auf das Positive konzentrieren. Vollkorngetreide, Gemüse, Obst und Hülsenfrüchte sind eine gute Wahl, wenn es um Kohlenhydrate geht, zudem sind sie reich an Vitaminen, Mineralien und Ballaststoffen. Vollkornprodukte – wie Vollkornbrot, brauner Reis, Hafer, Hirse, Gerste, Quinoa und Ähnliches – verdienen eine besondere Erwähnung, weil immer mehr Untersuchungen die Vorzüge einer vollkornreichen Ernährung bestätigen. Langzeitstudien haben gezeigt, dass Menschen, die im Durchschnitt zwei- oder dreimal täglich Vollkornprodukte essen, ein 20 bis 30 Prozent geringeres Risiko für Herz-Kreislauf-Erkrankungen oder Diabetes haben als Menschen, die nur selten Vollkornprodukte zu sich nehmen.[43] Eine vollkornreiche Ernährung schützt möglicherweise auch vor Magenkrebs, doch hier sind noch weitere Studien nötig.[44]

Warum ist Vollkorn so gut für unsere Gesundheit?

Warum genau uns eine Ernährung mit vielen Vollkornprodukten vor Herz-Kreislauf-Erkrankungen und Diabetes schützt, ist noch immer nicht ganz genau erforscht. Wir wissen aber, dass Vollkorn Ballaststoffe enthält, durch die der Verdauungsprozess verlangsamt wird, wodurch wiederum die Glukose mit Verzögerung ins Blut abgegeben wird. Die löslichen Ballaststoffe in Vollkornprodukten, besonders in Hafer, senken auch den LDL-Cholesterinspiegel, das »schlechte« Cholesterin. Der Kern im Vollkorn enthält Folsäure und Vitamin E sowie Magnesium und Selen – Vitamine und Mineralien, die möglicherweise vor Diabetes, Herz-Kreislauf-Erkrankungen und einigen Krebsarten schützen. Einige Studien zeigen, dass die förderlichen Wirkungen des Vollkorns noch über das hinausgehen, was jedem einzelnen darin enthaltenen Nährstoff zugeschrieben werden kann. Wahrscheinlich ist, dass die positiven gesundheitlichen Auswirkungen der besonderen Kombination der Nährstoffe zu verdanken sind.[45] Das Ganze ist wahrhaft größer als die Summe seiner Teile – ein Aspekt der wechselseitigen Abhängigkeit aller Dinge.

Mit den Proteinen ist es eine ganz ähnliche Geschichte. Der Körper kann durch pflanzliche wie tierische Nahrung mit den nötigen Proteinen versorgt werden. Doch wenn wir proteinreiche Lebensmittel wählen, sollten wir darauf achten, welche anderen Nährstoffe das Protein begleiten. Die gesündesten pflanzlichen Proteinquellen – Bohnen, Nüsse, Kerne, Vollkorn und daraus verarbeitete

Nahrung – enthalten auch Ballaststoffe, Vitamine, Mineralien und gesundes Fett, und sie sind eine umweltfreundliche Wahl. Bei den tierischen Proteinquellen enthalten manche gesunde Fette (Fisch) oder nur geringe Mengen an schädlichen Fetten (Huhn, Ei). Mehr Informationen über gesunde Fette finden Sie in der Tabelle »Gute Fette, schlechte Fette und sehr schlechte Fette«. Rotes Fleisch und Vollfett-Milchprodukte enthalten in hohem Maße Fett, das schädlich für unser Herz ist. Darüber hinaus fordern rotes Fleisch und Milchprodukte von unserer Umwelt einen schrecklichen Tribut. Wählen Sie also die gesündeste Proteinquelle sowohl für Ihr eigenes Wohlergehen als auch für das des Planeten und nehmen Sie bevorzugt pflanzliche Proteine in Form von Nüssen, Hülsenfrüchten, Kernen und Bohnen zu sich. Wollen Sie nicht auf tierische Nahrung verzichten, wählen Sie Fisch oder Geflügel. Wollen Sie nicht auf rotes Fleisch verzichten, so beschränken Sie Ihren Konsum auf höchstens ein- oder zweimal pro Woche. Eier können eine gesunde Proteinquelle sein, doch sollten Sie sie nur in Maßen essen, da das Risiko für Diabetes sich erhöht, wenn man täglich ein Ei isst oder mehr. Bei Menschen, die bereits Diabetiker sind, ist auch das Risiko von Herz-Kreislauf-Erkrankungen erhöht.[46] Sind Sie herzkrank oder haben Sie Diabetes, sollten Sie noch weniger Eier pro Woche essen.

Vegetarier und Proteine: Für unsere Gesundheit ist Vielfalt entscheidend

Es gibt einen wichtigen Unterschied zwischen pflanzlichen und tierischen Proteinen, der besonders für Vegetarier wichtig ist. Unser Körper nimmt Proteine aus pflanzlicher und tierischer Nahrung auf und zerlegt sie in kleinere Bestandteile, die Aminosäuren, die für den Gewebeaufbau und eine Vielzahl weiterer Funktionen wichtig sind. Einige Aminosäuren sind essenziell, was bedeutet, dass der Körper sie nicht selbst herstellen kann und sie daher der Nahrung entnehmen muss. Andere sind nicht essenziell, der Körper kann sie durch Modifikation der essenziellen Aminosäuren aufbauen. Proteine aus tierischer Nahrung werden »vollständige Proteine« genannt, und das bedeutet, dass sie alle essenziellen Aminosäuren enthalten. Proteine aus pflanzlicher Nahrung werden »unvollständige Proteine« genannt, weil sie im Allgemeinen nur in geringem Maße essenzielle Proteine enthalten. Doch können Sie Ihren täglichen Proteinbedarf durchaus mit pflanzlichen Produkten decken, solange die Nahrung vielseitig ist und Sie genügend Kalorien zu sich nehmen. Vegetarier sollten darauf achten, täglich unterschiedliche, hochproteinhaltige pflanzliche Nahrung zu sich zu nehmen – Bohnen (einschließlich Tofu), Nüsse und Vollkornprodukte –, um sicherzustellen, dass sie genügend essenzielle Aminosäuren bekommen.[47]

»Qualität ist wichtiger als Quantität« – diese Botschaft gilt auch für Fette. Manche von ihnen sind so förderlich, dass Sie sie jeden Tag genießen können, andere sind so schädlich, dass Sie sie sehr einschränken, wenn nicht sogar gänzlich meiden sollten. Es ist einfach, gesunde von ungesunden Fetten zu unterscheiden. Die meisten der gesunden Fette – einfach und mehrfach ungesättigte Fette – sind pflanzlicher Natur und bei Raumtemperatur flüssig.

Olivenöl, Sonnenblumenöl, das Öl, das sich im Glas oben auf natürlicher Erdnussbutter absetzt, und Öle aus fetthaltigem Fisch sind Beispiele für gesunde ungesättigte Fette. Die ungesunden Fette – gesättigte Fette – und die sehr ungesunden Fette – Transfette – sind meist bei Raumtemperatur fest, wie Butter, Margarine oder das Fett in einem Stück Fleisch. In der westlichen Ernährung sind Fleisch und Vollfett-Milchprodukte die wichtigsten Quellen gesättigter Fette; Kokosnuss- und Palmöl sind ebenfalls reich an gesättigten Fetten. Die Transfette nehmen wir vor allem durch pflanzliche Öle zu uns, die zum Teil gehärtet sind, was sie noch gesundheitsschädlicher macht.

Welche Wirkung haben diese verschiedenen Fettarten auf unsere Gesundheit? Zahlreiche Studien haben gezeigt, dass sich bei Menschen, die in ihrer Ernährung Kohlenhydrate durch einfach und mehrfach ungesättigte Fette ersetzt haben, die Cholesterinwerte verbessert haben, während sie sich bei gesättigten Fetten erhöhten.[48] Es ist also in jedem Fall gesünder, ungesättigte Fette zu sich zu nehmen. Transfette sind die schlimmste Art von Fett, die selbst in kleinen Mengen schädlich ist.[49]

Omega-3-Fettsäuren sind mehrfach ungesättigte Fettsäuren mit sehr positiven Wirkungen auf das Herz. Es sind essenzielle Fettsäuren, das heißt, unser Körper kann sie nicht selbst herstellen, so dass wir sie über die Nahrung zu uns nehmen müssen. Es ist gut, täglich Omega-3-Fettsäuren zu sich zu nehmen, in Form von Fisch oder entsprechenden Ölen.

Gute Fette, schlechte Fette und sehr schlechte Fette

Welche Art Fett?	In welchen Lebensmitteln enthalten?	Wie sollten Sie Fette zu sich nehmen?
Einfach ungesättigt	Olivenöl, Rapsöl, Erdnussöl, Sesamöl, Erdnüsse, Mandeln, Sesamkörner, Avocado, Erdnussbutter	Genießen
Mehrfach ungesättigt	Distelöl, Sonnenblumenöl, Maisöl, Sojaöl, Sonnenblumenkerne, Walnüsse, Leinsamen, Leinsamenöl, Fisch, Tofu	Genießen
Gesättigt	Tierische Produkte, insbes. rotes Fleisch, Vollfett-Milchprodukte wie Milch, Kokosnussöl*	Begrenzen
Trans	Teilweise hydrogenierte pflanzliche Öle (zu finden in einigen Margarinen**, Backwaren, Tiefkühlkost, Fastfood und Restaurantspeisen)	Vermeiden

* Kokosnussöl ist weniger schädlich als andere gesättigte Fette, denn es erhöht die HDL-Cholesterinwerte (»gutes« Cholesterin), von daher kann Ihre Ernährung eine kleine Menge dieses Öls durchaus enthalten.

** Margarine kann eine gesunde Wahl sein, solange sie keine Transfette und keine gehärteten Fette enthält.

Während heutzutage weitgehende Einigkeit darüber herrscht, welche Kohlenhydrate, Proteine und Fette für die Gesundheit am günstigsten sind, so streitet man weiter, wie man am besten abnehmen kann. Natürlich müssen Menschen, die abnehmen wollen, weniger Kalorien zu sich nehmen, als sie verbrennen. Die große Frage ist, ob die relative Menge an Kohlenhydraten, Proteinen und Fetten in der jeweiligen Diät irgendwelche besonderen Vorteile für die Gewichtsabnahme hat. Einige Wissenschaftler empfehlen eine fettarme Diät, andere einen kohlenhydratarmen Ernährungsplan im mediterranen Stil mit einer moderaten Menge an gesunden Fetten und reichlich Früchten, Gemüse und Ballaststoffen. Zwei verschiedene klinische Studien mit Hunderten von Teilnehmern, die diese beiden Diäten getestet haben, kamen zu ähnlichen Schlüssen: Menschen verlieren bei beiden Ernährungsweisen Gewicht, solange sie die Kalorienmenge reduzieren; zudem ist in jedem Fall Unterstützung aus dem sozialen Umfeld hilfreich, damit die nötigen Verhaltensänderungen gelingen.[50]

Die Botschaft lautet also: Um ein gesundes Gewicht zu erreichen, müssen Sie eine für Sie passende kalorienarme, gesunde Diät finden, die Sie genießen können, und Sie sollten sich Unterstützung suchen, damit Sie dranbleiben. Einige Menschen finden diese Unterstützung in angeleiteten Diätgruppen, andere in Internet-Foren, den neuen sozialen Medien, andere suchen sich in der Familie oder bei Freundinnen und Freunden Unterstützung oder treten einer entsprechenden Achtsamkeitsgruppe bei oder gründen selbst eine. Wieder andere engagieren sich gemeinsam mit Kolleginnen und Kollegen für gesünderes Essen in der Firmenkantine.

Sicherlich beschäftigt Sie die Frage, wie viele Kalorien Sie täglich zu sich nehmen sollten, um Ihr Gewicht zu halten, und wie viel, um abzunehmen. Doch darauf gibt es keine klare Antwort, denn wie viele Kalorien Sie brauchen, hängt ab von Alter, Geschlecht, Körpergröße, Ihren körperlichen Aktivitäten und so weiter. Einige Menschen brauchen nur 2000 bis 2500 Kalorien pro Tag, um ihr Gewicht zu halten, und wenn sie Gewicht verlieren wollen, brauchen sie etwas weniger. Andere, die größer oder körperlich sehr aktiv sind, können mehr Kalorien zu sich nehmen und nehmen dennoch ab. Wenn Menschen abnehmen wollen, muss auch ihr täglicher Kalorienbedarf abnehmen. Es gibt viele Internetseiten, auf denen Sie Ihren individuellen Kalorienbedarf errechnen können, basierend auf Ihrem gegenwärtigen und Ihrem Wunschgewicht. Eine Ernährungsberatung aufzusuchen ist ebenfalls sehr zu empfehlen. Allgemein lässt sich vielleicht sagen, dass eine Reduzierung um 250 bis 500 Kalorien täglich zu einer monatlichen Gewichtsabnahme von ca. zwei bis vier Pfund führen sollte. Eine sanfte Annäherung daran ist, die Kalorienmenge moderat zu reduzieren und die körperlichen Aktivitäten zu steigern. (Siehe dazu auch Kapitel 6, in dem es um körperliches Aktivsein und Gewichtsabnahme geht.)

Essen und Trinken zum Wohle unserer Gesundheit und unserer Welt: praktische Anleitungen

Jenseits der Beschäftigung mit Kohlenhydraten, Proteinen und Fetten gibt es noch einige praktische Richtlinien, die Sie dabei unterstützen, Ihre Essgewohnheiten in eine gesündere Richtung zu lenken, abzunehmen und das Risiko bestimmter Krankheiten zu mindern.

Zunächst und vor allem einmal sollte die Ernährung eine gesunde sein – sowohl für Sie als auch für unseren Planeten. Und das erste und entscheidende Prinzip einer gesunden Ernährung ist, mehr auf Pflanzliches zu setzen. In großen Teilen Asiens ernähren sich die Menschen seit Tausenden von Jahren vegetarisch. Wie wir im dritten Kapitel gesehen haben, sind die ethischen und ökologischen Gründe für eine pflanzliche Ernährung heute triftiger denn je. Der gesundheitliche Nutzen einer pflanzlichen Ernährung ist gleichermaßen offenkundig.

Jahrzehntelange Forschung an Hunderttausenden Männern und Frauen hat gezeigt, dass das Risiko für Herz-Kreislauf-Erkrankungen oder Diabetes sinkt, wenn die Ernährung reich an Gemüse, Früchten, Vollkorn, gesunden Fettsäuren und arm an fein ausgemahlenem Getreide und ungesunden Fettsäuren ist. Sich vegetarisch oder vegan ernährende Menschen wiegen im Allgemeinen weniger und haben einen niedrigeren Blutdruck, niedrigere Cholesterinwerte und somit ein geringeres Risiko für Herz-Kreislauf-Erkrankungen als Menschen, deren Ernährung einige oder alle Arten tierischer Produkte enthält. (Allerdings sollten Veganer darauf achten, ausreichend Vitamin B12, Vitamin D und andere Nährstoffe zu sich zu nehmen, die ihnen unter Umständen fehlen, wenn sie tierische Nahrung gänzlich vermeiden.)[51]

Sie müssen aber nicht zum hundertprozentigen Vegetarier werden, um die gesundheitsfördernden Wirkungen einer pflanzlichen Ernährungsweise zu erfahren, solange Ihre Ernährung insgesamt reich an Gemüse, Früchten und Vollkornprodukten sowie gesunden Fetten ist.

Genießen Sie Gemüse und Früchte aus dem gesamten Farbspektrum

Bei Gemüse und Obst besteht die Botschaft nur aus drei Worten: mehr davon essen. Die gesundheitsfördernde Wirkung von ganzen Früchten und von Gemüse beruht zum einen auf ihrem Nährstoffreichtum, zum anderen ersetzen sie weniger gesunde oder kalorienreichere Nahrung auf Ihrem Teller. Obst und Gemüse enthalten wichtige Vitamine, Mineralien wie Kalium und Magnesium und gesunde Kohlenhydrate und Ballaststoffe. Sekundäre Pflanzenstoffe wie Flavonoide geben Gemüse und Obst ihre leuchtenden Farben und sollen ebenfalls einen krankheitsvorbeugenden Effekt haben.

Versuchen Sie also täglich, Gemüse und Obst in allen Farben zu sich zu nehmen, um den größtmöglichen Nutzen aus den Nährstoffen zu ziehen. Grünes Gemüse wie Brokkoli, Grünkohl, Rosenkohl, Spinat; gelborganges wie Süßkartoffeln, Karotten, Aprikosen, Pfirsiche; rotes wie Tomaten, Wassermelone, Erdbeeren, rote Paprika und lilafarbenes wie Rotkohl, Rote Beete und Blaubeeren. Streben Sie an, mindestens fünf Portionen Gemüse und Obst am Tag zu essen, denn verschiedene Studien haben gezeigt, dass sich dann die gesundheitsfördernden Wirkungen auf das Herz zeigen.[52] Mehr ist sicher besser. Eine Portion sollte aus einer halben Schale gekochtem Gemüse oder geschnittenem Obst oder einer Schale grünem Salat bestehen. Lassen Sie bei jeder Mahlzeit die Hälfte Ihres Tellers für Gemüse oder Obst frei.

Nehmen Sie Obst als ganze Früchte zu sich, nicht als Saft, denn Obstsäfte – selbst bei 100-prozentigem Fruchtgehalt – enthalten viel Zucker. Ein Glas Orangensaft enthält fast so viele Kalorien wie ein Glas Coca-Cola. Fruchtsäften fehlen auch die Ballaststoffe ganzer Früchte.

Kaufen Sie Obst und Gemüse von lokalen Erzeugern, dann unterstützen Sie nicht nur Ihre eigene Gesundheit, sondern auch die lokale Ökonomie. Darüber hinaus erhalten Sie absolut frisches Obst und Gemüse, und es verbraucht auf seinem Weg vom Bauernhof bis zu Ihrem Teller weniger fossile Brennstoffe.

Vielleicht haben Sie bemerkt, dass etwas auf der Farbenliste der Gemüse fehlt: Kartoffeln. Während viele Studien belegen, dass der Verzehr von Obst und Gemüse gesundheitsfördernd ist, scheinen Kartoffeln dabei keine Rolle zu spielen. Der Grund dafür ist, dass Kartoffeln – ob sie nun eine braune, rote, gelbe oder lila Schale haben – mehr mit Weißbrot und weißem Reis gemein haben als mit Brokkoli oder Paprika. Kartoffeln enthalten schnell verdaute Stärke, und das in nicht geringem Maße.

Essen wir eine große Portion einer solch stärkehaltigen Nahrung, fährt unser Blutzucker Achterbahn. Zunächst verwandelt der Körper die Stärke schnell zu Glukose, also Zucker, und nimmt diese aus dem Darm auf; damit steigt der Blutzuckerspiegel enorm an, und die Bauchspeicheldrüse stößt nun rasch Insulin aus. Das Insulin transportiert die Glukose aus dem Blut in das Innere der Zellen, so dass nun die Blutzuckerkonzentration sinkt. Das kann dazu führen, dass Sie sich nach Beendigung Ihrer Mahlzeit schnell wieder hungrig fühlen. Eine Ernährung, die zum großen Teil aus solchen stärkehaltigen Lebensmitteln besteht, erhöht das Risiko für Herz-Kreislauf-Erkrankungen und Diabetes.[53] Es gibt Belege dafür, dass es zur Gewichtsabnahme beiträgt, wenn diese Art von Lebensmitteln im täglichen Speiseplan reduziert wird.[54]

Ähnliche Wirkungen haben fein ausgemahlene Getreide und Süßigkeiten, daher sollten Sie auch deren Verzehr einschränken oder ganz vermeiden.

Begrenzen Sie die Natriumaufnahme

Natrium ist ein sehr wichtiger Nährstoff, aber die meisten von uns nehmen täglich viel zu viel davon auf. Idealerweise sollte man täglich maximal 2,3 Gramm Natrium zu sich nehmen – das entspricht etwa einem Teelöffel Salz. Menschen, die unter hohem Blutdruck leiden oder diesbezüglich gefährdet sind, sollten nicht mehr als 1,5 Gramm pro Tag aufnehmen.

Eine gute Möglichkeit, Natrium in der Ernährung zu reduzieren, besteht darin, weniger verarbeitete Lebensmittel zu sich zu nehmen. Fertiggerichten, Suppen, Würzsoßen, Käse, Brot und Chips wird zusätzlich Natrium beigefügt, damit sie für unsere Geschmacksnerven salzig genug erscheinen, um die Beschaffenheit und Konsistenz zu verbessern und die Haltbarkeit zu verlängern.

Nehmen Sie ausreichend Kalzium zu sich, aber bedenken Sie, woher es kommt

Kalzium, jenes Mineral, das so wesentlich für unseren Knochenaufbau und unsere Zähne, für einen gleichmäßigen Herzschlag wie für zahlreiche andere körperliche Funktionen ist, rückte mittlerweile in den Fokus so mancher wissenschaftlichen Debatte, sowohl was die empfohlene tägliche Menge angeht, als auch, wie man es am besten aufnimmt. Das *U.S. Department of Health and Human Services* und das *Department of Agriculture's Dietary Guidelines for Americans* empfehlen Erwachsenen, drei Gläser Milch am Tag zu trinken. Doch Milch und Milchprodukte enthalten einen hohen Anteil an ungesunden gesättigten Fetten. Und selbst fettfreie Milch hat rund 80 Kalorien pro Glas, und drei Gläser davon sind für jemanden, der abnehmen will, ganz schön viele

Kalorien. Zudem deuten Studien die Möglichkeit an, dass der Verzehr von großen Mengen Milch oder Kalzium bei Männern das Risiko für Prostatakrebs erhöht und bei Frauen mit einem erhöhten Risiko für Gebärmutterkrebs verbunden sein könnte.[55]

Wie wir im dritten Kapitel ausgeführt haben, hat die Milchproduktion auch eine bedeutende Auswirkung auf unsere Umwelt. Darüber hinaus ist als ethischer Aspekt zu bedenken, dass die Kühe selten mitfühlend behandelt werden, und wenn sie keine Milch mehr geben, werden sie geschlachtet.

Auf welche Weise sollten wir also unseren Kalziumbedarf decken? Essen Sie grünes Blattgemüse, kalziumhaltigen Tofu und Tahin. Ernähren Sie sich vegan, sollten Sie die Einnahme von Kalziumergänzungsmitteln erwägen. Der Vorteil davon ist, dass sie oft auch Vitamin D enthalten, was die Kalziumaufnahme unterstützt. Nehmen Sie doch Milchprodukte zu sich, sollten Sie das in moderaten Mengen tun und zusätzlich viel Gemüse und Salat essen.

Trinken Sie Gesundes

Für Ihre Gesundheit und zum Abnehmen ist Wasser das Getränk der Wahl. Zuckerhaltige Getränke sind die schlechteste Wahl, denn im Übermaß konsumiert, erhöhen sie das Risiko für Fettleibigkeit, Diabetes und vermutlich sogar für Herz-Kreislauf-Erkrankungen.[56] Manchmal ist es gar nicht so offensichtlich, dass ein Getränk sehr zucker- und kalorienhaltig ist. Doch wenn Sie achtsam die Nährstoffangaben auf den Packungen oder Flaschen lesen, werden Sie sehen, dass »100 Prozent Fruchtsaft« fast so viele Kalorien und so viel Zucker hat wie eine Limonade. Mögen Sie Saft, so trinken Sie täglich nur ein kleines Glas davon. Energy- und Sport-Drinks enthalten ebenfalls viel Zucker, auch wenn sie in der Werbung als »gesund« angepriesen werden und nur die Vitamine, Elektrolyte, Antioxidantien und Kräuter Erwähnung finden, die auch noch drin sind. Lassen Sie sich nicht in die Irre führen. Machen Sie sich klar, dass es viele verschiedene Arten von Zucker in Getränken gibt – Rohzucker, Honig, Sirup, Fruchtsaftkonzentrate –, doch sie alle bedeuten für den Körper zusätzliche Kalorien und mehr Zucker. Doch auch Diät-Drinks mit künstlichen Süßstoffen sind keine Alternative, denn es ist noch nicht erwiesen, welche Auswirkungen sie langfristig auf unser Gewicht und unsere Gesundheit haben.

Am gesündesten sind zuckerfreie, natürliche Getränke wie stilles Wasser oder Mineralwasser. Tee oder Kaffee kann in Maßen getrunken (nicht mehr als drei oder vier Tassen am Tag) sogar gesundheitsfördernd sein.[57] Trinken Sie beides am besten ungesüßt und ohne Milch. Für Schwangere empfiehlt es sich, die Koffeinmenge zu reduzieren, das gilt auch für Menschen, die nach der Aufnahme von Koffein unruhig werden oder mit Schlafproblemen zu kämpfen haben.

Seien Sie achtsam bezüglich Ihres Alkoholkonsums

Aus gesundheitlichen Gründen sollten Sie Ihren Alkoholkonsum einschränken, wenn Sie denn überhaupt Alkohol trinken. Regelmäßiger Alkoholkonsum erhöht das Risiko für chronische Krankheiten wie Bluthochdruck, Leberzirrhose, Speiseröhren-, Brust- oder Magenkrebs sowie Alkoholismus.[58] Alkoholismus stellt für Familien, Gemeinden und Nationen eine sehr große Belastung dar. Es wird geschätzt, dass weltweit einer von fünfundzwanzig Todesfällen auf Alkoholkonsum zurückzuführen ist. Auch wenn moderates Trinken das Risiko von Herzerkrankungen und Diabetes senken soll[59], kann es das Risiko für Brust- und Magenkrebs erhöhen.[60] Wenn Sie bislang keinen Alkohol trinken, gibt es keinen Grund, damit anzufangen, denn es gibt noch viele andere Möglichkeiten, Ihr Herz zu schützen und das Risiko für Diabetes zu senken (zum Beispiel zuckerhaltige Getränke vermeiden und sich mehr bewegen).

Wissenschaftlich gesehen bedeutet moderater Alkoholkonsum nicht mehr als ein alkoholisches Getränk täglich für Frauen und nicht mehr als zwei für Männer. Doch selbst ein moderater Alkoholgenuss kann für einige Menschen der Beginn einer Alkoholabhängigkeit sein. Auch wenn Sie persönlich vielleicht nicht gefährdet sind und gelegentlich völlig problemlos mal ein Glas Wein trinken können, ist das bei Ihren Kindern, Enkelkindern oder anderen Ihnen Nahestehenden möglicherweise nicht der Fall. Jedes Mal, wenn Sie in deren Gegenwart Alkohol trinken, erhöhen Sie unter Umständen die Wahrscheinlichkeit, dass diese künftig trinken und vielleicht sogar alkoholabhängig werden. Wenn Sie vollkommen auf Alkohol verzichten, werden Sie ihnen zu einem guten Vorbild, das sie davon abhalten mag, sich aus Gewohnheit oder um mit Stress und Problemen umzugehen, dem Alkohol zuzuwenden. Alkohol ist eine Substanz, die abhängig macht.[61] Auf das erste Glas folgt leicht das zweite oder dritte. Als Gesellschaft sind wir wegen unseres Alkoholkonsums durchaus in großer Gefahr; wenn Sie das erste Glas Wein stehen lassen, ist das eine Manifestation Ihrer Erleuchtung. Sie tun es für uns alle.

Wir müssen verstehen, dass wir nicht nur für uns, sondern auch für andere achtsam konsumieren. Unsere Lebensweise hat Auswirkungen auf unsere Vorfahren, auf zukünftige Generationen und auf die Gesellschaft als Ganzes. Auch wenn wir selbst keinerlei Alkohol trinken, können wir von einem betrunkenen Fahrer bei einem Autounfall getötet werden, und das bedeutet, dass wir die Welt für alle sicherer machen, wenn wir schon einen Menschen dabei unterstützen, mit dem Trinken aufzuhören oder gar nicht erst damit anzufangen. Sind wir frei von der eingrenzenden Schale unseres kleinen Selbst und sehen wir, dass wir mit allen und allem verbunden sind, dann verstehen wir, dass jede Handlung mit der ganzen Menschheit, mit dem gesamten Kosmos verbunden ist. Uns um unsere Gesundheit zu bemühen ist ein Akt der Freundlichkeit gegenüber unseren Vorfahren, unseren Eltern, zukünftigen Generationen und auch gegenüber der Gesellschaft.

Wir möchten Sie, auch von einem achtsamen, mitfühlenden Standpunkt aus, dazu ermutigen, auf Alkohol zu verzichten. Ebenso wie beim Fleischkonsum hat auch die Reduktion des Alkoholkonsums Auswirkungen auf den Hunger in der Welt, da das Getreide, das für die Alkoholproduktion verwendet wird, stattdessen von Menschen gegessen werden kann. Können Sie nicht komplett auf Alkohol verzichten, so reduzieren Sie Ihren Konsum um ein Drittel, die Hälfte oder zwei Drittel. Niemand von uns ist vollkommen in seiner Praxis, auch der Buddha nicht. Selbst vegetarische Gerichte sind nicht vollständig vegetarisch. Beim Kochen von Gemüse sterben unzählige Bakterien, für die das Gemüse Lebensgrundlage war. Alkoholismus stellt in unserer Gesellschaft eine große Gefahr dar, er zerstört viele Familien und verursacht viel Leid, und deshalb sollten wir, auch wenn wir nicht perfekt dabei sind, unseren Alkoholkonsum reduzieren oder ganz aufgeben. Durch unsere Lebensweise sollten wir die Tragödien, die mit Alkoholmissbrauch meist verbunden sind, zu vermeiden helfen. Und deshalb empfehlen wir Ihnen sehr, tief in die zerstörerischen Wirkungen des

Alkohols auf unsere Gesellschaft hineinzuschauen und Ihr Möglichstes zu tun, den Alkoholkonsum zu minimieren. Fragen Sie sich bei jedem Glas Alkohol: Möchte ich das Glas wirklich trinken? Und wenn Sie es trinken, so trinken Sie achtsam.

Die Praxis des achtsamen Essens

Nachdem wir die Grundlagen einer gesunden Ernährung besprochen haben, wollen wir uns nun damit beschäftigen, wie wir so achtsam essen können, dass wir das, was wir verzehren, mitfühlend und verständnisvoll zu uns nehmen und wirklich genießen. Achtsames Essen bedeutet einfach, sich beim Essen oder Trinken jedes Bissens oder jedes Schlucks bewusst zu sein. Sie können das bei jeder Mahlzeit tun, ob Sie nun allein zu Hause am Küchentisch oder mit anderen in einem belebten Restaurant sitzen. Sie können auch an Ihrem Schreibtisch sitzen und achtsam ein Glas Wasser trinken. Achtsames Essen erlaubt uns, die sinnlichen Genüsse des Essens zu würdigen und uns bewusst zu sein, was und wie viel wir essen und trinken. Achtsames Essen wird aus einer einfachen Mahlzeit eine spirituelle Erfahrung machen, die uns eine tiefe Wertschätzung vermittelt für das, was in das Mahl eingeflossen ist. Und wir werden ein tieferes Verständnis für die Beziehung zwischen den Speisen auf unserem Tisch, unserer Gesundheit und dem Wohlergehen des Planeten entwickeln.

Selbst wenn Sie sich dem achtsamen Essen nur wenige Minuten widmen, kann Ihnen das zu der Erkenntnis verhelfen, wie die Achtsamkeitspraxis alle Bereiche und Aktivitäten, auch die alltäglichsten, umfasst und durchdringt. Wenn wir zum Beispiel ein Glas Wasser trinken und uns dabei vollkommen bewusst sind, dass wir das Wasser trinken, und dabei nicht an etwas anderes denken, dann trinken wir mit unserem ganzen Körper und Geist. Während wir etwas verzehren, können wir uns dessen gewahr werden, wie wir uns dabei fühlen und wie wir die Nahrung zu uns nehmen, ob wir zum Beispiel wirklich hungrig sind und jeweils die beste Wahl treffen in Bezug auf unsere Gesundheit und die des Planeten.

Beim achtsamen Essen repräsentiert jede Mahlzeit den ganzen Kosmos. Vergegenwärtigen Sie sich die Apfel-Meditation aus dem zweiten Kapitel. Schauen Sie einen Apfel genau an, dann können Sie die Wolke in ihm sehen, den Regen, die Erde und den Sonnenschein, die den Apfelbaum erblühen und Früchte tragen lassen. Erkennen Sie, dass der Apfel das Universum umfasst. Beißen Sie in einen Apfel hinein, können Sie dessen gewahr sein, dass Sie gerade ein Wunder des Universums in Ihren Mund gesteckt haben? Achten Sie darauf, dass sich beim Kauen nichts anderes in Ihrem Mund befindet, keine Sorgen, kein Kummer. Kauen Sie den Apfel und nicht Ihre Pläne für die Zukunft oder Ihren Ärger. Sie müssen dabei sehr bewusst und konzentriert vorgehen. Wenn Sie hundertprozentig für den Apfel da sein können, werden Sie sich der Erde verbunden fühlen, dem Bauern, der den Baum hat wachsen lassen, und all den Personen, die dafür gesorgt haben, dass der Apfel auf Ihrem Tisch landet. Essen Sie auf diese Weise, werden Sie erfahren, dass Stärke, Freiheit und Freude für Sie verfügbar sind. Dieses Mahl nährt nicht nur Ihren Körper, sondern auch Ihren Geist – Ihr ganzes Sein. Lassen Sie uns nun schauen, wie ein achtsamer Koch diese Praktiken in der Küche und am Esstisch einsetzt.

Koch Sati, der auch ein buddhistischer Lehrer ist, lud uns zum Abendessen ein, um uns in die Kunst des achtsamen Kochens und Essens einzuführen. Er versprach uns, dass seine Gerichte unsere Sinne erleuchten würden und der Abend uns eine gute Gelegenheit bieten würde, die Freuden des Lebens zu berühren, doch dafür müssten wir uns aktiv daran beteiligen.

Er stellte farbenfrohe Gemüsesorten, Vollkornprodukte, Kräuter und Gewürze bereit. Als wir gemeinsam das Gemüse wuschen, sagte er: »Ich sehe in diesem Gemüse die Sonne, die Erde, die Wolken, den Regen sowie eine Reihe weiterer Phänomene wie zum Beispiel die Arbeit der Bauern. Dieses frische Gemüse ist ein Geschenk des Universums. Beim Waschen wissen wir, dass wir die Sonne, die Erde und den Himmel waschen.« Weil wir aufmerksam für unser Tun waren, berührten wir die Natur der wechselseitigen Verbundenheit, die das Leben erst möglich macht, und wir empfanden tiefe Freude, im gegenwärtigen Moment zu leben.

Unser Gastgeber kochte eine wunderbare Pilzsuppe, richtete einen farbenprächtigen Salat an, buk Vollkornbrot mit Nüssen und bereitete unter anderem ein Geflügelgericht mit einer äußerst schmackhaften Soße zu, dekoriert mit grünen Zwiebeln und Koriander. Die Küche war voller Zutaten in den leuchtendsten Farben und mit den unterschiedlichsten Konsistenzen, voller Wohlgerüche und voller Wohlklänge aus den brodelnden Töpfen – all diese meisterhaft zubereiteten Gerichte ließen uns das Wasser im Mund zusammenlaufen. Sämtliche unserer Sinne wurden angesprochen. Für uns, die wir an der Essensvorbereitung beteiligt waren, verflog die Zeit im Nu.

Als wir alle am Tisch saßen, schauten wir auf die leeren

Teller vor uns und wollten ganz schnell von den leckeren Speisen, die Sati in der Mitte des Tisches angerichtet hatte, nehmen. Doch Sati gemahnte uns sanft: »Es ist so wundervoll, dass wir hier beieinander sind, und ich bin so dankbar, dass wir dieses Mahl gemeinsam einnehmen können, denn in vielen anderen Teilen der Welt blieben unsere leeren Teller noch für lange Zeit leer. Essen ist eine sehr tiefgreifende Praxis. Lasst uns lernen, voller Mitgefühl und Verstehen zu essen.« Es gab jede Menge Speisen auf dem Tisch, doch er schlug vor, dass wir uns zunächst nur eine kleine Portion nehmen sollten. Seinen Hinweisen folgend, lächelten wir einander und auch dem Essen dankbar zu, bevor wir uns bedienten. Wenn wir ein Stück Brot nahmen, bissen wir nicht sofort hinein. Wir versuchten, tief in das Brot hineinzuschauen, um jenseits seines einladenden Aromas und seiner Weichheit den Sonnenschein darin zu sehen, die Wolke und auch die Erde. Wir sahen auch alle vergangenen Getreidearten, die zu dem Getreide unserer Tage geführt haben; wir sahen auch die vielen Generationen von Bauern und Wissenschaftlern, die zur Weiterentwicklung des Getreides und der industriellen Fertigung von Brot beigetragen haben. Das Brot trug die Liebe und Sorgfalt vieler Menschen in sich, auch die unseres Gastgebers. Vermochten wir all dies in dem Stück Brot in unserer Hand zu sehen, steckten wir es in den Mund und kauten es achtsam – dabei kauten und schmeckten wir nur das Brot, nicht die Sorgen in unserem Geist. Auf diese Weise konnten wir das Brot vollkommen genießen und es als Geschenk des Universums wertschätzen. Das Stück Brot in unserem Mund war ein Wunder, ebenso wie jeder von uns ein Wunder war. Und auch den gegenwärtigen Moment, der uns zusammenbrachte, empfanden wir als ein Wunder.

Wir waren uns jedes Bissens bewusst, als wir langsam das Brot, die Suppe, den Salat und die anderen Gerichte verzehrten und all unsere Sinne dabei erwachten. Wir begannen, unsere Beziehung mit den Speisen zu vertiefen, und spürten, wie wir alle auf wundersame Weise miteinander verbunden waren.

Da wir die lange Tradition vegetarischer Ernährung innerhalb des Buddhismus kannten, fragten wir unseren Gastgeber nach dem Geflügelgericht. Er sagte: »Es mag euch überraschen, doch dieses Gericht besteht nicht aus Geflügelfleisch. Es besteht aus Soja und Seitan, dem ich mit Gewürzen und Soßen den Geschmack von Hühnerfleisch gegeben habe. Ich habe dieses Gericht gewählt, um sicherzustellen, dass unser Mahl genügend Protein enthält.« Das Gericht war in der Tat so schmackhaft, wie es aussah. Er erklärte des Weiteren: »Ich nehme beim Kochen weder Geflügel noch andere Fleischsorten oder überhaupt tierische Produkte, denn das schadet der Umwelt und zeugt nicht von Mitgefühl den Tieren gegenüber.« Wir genossen jeden Bissen dieses so außerordentlich gesunden »Geflügelgerichts«. Wir fühlten uns vom Glück überaus begünstigt, dass wir hier beieinandersitzen und ein solches Mahl genießen konnten, so gegenwärtig für das Essen und unsere Freundinnen und Freunde.

Nachdem wir gegessen und immer wieder bestätigt hatten, wie wundervoll es sich in solch friedvoller, achtsamer Atmosphäre speisen lässt, bat uns unser Gastgeber, ihm beim Abwasch zu helfen. Wir wussten natürlich, dass damit eine weitere wertvolle Erfahrung von Achtsamkeit auf uns wartete. Als wir dann sahen, wie Sati vor der Spüle stand und freudig und voller Umsicht die Teller spülte, mit derselben Sorgfalt, mit der er zuvor die wundervollen Gerichte zubereitet hatte, rollten wir unsere Ärmel hoch und widmeten uns ebenfalls dem Abwasch. Er erklärte uns, wie wichtig es ist, für alles Tun achtsam zu sein, selbst für ganz normale Hausarbeiten wie Geschirr abwaschen.

Wir sollten der Teller gewahr sein, des Wassers, der Menge des Spülmittels sowie jeder unserer Bewegungen mit der Spülbürste. Wir könnten alles mit derselben Sorgfalt abwaschen, mit der wir auch ein Baby baden würden, so sagte er uns. Wir sollten dieser Aufgabe unsere volle Aufmerksamkeit schenken. Ließen wir uns beim Abwasch von irgendetwas ablenken, dann entfernten wir uns von der Erfahrung des gegenwärtigen Moments – einem sehr wertvollen Moment, in dem wir und der Abwasch in unmittelbarer Beziehung zueinander stehen. Ganz sanft sagte er: »Wir sollten abwaschen um des Abwaschens willen. Wir sollten dabei vollkommen im gegenwärtigen Moment verweilen und nicht schon an den Nachtisch denken oder daran, wieder nach Hause zu gehen. Sonst verpassen wir eine wichtige Verabredung mit dem Leben.«

Nachdem wir das Geschirr frohgemut weggeräumt hatten, bereiteten wir einen leichten, aromatischen Tee zu, um ihn zum Dessert zu trinken, das aus einer Komposition frischer grüner, gelber und roter Melonen bestand, die sorgfältig in dreieckige Stücke geschnitten wunderschön auf jedem Teller angerichtet waren. Sati zeigte uns, wie man Tee trinkt. Er hielt eine Teeschale in seinen Händen, atmete einige Male bewusst den Duft ein und sagte: »Bewusstes Atmen wird Körper und Geist zusammenbringen. Werden Geist und Körper eins, fühlen wir uns gefestigt und sind vollkommen gegenwärtig für den Tee. Während wir ihn trinken, sollte unsere ganze Aufmerksamkeit auf das Teetrinken gerichtet sein. Begegnen wir dem Tee wahrhaft im gegenwärtigen Moment, dann fühlen wir uns lebendig. Nur dann leben wir unser Leben wirklich.« Nach ein paar Schlucken erlebten wir alle, dass das Teetrinken in diesem Moment das Wichtigste von der Welt war. Der leichte grüne Tee und die köstlichen Melonen ergänzten einander vollkommen.

Als wir an diesem Abend so ganz entspannt beieinandersaßen, fühlten wir uns genährt – nicht nur körperlich, sondern auch spirituell. Wir fühlten uns nicht übersättigt, sondern gut gesättigt, zufrieden, glücklich und friedvoll.

Jeden Tag achtsam essen

Wir haben nicht alle die Möglichkeit, mit Sati, dem Koch, zu essen, doch wir sollten versuchen, seinem Beispiel so weit wie möglich zu folgen.

Reservieren Sie sich zu Hause eine Zeit für Ihr Abendessen. Machen Sie den Fernseher aus, legen Sie Zeitschriften, Post und Hausarbeiten beiseite. Essen Sie gemeinsam mit anderen, so bereiten Sie gemeinsam die Mahlzeit vor. Jeder kann mithelfen beim Gemüseputzen, Kochen oder Tischdecken. Wenn alles auf dem Tisch steht, sollten Sie sich zusammen hinsetzen, einige Male bewusst atmen, Ihren Körper und Geist zusammenbringen und sich so von des Tages harter Arbeit erholen. Seien Sie vollkommen gegenwärtig füreinander und für die Speisen vor Ihnen.

Schauen Sie einander nach einigen bewussten Atemzügen mit einem sanften Lächeln an und bestätigen Sie so noch einmal die Gegenwart der anderen. Essen Sie allein, sollten Sie nicht vergessen, sich selbst zuzulächeln. Bewusst zu atmen und zu lächeln ist etwas ganz Einfaches und doch so wirkungsvoll, und es trägt entscheidend dazu bei, dass wir und andere sich wohl fühlen. Betrachten wir in einem solchen friedvollen Moment die Nahrung vor uns, dann wird sie wirklich und enthüllt unsere Verbindung mit ihr und mit allem anderen. Das Ausmaß, wie wir unsere wechselseitige Verbundenheit mit dem Essen sehen können, hängt ab von der Tiefe unserer Achtsamkeitspraxis. Wir mögen vielleicht nicht immer in der Lage sein, bei jedem Essen das ganze Universum zu erkennen und zu schmecken, aber wir können unser Möglichstes tun, so achtsam wie möglich zu essen.

Bei der Betrachtung der Speisen auf unserem Tisch ist es hilfreich, jede beim Namen zu nennen: »Erbsensuppe«, »Salat« und so weiter. Etwas bei seinem Namen zu nennen hilft uns, es tief zu berühren und seine wahre Natur zu erkennen. Und die Achtsamkeit lässt uns auch die Gegenwart oder Abwesenheit von Schadstoffen in jedem Essen erkennen, so dass wir nichts mehr zu uns nehmen, das nicht gut für uns ist. Auch Kinder mögen es, dem Essen Namen zu geben, wenn es ihnen gezeigt wird.

Es ist etwas sehr Kostbares, gemeinsam mit Familienmitgliedern oder Freunden eine Mahlzeit einzunehmen. Viele Menschen auf der Welt müssen Hunger erleiden und sind ohne Familie. Wenn wir achtsam essen, erzeugen wir in unserem Herzen Mitgefühl für sie. Mitgefühl und Verstehen stärken auch unser Engagement für die hungrigen und einsamen Menschen in unserer Umgebung. Achtsam zu essen ist eine gute Erziehung. Wenn Sie sich eine Weile darin üben, werden Sie merken, dass Sie sorgsamer und achtsamer essen und dass dies beispielhaft für andere Dinge wird, die Sie ebenfalls achtsam tun können. Es ist eine Kunst, so zu essen, dass mehr Achtsamkeit in Ihr Leben gelangt.

Sieben Übungen für achtsam Essende

Eine Möglichkeit, achtsam zu essen, besteht darin, den Atem zu nutzen. Halten Sie erst einmal inne, bevor Sie anfangen zu essen. Atmen Sie einige Male ein und aus, um eins zu werden mit dem, was Sie gleich zu sich nehmen werden. Achtsames Essen bedarf des Trainings, und es gibt sieben Übungen, die Ihnen dabei helfen.

1. *Ehren Sie das Essen.* Beginnen Sie die Mahlzeit mit den Fünf Betrachtungen oder mit einer anderen Kontemplation oder einem Gebet, um Ihre Dankbarkeit zum Ausdruck zu bringen.

   Essen Sie gemeinsam mit anderen, so sollten sich Ihre Gespräche während der Mahlzeit auf die Nahrung beziehen: Denken Sie an die Bauern in Ihrer Umgebung, die den Salat und die Tomaten anpflanzten, danken Sie der Person, die den Salat angerichtet hat, oder sprechen Sie über andere Dinge, die Ihnen helfen, Ihre Dankbarkeit und Ihre Verbundenheit mit den Nahrungsmitteln und miteinander zu nähren und zu stärken. Breiten Sie nicht die neuesten Geschichten aus dem Büro aus und sprechen Sie nicht über die aktuellsten Greueltaten in den Nachrichten. Vermeiden Sie auch, miteinander zu streiten. So können Sie sicherstellen, dass Sie nur die Speisen kauen und runterschlucken und nicht Ihre Enttäuschungen und Ihren Ärger. In Vietnam ist es Brauch, niemals jemanden während der Mahlzeit zu schelten, um ihn nicht beim Essen und bei der Verdauung zu stören. Wir sollten davon lernen. Das gibt uns die Möglichkeit, mit Menschen zusammenzusitzen, die wir mögen, und mit ihnen gemeinsam die kostbare Nahrung zu genießen, an der es so vielen Menschen weltweit mangelt.

   In allen Praxiszentren der Plum-Village-Tradition essen wir die ersten zwanzig Minuten in Schweigen, so dass wir vollkommen in die Erfahrung des Essens eintauchen können. Wir möchten Sie ermutigen, dies ebenfalls auszuprobieren – und sei es nur eine Tasse Tee, die Sie schweigend trinken. Doch müssen Sie nicht jede Mahlzeit in Schweigen zu sich nehmen, um zu einem achtsam Essenden zu werden. Sie können damit beginnen, indem Sie sich von den alltäglichen Störgeräuschen

Die Fünf Betrachtungen

1. Diese Nahrung ist ein Geschenk des gesamten Universums, der Erde, des Himmels und entspringt viel harter, liebevoller Arbeit.
2. Mögen wir dieses Geschenk in Achtsamkeit und Dankbarkeit empfangen und uns seiner würdig erweisen.
3. Mögen wir unsere unheilsamen Geisteszustände erkennen und transformieren, insbesondere unsere Gier, und lernen, maßvoll zu essen.
4. Mögen wir unser Mitgefühl beim Essen nähren, so dass wir das Leiden aller Wesen vermindern, unsere Erde schützen und den Prozess der globalen Erwärmung umkehren.
5. Wir nehmen dieses Essen an, so dass wir unsere Sangha nähren, unsere Schwesterlichkeit und Brüderlichkeit stärken und unser Ideal, allen Menschen zu helfen, verwirklichen.

während des Essens abkoppeln: Sie schalten den Fernseher aus, Ihren Computer, das Mobiltelefon, so dass Sie während der Mahlzeit auf keinen Bildschirm schauen, nicht im Internet surfen, nicht telefonieren und nichts schreiben.

2. *Beziehen Sie alle sechs Sinne mit ein.* Während Sie die Speisen zubereiten, servieren und dann zu sich nehmen, sollten Sie nicht nur auf den Geschmack achten, sondern auch die Geräusche wahrnehmen, die Farben, die Gerüche und die Konsistenz ebenso wie die Reaktion Ihres Geistes darauf. Wenn Sie den ersten Bissen in den

Mund schieben, halten Sie kurz inne, bevor Sie zu kauen beginnen, so als würden Sie das erste Mal etwas schmecken. Sind Sie mit der Zeit vertrauter damit geworden, beim Essen all Ihre sechs Sinne einzubeziehen, werden Sie bemerken, dass der Geschmack sich fortwährend verändert, und das kann Ihre Freude an dem, was Sie zuvor vielleicht als »langweiliges« gesundes Gericht angesehen haben, erheblich steigern.

3. *Servieren Sie maßvolle Portionen.* Maßhalten ist ein wesentlicher Bestandteil achtsamen Essens. Entscheiden Sie sich bewusst für kleinere Portionen, dann vermeiden Sie zum einen, dass Sie sich überessen und zunehmen, zum anderen schonen Sie Ihr Haushaltsbudget und die Ressourcen unseres Planeten. Benutzen Sie keine zu großen Teller, sondern eher kleinere und füllen Sie sie nur einmal, auch das unterstützt Sie beim maßvollen Essen.

4. *Genießen Sie kleinere Bissen und kauen Sie sorgfältig.* Nehmen Sie bewusst jeweils kleine Mengen in den Mund und kauen Sie gut, das wird Ihnen helfen, sich beim Essen zu entschleunigen und den Geschmack dessen, was Sie zu sich nehmen, intensiver zu erfahren. Dadurch verbessert sich auch Ihre Verdauung, denn die Verarbeitung der Nahrung beginnt bereits im Mund. Kauen Sie jeden Bissen so lange, bis er in Ihrem Mund zu einem Brei geworden ist; also zwanzig bis vierzig Mal, abhängig von dem, was Sie essen. Beim sorgfältigen Kauen können Zunge und Gaumen intensiver schmecken, da die Geschmacksnerven mehr angesprochen werden. Haben Sie den Bissen dann heruntergeschluckt, werden Sie noch eine Weile den wundervollen Geschmack des Essens genießen können.

5. *Essen Sie langsam, um nicht zu viel zu essen.* Wenn Sie langsam essen, werden Sie leichter wahrnehmen, wann Sie angenehm gesättigt sind, so dass Sie aufhören können, bevor Sie zu viel essen. Es gibt einen Unterschied zwischen dem Gefühl, genug gegessen zu haben, und dem Gefühl, so viel gegessen zu haben wie eben möglich. Achtsam Essende wählen die erste Variante, um ihrem Körper nicht zu viel zuzumuten und auch die Ressourcen unseres Planeten nicht zu überbeanspruchen, indem sie mehr essen, als sie brauchen. In der Traditionellen Chinesischen Medizin wird empfohlen, dass wir nur so viel essen, bis wir uns zu 80 Prozent gesättigt fühlen, und dass wir uns niemals überessen, da das unser Verdauungssystem schwächt und langfristig einem zu großen Stress aussetzt. Und natürlich ist maßvolles Essen die eine Hälfte des Geheimnisses der Gewichtskontrolle. (Körperlich aktiv zu sein ist die andere Hälfte. Dazu mehr im sechsten Kapitel.)
   Eine gute Möglichkeit, langsamer zu essen, besteht darin, zwischen den jeweiligen Bissen das Besteck hinzulegen. Seien Sie beim Essen Ihres Körpers gewahr. Wenn wir achtsam essen, sind wir entspannt und ruhig. Wir hetzen nicht schon zur nächsten Aufgabe. Es gibt nur den gegenwärtigen Moment. Planen Sie genügend Zeit dafür ein, Ihre Mahlzeit zu genießen. Haben Sie nur wenig Zeit, zum Beispiel während der Mittagspause, nehmen Sie lieber eine kleinere Mahlzeit zu sich, statt eine größere schnell hinunterzuschlingen.

6. *Lassen Sie keine Mahlzeiten aus.* Denn wenn Sie eine Mahlzeit ausgelassen haben, wird es schwieriger, achtsam zu wählen, was wir zu uns nehmen. Sind wir sehr hungrig, dann können unsere starken Gewohnheits-

energien dazu führen, dass wir alles essen, was in dem Moment verfügbar ist, ob Süßigkeiten, Fastfood oder Chips, und das fördert mit Sicherheit nicht unsere Ziele, uns gesünder zu ernähren oder abzunehmen. Ebenso wenig wie wahlloses Essen, bei dem wir im Vorübergehen einige Bissen hiervon und einige davon nehmen, ohne uns zu einer regulären Mahlzeit hinzusetzen. Dabei besteht die Gefahr, dass Sie mehr essen, als Sie meinen, ohne sich jemals wirklich gesättigt zu fühlen. Geben Sie sich die Chance, während des Tages achtsame Entscheidungen zu treffen, planen Sie regelmäßige Mahlzeiten ein und dazwischen, wenn Sie mögen, kleine gesunde Snacks. Es ist gut, die Mahlzeiten täglich zur selben Zeit einzunehmen, das verhilft Ihrem Körper dazu, einen entsprechenden Rhythmus zu finden. Und lassen Sie sich ausreichend Zeit, um Ihre Mahlzeiten wirklich zu genießen, damit Sie sich all der sinnlichen Freuden bewusst werden können, die Ihnen das Essen bietet.

7. *Pflegen Sie, um Ihrer Gesundheit und der des Planeten willen, eine pflanzliche Ernährungsweise.* Betrachten achtsam Essende die Mahlzeit, die vor ihnen steht, blicken sie weit über den Tellerrand hinaus. Sie sehen die gefährlichen Auswirkungen der tierischen Nahrung auf ihren Körper – das höhere Risiko für Magenkrebs, das aus dem Verzehr von rotem Fleisch und Fleischprodukten erwächst, oder das höhere Risiko für Herz-Kreislauf-Erkrankungen durch gesättigte Fette in Fleisch- und Milchprodukten. Und sie sehen die gleichermaßen gefährlichen und destruktiven Auswirkungen der Fleischproduktion und Milchwirtschaft auf unsere Umwelt. Eine vegetarische Lebensweise kann erheblich zu einer Reduktion schädlicher Emissionen beitragen.

Schon der Wechsel von rotem Fleisch und Milchprodukten zu Geflügel oder Eiern einmal pro Woche hat einen messbaren Effekt auf die Erderwärmung – und eine noch größere Auswirkung auf die Umwelt als eine Ernährung aus lokalen Quellen.[62]

Vermeiden Sie Fallen der Unachtsamkeit

Wir alle wollen uns vermutlich gesund ernähren, doch haben wir alle auch unsere inneren Knoten, jene starken Gewohnheitsenergien, die uns davon abhalten, achtsam zu sein. Dass Menschen sich gesund ernähren, ist wahrscheinlicher, wenn sie glauben, dass sie dazu imstande sind, wenn sie davon überzeugt sind, dass es sich positiv auf ihre Gesundheit auswirkt, wenn sie sich von ihren Familien und Freunden unterstützt fühlen und wenn gesunde Ernährungsweisen für die meisten ihrer Familienmitglieder oder Kollegen die Norm sind.[63] Mit größerer Wahrscheinlichkeit werden sich Menschen gut ernähren, wenn ihnen dies von der Umgebung, in der sie leben und arbeiten, leichtgemacht wird, wenn es also gute Supermärkte oder Naturkostläden in der Nähe gibt oder in der Kantine am Arbeitsplatz gesundes Essen serviert wird.

In gleicher Weise gibt es auch Hindernisse, sich gesund zu ernähren, sowohl im einzelnen Menschen als auch in dessen Umgebung. Wenn wir unsere Lieblingsspeisen nicht aufgeben wollen, den Geschmack gesunden Essens nicht mögen, Ernährungsexperten mit ihren sich scheinbar ständig ändernden Tipps nicht trauen, dann behindert das unsere Bemühungen, gesünder zu leben. Für Menschen, in deren Umgebung es kaum gute Geschäfte oder Supermärkte gibt, ist es oft schwer, frisches Obst und Gemüse zu bekommen, und sind zu viele Fastfood-

Restaurants in der Nähe, ist die Verführung groß, sich kalorienreich und nährstoffarm zu ernähren.[64]

Die Preise für Lebensmittel können auch eine Erschwernis darstellen, wenn kalorienarme, nährstoffreiche Lebensmittel wie Obst und Gemüse im Verhältnis teurer sind als kalorienreiche, nährstoffarme Produkte wie Produkte aus raffiniertem Getreide und Süßigkeiten.[65] Auch die Agrarpolitik, die Werbung und die Kennzeichnung von Lebensmitteln haben einen Einfluss darauf, was wir in einem Supermarkt erwerben oder in einem Restaurant essen, ob uns bewusst ist, wie nährstoffreich oder -arm die Gerichte sind, und ob wir uns entscheiden, sie zu essen.

In den folgenden Kapiteln werden wir näher darauf eingehen, wie wir uns ein unterstützendes soziales Umfeld aufbauen können. Hier wollen wir uns zunächst auf die individuelle Perspektive konzentrieren: Welches sind die häufigsten ernährungsbedingten Gewohnheiten, die uns daran hindern, uns gesünder zu ernähren und ein gesünderes Gewicht zu erreichen? Und wie können wir sie ändern? Sobald Sie Ihre persönlichen Hindernisse erkannt haben, können Sie damit beginnen, sie zu überwinden und aus jeder Mahlzeit eine gesunde Mahlzeit zu machen.

Lassen Sie das Frühstück oder andere Mahlzeiten aus?

In den USA beginnen immer weniger Menschen ihren Tag mit einem Frühstück, und dieses mag auch zur Verbreitung der Fettleibigkeit beigetragen haben. Untersuchungen legen nahe, dass Menschen, die nicht frühstücken, zu mehr Gewicht neigen und mit der Zeit mehr zunehmen als Menschen, die regelmäßig frühstücken.[66] Die Beziehung zwischen Frühstück und Gewicht ist wissenschaftlich noch nicht eindeutig geklärt. Es ist möglich, dass zu frühstücken unseren Hunger später am Tag drosselt und damit die Zahl der Kalorien, die wir zu uns nehmen, reduziert, vor allem, wenn das Frühstück Proteine und Ballaststoffe enthält, beispielsweise in Form von Vollkornprodukten und Obst.[67]

In Ernährungs- und Diätbüchern finden wir alle möglichen Ratschläge, wann und wie oft wir essen sollten – sechs kleine Mahlzeiten am Tag, nur drei am Tag und keinerlei Snacks, nicht nach 20 Uhr essen und so weiter. Die Wahrheit ist: Es gibt kein perfektes Modell, das zu jedem Lebensstil passt oder das garantiert dazu führt, dass wir abnehmen. Es ist aber ein guter Ansatz, die Mahlzeiten gleichmäßig über den Tag zu verteilen.[68] Das mag dann drei Mahlzeiten einschließlich Frühstück bedeuten und ein oder zwei kleine Zwischenmahlzeiten pro Tag oder auch vier kleinere Mahlzeiten.

Wenn Sie es gewohnt sind, das Frühstück oder andere Mahlzeiten auszulassen, sollten Sie die folgenden Vorschläge erwägen – vielleicht helfen sie Ihnen, Ihre Gewohnheit zu ändern:

- *Bereiten Sie Ihr Frühstück oder Mittagessen bereits am Vorabend zu.* Lassen Sie Frühstück oder Mittagessen aus, weil Sie am Morgen zu wenig Zeit haben, die Mahlzeiten vorzubereiten, dann planen Sie Gerichte ein, die Sie vor dem Schlafengehen vorbereiten können. Kochen Sie abends etwas mehr, damit Sie den Rest am nächsten Tag zu Mittag essen können. Fügen Sie noch einige Karotten oder Früchte hinzu und bewahren Sie das Ganze in einer Frischhaltebox im Kühlschrank auf, so dass Sie es am nächsten Morgen auf dem Weg zur Arbeit nur noch einstecken müssen.
- *Erweitern Sie Ihre Vorstellung von Frühstück.* Einige Menschen lassen das Frühstück aus, weil sie keine Lust auf Milch und Müsli oder Toast mit Marmelade haben. Es gibt keinen Grund, die Palette nicht zu erweitern.

Versuchen Sie es mit warmem Getreidebrei aus Vollkornweizen, Roggen, Hirse, Quinoa oder Buchweizen mit Sesamkörnern. Oder mit einem asiatischen Frühstück aus Tofu oder Fisch, Gemüse und Naturreis. Oder bereiten Sie einen Frühstücksburrito mit Bohnen und scharfer Soße zu. Auch Reste vom Abendessen können ein nahrhaftes und sättigendes Frühstück ergeben.

- *Sorgen Sie dafür, dass Sie Appetit auf ein Frühstück haben.* Wenn Sie abends zu viel essen, haben Sie vermutlich morgens weniger Hunger. Auch wenn Sie sich spätabends gern noch einen Snack gönnen, haben Sie wahrscheinlich morgens wenig Appetit. Lassen Sie diese spätabendlichen Snacks doch einmal weg, um zu sehen, ob dies Ihren Appetit auf ein Frühstück am nächsten Morgen verbessert. In extremen Fällen kann spätabendliches oder nächtliches Essen eine Störung sein, die als »Nacht-Esser-Syndrom« bezeichnet wird. Dies werden wir weiter unten in diesem Kapitel noch behandeln.

Schlingen Sie Ihr Essen im Allgemeinen schnell runter?

Menschen, die eine Diät machen, wird meist der Ratschlag gegeben, dass sie langsam essen und gut kauen sollten. Und das leuchtet auch unmittelbar ein. Seit fast vierzig Jahren ist bekannt: Unser Gehirn braucht zwanzig Minuten, um zu registrieren, dass der Magen voll ist. Essen wir zu schnell, so eilen wir an den physischen und hormonellen »Stoppzeichen« vorbei und nehmen zu viel zu uns. Beim langsamen Essen können wir zudem jeden Bissen genießen und mehr Freude aus dem Essen ziehen.

Sind Sie daran gewöhnt, schnell zu essen, dann helfen Ihnen folgende Tipps, langsamer zu werden und Ihr Essen mehr zu genießen:

- *Nehmen Sie den ersten Bissen – und jeden folgenden – achtsam zu sich.* Erinnern Sie sich an die Apfel-Meditation im zweiten Kapitel, bei der es um Achtsamkeit ging: darum, das Gewicht des Apfels in der Hand zu spüren, seine Farbe wahrzunehmen; darum, sich die natürlichen und die menschlichen Kräfte bewusstzumachen, die dazu beigetragen haben, dass Ihnen der Apfel überhaupt zur Verfügung steht. Wir schlagen Ihnen vor, alle Mahlzeiten mit dieser Achtsamkeit zu beginnen.
- *Nehmen Sie jeweils nur kleine Happen, kauen Sie die Nahrung sorgfältig und legen Sie zwischen jedem Happen Ihr Besteck hin.* Auch das ist ein Standardratschlag für Menschen, die abnehmen wollen. Sie können auch kleinere Löffel oder Gabeln benutzen oder Essstäbchen, was Ihnen dabei hilft, langsamer zu essen.

Nehmen Sie, ohne sich dessen bewusst zu sein, viel zu große Portionen zu sich?

Oft essen Menschen zu viel, ohne dass ihnen das bewusst wäre. Dies geschieht leicht, wenn wir von besonders großen Tellern essen oder gleichzeitig fernsehen oder aus einer Reihe anderer Gründe, die nichts mit unserem Hunger zu tun haben. Dr. Brian Wansink von der Cornell University nennt diese Art der Nahrungsaufnahme »unachtsames Essen«. Er und andere Forscher haben die zahlreichen Möglichkeiten aufgezeigt, wie wir von unserer Umgebung dazu verleitet werden können, zu viel zu essen:[69] So sind beispielsweise in den letzten Jahren die Portionen in den Restaurants, Haushalten und sogar in den Kochbüchern immer größer geworden, und das hat dazu geführt, dass wir, ohne es zu wissen, eine ganz »normale« Portion neu definiert haben. Für uns ist es nun schwieriger geworden, einzuschätzen, wie viel wir eigentlich zu uns nehmen.[70] Auch wenn wir vor verführerisch angerichteten oder aromatisch duftenden Speisen stehen oder wenn wir uns durch Zeitschriften ablenken lassen oder wenn uns eine große Auswahl verschiedener Speisen angeboten wird – all dies kann zu unachtsamem Überessen führen.

Ist es Ihnen zur Gewohnheit geworden, mit den Augen statt mit dem Magen zu essen, helfen Ihnen vielleicht die folgenden Tipps, die Größe Ihrer Portionen achtsam wahrzunehmen und einzuschätzen:[71]

- Benutzen Sie kleinere Teller, kleinere Schalen und kleineres Besteck. Das kann Ihnen helfen, Ihre Portionen zu verkleinern.
- Vermeiden Sie Ablenkungen und Störungen während des Essens. Es ist einleuchtend, dass Sie dem, was Sie essen, weniger Aufmerksamkeit schenken, wenn Sie dabei fernsehen. Sie merken dann auch nicht, ob Sie längst satt sind, essen also ziemlich sicher zu viel. Andere Ablenkungen – Zeitung lesen, ein geselliges Zusammensein mit anderen, essen am Arbeitsplatz – können ähnliche Auswirkungen haben. Trennen Sie daher die Nahrungsaufnahme vom Fernsehen und von anderen Aktivitäten. Sind die Ablenkungen rund um das Essen angenehmer Art – so zum Beispiel bei einem gemeinsamen Mahl mit Freunden –, sollten Sie daran denken, immer wieder die Aufmerksamkeit auf das zu richten, was Sie auf Ihren Teller oder in Ihren Mund tun. Hilfreich ist es, wenn Sie immer wieder einige Male achtsam atmen, um sich daran zu erinnern, zum Körper zurückzukehren und zu schauen, wie es um Ihren Magen bestellt ist. Entspannen Sie also beim Essen Ihren ganzen Körper immer wieder durch achtsames Atmen, das hilft Ihnen, achtsam zu sein für die Menge, die Sie zu sich nehmen.

- Fragen Sie sich: »Bin ich sicher, dass das gesund ist?« Unser Glaube, ein Produkt sei gesund oder in einem Restaurant gebe es gute, gesunde Gerichte, kann uns in die Irre führen, wenn es darum geht, moderate Portionen zu wählen. Menschen unterschätzen gern die Kalorienzahl bei Nahrungsmitteln, die als »gesund« deklariert und auch so beworben werden. Auch gesunde Nahrungsmittel haben Kalorien, und das sollten wir besonders dann im Blick haben, wenn wir abnehmen wollen.

Essen Sie insbesondere abends viel?

Eine verbreitete Klage bei Menschen, die sehr darum bemüht sind, sich gesund zu ernähren, lautet: »Tagsüber geht alles gut, aber nach dem Abendessen kann ich einfach nicht mehr aufhören zu essen.« Für einige bedeutet das, beim Fernsehen selbstvergessen eine ganze Tüte Chips zu essen oder als Belohnung für einen anstrengenden Arbeitstag eine Packung Eis auszulöffeln. Bei anderen hat sich das sogenannte Nacht-Esser-Syndrom zu einer ernsthaften Störung ausgewachsen, bei der sie mindestens 25 Prozent ihrer täglichen Kalorien nach dem Abendessen zu sich nehmen oder wiederholt mitten in der Nacht aufstehen und essen, so dass sie kaum oder gar keinen Appetit mehr auf das Frühstück haben.[72] Auch wenn das Nacht-Esser-Syndrom noch nicht als Essstörung klassifiziert wurde, leiden schätzungsweise zwischen 6 und 16 Prozent aller Menschen daran, die an Programmen zur Gewichtsabnahme teilnehmen[73], und das Bemühen, abzunehmen, kann dadurch durchaus torpediert werden. Sie selbst mögen nicht an einem ausgewachsenen Nacht-Esser-Syndrom leiden (sollten Sie es tun, ist sicher eine professionelle Beratung sinnvoll), doch wenn Sie abends häufig von ungesunden Fressattacken heimgesucht werden, sollten Sie folgende Tipps bedenken:

- *Suchen Sie eine andere Beschäftigung für Ihre Hände.* Stricken Sie, malen Sie, lesen Sie Ihren Kindern etwas vor, spielen Sie Schach – tun Sie also etwas, um Ihre Hände und Ihren Geist beschäftigt zu halten, damit Sie weniger versucht sind, sich Essbarem zuzuwenden.
- *Machen Sie den Fernseher aus.* Wie wir noch sehen werden, neigen Menschen während des Fernsehens zu achtlosem Essen und dazu, das zu sich zu nehmen, was sie in der Werbung sehen – meist ungesunde Snacks. Den Fernseher auszuschalten und sich andere abendliche Beschäftigungen zu suchen kann helfen, diese »Beim Fernsehen essen«-Gewohnheit zu überwinden.
- *Achten Sie darauf, wo Sie arbeiten.* Wenn Sie nach dem Abendessen am Küchentisch Ihre E-Mails checken, sind unter Umständen verführerische Snacks greifbar. Gehen Sie in ein anderes Zimmer. Wenn Sie unbedingt in der Küche arbeiten müssen, sorgen Sie dafür, dass die verführerischsten Dinge außer Sicht sind.[74]
- *Reduzieren Sie Ihren Stress.* Es gibt Hinweise darauf, dass Stress das Nacht-Esser-Syndrom befördert und dass wir es im Zaum halten, wenn wir den Stress reduzieren. Sie können vor dem Schlafengehen einige der Meditationen, die in diesem Buch vorgestellt werden, ausprobieren oder etwas anderes Entspannendes tun wie Musik hören, ein Buch lesen oder ein Bad nehmen.
- *Gehen Sie früher zu Bett.* Wie im ersten Kapitel bereits erwähnt, neigen Menschen mit wenig Schlaf zu mehr Gewicht als Menschen, die nachts ausreichend Schlaf bekommen. Einer der Gründe mag einfach darin liegen, dass Menschen, die abends lange aufbleiben, mehr Zeit zum Essen haben. Ausreichend Schlaf kann aber auch den Hunger während des Tages drosseln.

Essen Sie oft in Restaurants oder bei Fastfood-Ketten?

US-Amerikaner geben mehr als 40 Prozent ihres Nahrungsmittel-Budgets für Mahlzeiten außer Haus aus;[75] Untersuchungen haben ergeben, dass solche Mahlzeiten im Allgemeinen weniger gesund sind als die, die wir in unserer eigenen Küche zubereiten.[76] Wollen Sie abnehmen, sollten Sie Fastfood komplett aus Ihrem Speiseplan streichen. Selbst die »gesündesten« dieser Mahlzeiten sind meist gar nicht so gesund. Beachten Sie die folgenden Tipps, wenn Sie im Restaurant oder bei einer Fastfood-Kette essen:

- *Informieren Sie sich frühzeitig.* Es gibt Restaurants, die auf ihrer Homepage Informationen über ihre Gerichte geben. Und diese können durchaus überraschend für Sie sein. So kann beispielsweise bei manchen Fastfood-Restaurants ein Sandwich weniger Kalorien haben als ein großer Salat mit Käse und Croûtons.
- *Bestellen Sie kleinere Portionen.* Sobald in einem Restaurant das Gericht vor uns steht, ist die Chance groß, dass wir es auch aufessen, und je größer die Portion ist, desto mehr werden wir zu uns nehmen. Bestellen Sie nur eine kleine Vorspeise, oder teilen Sie eine Portion mit Ihrer Begleitung. Denken Sie daran, dass Sie sich Reste auch einpacken lassen können, Sie müssen nicht alles gleich aufessen, sondern können den Rest zu Hause genießen. Und lassen Sie die Extras weg – Brot und Butter –, um sich den Appetit und die Kalorien für nahrhaftere Speisen aufzusparen.
- *Bestellen Sie in Fastfood-Restaurants keine kompletten Menüs.* Der Sonderpreis mag zwar verlockend sein, doch wer braucht wirklich die 1500 Kalorien eines kompletten Menüs mit einer großen Portion Pommes

frites, einem großen Burger und einem halben Liter zuckerhaltiger Limonade! Sie werden sehen, dass Sie auch von einem normalen Sandwich und einer kleinen Portion Pommes frites satt werden, vor allem, wenn Sie sie langsam essen und genießen.

- *Bestellen Sie nach dem Essen Kaffee oder Tee statt eines Nachtischs.* Wansink stellte fest, dass die entspannende Atmosphäre in einem Restaurant eine Mahlzeit angenehmer macht, aber auch dazu verführt, länger zu bleiben – und mehr zu essen.[77] Sein Vorschlag: es sich bei einem Kaffee statt einem kalorienreichen Nachtisch gemütlich machen.

Haben Sie keine Zeit, gesunde Mahlzeiten zuzubereiten?

Wenn Sie einen anstrengenden Beruf haben und auch die Familie Sie sehr beansprucht, kann dies leicht dazu führen, dass wir meinen, nicht genügend Zeit zum Kochen zu haben. Das aber ist einer gesunden Ernährung wenig zuträglich. Bei guter Planung dauert die Zubereitung einer gesunden Mahlzeit nicht länger, als eine Fertigmahlzeit zu kaufen oder eine tiefgefrorene Pizza in den Ofen zu schieben. Beachten Sie folgende Tipps:

- *Teilen Sie die Aufgaben auf.* Beteiligen Sie alle an der Vorbereitung und Zubereitung der Mahlzeiten, Ihre Familie oder Ihre Mitbewohner, schon kleine Kinder können helfen. Wenn Sie allein leben, überlegen Sie sich mit vier Ihrer Freundinnen oder Arbeitskollegen, ob Sie nicht einen Tauschring für Mittag- oder Abendessen ins Leben rufen können: Am Wochenende kocht jeder die fünffache Menge einer gesunden Hauptmahlzeit und teilt sie dann in fünf Portionen auf. Am Montag werden diese untereinander verteilt, so dass jeder genügend

Mittag- oder Abendessen-Mahlzeiten für die Woche hat.

- *Seien Sie sehr vorsichtig mit Fertiggerichten.* Um Zeit zu sparen, greifen Sie vielleicht gern zu Fertiggerichten, doch können diese ihre Nachteile haben. So enthalten einige zusätzlich Salz oder Zucker oder ungesunde Fette. Achten Sie darauf, dass Fertiggerichte weniger als 300 Milligramm Natrium beinhalten, weniger als 2 Gramm gesättigte Fette und keine Transfette und dass sie wenigstens einige Gramm Ballaststoffe enthalten. Essen Sie dazu frisches Obst oder Salat. Oder bereiten Sie sich Ihre eigenen gesunden Fertiggerichte aus Vollkornprodukten und gedünstetem Gemüse zu, die Sie portionsweise einfrieren und bei Bedarf wieder auftauen.

Essen Sie an den Wochenenden mehr als während der Woche?

Wochenenden bieten uns meist Zeiten der Entspannung; wir treffen uns mit Freunden und Freundinnen, sitzen gemütlich beisammen, und viele von uns essen am Wochenende zu viel – wenn wir eine Diät machen, führt das dazu, dass wir zunehmen oder sich unser Gewichtsverlust verlangsamt. Die *National Weight Control Registry* hat herausgefunden, dass Menschen, die am Wochenende, an freien Tagen oder in den Ferien genauso essen wie unter der Woche, nach einer Diät erfolgreicher ihr Gewicht halten.[78]

Neigen Sie dazu, am Wochenende Ihre Absichten, sich gesund zu ernähren, über Bord zu schmeißen, können folgende Vorschläge Ihnen helfen, dabeizubleiben:

- *Führen Sie ein Ernährungstagebuch.* Untersuchungen haben ergeben, dass Menschen, die im Blick haben, was sie essen, erfolgreicher abnehmen und eine Gewichtszunahme vermeiden, denn Selbstbeobachtung ist bei jeder Form der Selbstregulation ganz entscheidend.[79] Notieren Sie alles, was Sie essen und trinken. Sie können auch das, was Sie zu sich nehmen, fotografieren, denn Bilder sagen mehr als tausend Worte. Es gibt Belege dafür, dass solche Fotos das Bewusstsein für das, was wir essen, schärfen können.[80] Quälen Sie sich aber nicht zu sehr mit den Details eines solchen Tagebuchs, kurze Einträge sind vollkommen ausreichend.

- *Sind Sie unterwegs, planen Sie vorab Ihre Mahlzeiten.* Packen Sie ein paar gesunde Snacks ein und nehmen Sie sich Zeit für eine achtsame Mittagspause, wenn Sie den ganzen Tag unterwegs sind. Wenn Sie vorhaben, in einem Restaurant zu essen, informieren Sie sich vorab auf der Website über die angebotenen Gerichte, damit Sie sich die gesündesten heraussuchen können.
- *Machen Sie die Zeit, die Sie mit anderen verbringen, zu einer aktiven und nicht zu einer Essenszeit.* Statt sich mit Freundinnen im Café zu treffen und Kuchen zu essen, sollten Sie sich lieber zu einem flotten Spaziergang verabreden. Oder gehen Sie samstagabends gemeinsam tanzen, statt sich zum Essen zu treffen. (Mehr über körperliches Aktivsein finden Sie im sechsten Kapitel.)

Essen Sie, wenn Sie sich wütend, traurig, gelangweilt oder gestresst fühlen?

Die Beziehung zwischen unserem Essverhalten und unserem Gefühlshaushalt ist sehr komplex und kompliziert. Auf der einen Seite des Spektrums stehen Menschen, die nach einem stressigen Tag Trost in einem Süßwarenladen finden. Auf der anderen solche, die an Magersucht, Bulimie, Fressattacken oder anderen Essstörungen leiden. Viele Menschen trösten sich bei Stress oder bestimmten Gefühlszuständen wie Wut, Angst, Langeweile, Einsamkeit oder Traurigkeit mit Essen.[81] Es gibt zahlreiche Techniken, die Ihnen helfen können, Ihr Verhalten oder Ihre Denkmuster in Bezug auf ein solch emotional bedingtes Essen zu verändern.[82] Wenn Sie glauben, dass Sie hier gefährdet sind, können die folgenden Tipps Ihnen helfen, Essen nicht länger zur Bewältigung Ihrer Gefühle einzusetzen.

- *Nutzen Sie die Achtsamkeit, um den Unterschied zwischen physischem und emotionalem Hunger zu erkennen.* Atmen Sie tief ein, bevor Sie den Kühlschrank öffnen oder im Supermarkt zu den Regalen mit den Süßigkeiten gehen, und fragen Sie sich: Bin ich wirklich hungrig, oder will ich diese Dinge haben, um mich weniger gestresst zu fühlen oder weil sie mich von unangenehmen Gefühlen befreien? Wenn Sie ein Ernährungstagebuch führen, notieren Sie darin auch Ihre jeweilige Stimmung und Ihr Hungerlevel beim Essen, das ermöglicht Ihnen, die Gefühle, die dazu führen, dass Sie zu viel essen, klarer zu identifizieren.
- *Suchen Sie nach alternativen Umgangsweisen mit Stress und unangenehmen Gefühlen.* Gehen Sie spazieren, machen Sie Yoga oder Achtsamkeitsmeditation, singen Sie, arbeiten Sie im Garten, nehmen Sie ein Bad, telefonieren Sie mit einer guten Freundin – dies sind nur einige der vielen Möglichkeiten für kalorienlose Alternativen, wie Sie Ihren Stress mindern und mit schwierigen Gefühlen umgehen können.
- *Entfernen Sie verführerische Nahrungsmittel aus Ihren persönlichen Stressbereichen.* Stehen Sie an Ihrem Arbeitsplatz sehr unter Druck, sollten Sie die Dose mit den Süßigkeiten von Ihrem Schreibtisch entfernen und durch Qi-Gong-Kugeln oder einen kleinen Zen-Garten ersetzen.

- *Suchen Sie professionelle Hilfe.* Können Sie Ihre gefühlsmäßig bedingten Fressattacken nicht alleine eindämmen, ist es sinnvoll, einen darauf spezialisierten Psychotherapeuten zu Rate zu ziehen.

Wie Sie Ihr Wissen in Handlung umsetzen können: Ihre *In*Ess-Strategie

Wir haben Ihnen eine Reihe von Möglichkeiten aufgezeigt, wie Sie Ihre tägliche Ernährung gesünder gestalten können. Wir haben beleuchtet, wie Sie sich am besten gesund ernähren und welchen Hindernissen Sie dabei möglicherweise begegnen werden. Und damit Sie Ihr Essen wirklich genießen können, haben wir die Beziehung zwischen Achtsamkeit und Essen betrachtet. Nun ist es an der Zeit, all das in einer praktischen Strategie zusammenzufügen, die es Ihnen ermöglicht, sich achtsam jeder Mahlzeit zu erfreuen und Ihrem Ziel eines gesunden Gewichts näher zu kommen. Wir nennen das die *In*Ess-Strategie, dabei steht das *In* für »Im gegenwärtigen Moment verweilen«. Diese *In*Ess-Strategie wird es Ihnen ermöglichen, Ziele für eine achtsame, gesunde Ernährung und für das Vermeiden von unachtsamem Zuviel-Essen festzulegen. Sie werden Wege finden, die Barrieren zu umgehen, welche verhindern, dass Sie Ihre Ziele erreichen, und Sie werden die Schritte planen, die Sie Ihren Zielen näher bringen. Diese *In*Ess-Strategie wird so Teil Ihres umfassenden achtsamen Lebensplans, um den es im siebten Kapitel gehen wird.

Wie bereits beschrieben, umfasst achtsames Essen sowohl den Aspekt, *was* wir zu uns nehmen, als auch den, *wie* wir es zu uns nehmen – also unsere tief verwurzelten Gewohnheiten, die wir nur durch hingebungsvolles Bemühen ändern können. In jeder dieser Dimensionen des achtsamen Essens gibt es viele Möglichkeiten, etwas zu verändern, doch nur Sie können entscheiden, welche für Sie wichtig und erstrebenswert sind. Um Ihre *In*Ess-Ziele klarer auszumachen, um zu sehen, was Ihnen dabei helfen wird, sie zu erreichen, und zu erkennen, mit welchen Hindernissen Sie auf diesem Weg zu rechnen haben, sollten Sie sich mit den folgenden Fragen beschäftigen. Schreiben Sie die Fragen in ein Notizbuch, das wird Ihnen helfen, über Ihre Antworten nachzudenken und Ihre persönliche Strategie zu entwickeln.

Nutzen Sie Ihre Überlegungen, wenn Sie die für Sie wichtigsten und erstrebenswertesten Ziele festlegen, und schaffen Sie sich Ihre eigene *In*Ess-Praxis. Ein Beispiel für eine solche Praxis finden Sie in der Tabelle »Beispiel für einen Zehnwochenplan achtsamen Lebens« in Kapitel 7. Ist Ihnen eine Verhaltensänderung gelungen, können Sie darauf aufbauend weitere gesunde Veränderungen anstreben. Führen Sie ein Tagebuch über Ihre *In*Ess-Fortschritte. Das hilft Ihnen beim Erreichen Ihrer Ziele.

Die *In*Ess-Strategie ist keine statische Sache. Mit der Zeit werden Sie vertrauter mit gesundem, achtsamem Essen werden und sicherer in der Überwindung von Hindernissen, dann werden sich Ihre Ziele und die Art und Weise, mit Schwierigkeiten umzugehen, wahrscheinlich ändern. Vergessen Sie nicht, dass alles unbeständig ist. Scheuen Sie nicht davor zurück, Dinge anzupassen, doch bleiben Sie Ihrem Ziel treu und arbeiten Sie stets darauf hin: bei jeder Mahlzeit gesunde, leckere Lebensmittel zu sich zu nehmen; jeden Bissen zu einem achtsamen Bissen zu machen; Gewicht zu verlieren und nicht wieder zuzunehmen.

Warum wollen Sie sich gesünder und achtsamer ernähren?

Vergegenwärtigen Sie sich, warum Sie sich gesünder ernähren und kleinere Portionen wählen wollen. Bedenken Sie all Ihre Gründe, warum Sie Ihre Mahlzeiten in Achtsamkeit zu sich nehmen. Es ist nützlich, diese Motive in einem Tagebuch festzuhalten, damit Sie später noch einmal darüber nachdenken können.

Beispiele: *Ich möchte mich besser fühlen. Ich möchte abnehmen. Ich möchte meinen Cholesterinspiegel verbessern. Ich möchte mein Risiko, an Diabetes zu erkranken, mindern. Ich möchte durch die von mir gewählte Nahrung die* CO_2*-Bilanz senken. Ich möchte mich entschleunigen, um mein Essen wirklich zu genießen.*

Was ist so schlecht an einer Ernährung, die für Sie oder für den Planeten ungesund ist, was ist so schlecht daran, zu viel oder unachtsam zu essen?

Vergegenwärtigen Sie sich die Nachteile einer ungesunden Ernährung – für Ihre eigene Gesundheit und für die unserer Umwelt. Bedenken Sie, welche Nachteile es hat, mehr zu essen, als unser Körper braucht. Machen Sie es sich bewusst, welche Nachteile es hat, dem Akt des Essens keine Aufmerksamkeit zu schenken, zu ignorieren, was die Wahl Ihrer Nahrung alles impliziert. Auch dies kann alle Bereiche Ihres Lebens betreffen.

Beispiele: *Ich bleibe dann dick. Ich fühle mich dann nicht wohl mit mir. Mein Cholesterinspiegel steigt. Ich verschwende Geld und die Ressourcen unseres Planeten, wenn ich mehr esse, als ich brauche.*

Welche gesunden Nahrungsmittel mögen Sie? Welche würden Sie gern probieren wollen? Welche achtsamen Essenspraktiken möchten Sie einmal ausprobieren?
Vergegenwärtigen Sie sich, welche gesunden Nahrungsmittel Ihnen Freude bereiten. Überlegen Sie, welche gesunden Nahrungsmittel Sie gegenwärtig nicht essen, die Sie aber künftig auf Ihren Speiseplan setzen könnten. Schreiben Sie sie auf und auch, warum Sie das tun würden. Vergegenwärtigen Sie sich alle Praktiken achtsam Essender und überlegen Sie, welche davon Sie gern übernehmen wollen und warum.
Beispiele für Nahrungsmittel: *dunkle Blattgemüse, weil durch sie meine Knochen Kalzium und Vitamin K bekommen. Pflanzliche Proteine wie Walnüsse oder Linsen, denn sie sind besser für den Planeten und enthalten wichtige Nährstoffe für meinen Körper. Verschiedenfarbige Obstsorten wie Erdbeeren und Blaubeeren, denn ihre natürliche Süße wird meine Bedürfnisse nach Süßem befriedigen, ohne dass mein Blutzucker steigt.*
Beispiele für achtsames Essen: *Konzentriere ich mich auf das, was ich zu mir nehme, werde ich während des Essens mehr Freude erleben. Kleinere Portionen sind für das Wohl des Planeten besser, und sie helfen auch mir, meine tägliche Kalorienzufuhr zu reduzieren.*

Welche ungesunden Nahrungsmittel wollen Sie zugunsten gesünderer Nahrung weglassen? Welche unachtsamen Gewohnheiten könnten Sie leicht aufgeben?
Vergegenwärtigen Sie sich, welche Nahrungsmittel Sie zu sich nehmen, die Ihr Körper gar nicht braucht und die vielleicht sogar Ihrer Gesundheit schaden – zuckerhaltige Getränke, Produkte aus raffiniertem Getreide, verarbeitetes Fleisch, Salzgebäck. Machen Sie eine Liste dieser Nahrungsmittel und überlegen Sie, wie Sie diese gegen gesündere

tauschen können. Machen Sie sich Ihre Gewohnheiten bewusst, die verhindern, dass Sie während des Essens vollkommen präsent sind.
Nahrungsmittel-Beispiele: *Ich kann ungezuckerten Eistee statt Limonade trinken. Ich kann zwischendurch knackiges Gemüse statt Chips essen. Ich kann Vollkornnudeln kaufen statt helle Nudeln. Ich kann mein Gemüse mit Olivenöl statt mit Butter anrichten.*
Beispiele für achtsame Essgewohnheiten: *Ich kann vormittags eine Tasse Tee schweigend trinken, statt in der Pause meine Freundin anzurufen. Ich kann eine halbe Stunde Mittagspause machen, statt mein Essen am Schreibtisch runterzuschlingen.*

Bei welcher Mahlzeit am Tag ist es am einfachsten für Sie, sich gesünder zu ernähren? Bei welcher Mahlzeit ist es am einfachsten für Sie, eine oder mehrere der sieben Praktiken für achtsam Essende anzuwenden?
Ihr höchstes Ziel ist es, dass jede Mahlzeit eine gesunde, achtsame Mahlzeit wird. Doch die meisten Menschen können nicht so leicht alles auf einmal verändern. Es ist einfacher, sich erst einmal eine Mahlzeit am Tag vorzunehmen – vielleicht die, bei der Sie die meiste Kontrolle über das haben, was Sie zu sich nehmen, bei der Sie die meiste Zeit haben und mit den wenigsten Störungen rechnen müssen.
Essens-Beispiele: *Ich kann mich gut für eine gesunde Ernährung entscheiden:*

- *Beim Frühstück, denn es ist die Mahlzeit, die ich zu Hause einnehme.*
- *Beim Mittagessen, denn es gibt in der Firmenkantine eine große Salatbar.*
- *Im mexikanischen Imbiss, denn dort kann ich Vollkornreis bekommen.*

- *Im Fitnessstudio, denn ich kann dort meine Wasserflasche füllen, statt einen Energydrink zu kaufen.*
- *Beim samstäglichen Abendessen, denn ich kaufe am Morgen auf dem Markt frisches Gemüse und koche für die ganze Familie ein vegetarisches Essen.*
- *Beim abendlichen Snack, denn ich kann Früchte statt Plätzchen essen.*

Beispiele für achtsame Praxis beim Essen: *Ich kann eine neue achtsame Praxis beim Essen am besten anwenden:*
- *Beim Frühstück, da ich dabei normalerweise allein bin.*
- *Beim Mittagessen, denn da habe ich ein gutes vegetarisches Restaurant in der Nähe, wo ich Essstäbchen benutzen und mit kleineren Bissen experimentieren kann.*
- *Beim Abendessen, da ich dann einen kleineren Teller nehmen kann, auf den nur kleine Portionen passen.*

Welche zwei oder drei Hindernisse erschweren es Ihnen, sich gesund und maßvoll zu ernähren? Welche Hindernisse erschweren Ihnen achtsames Essen? Wie können Sie diese Hindernisse überwinden?
Einen Umgang mit jenen Hindernissen zu finden, die sich Ihnen bei einer gesunden Ernährung immer wieder in den Weg stellen, ist ein notwendiger Aspekt des gesamten Prozesses, und dies gilt für alle, ob Sie nun professionell mit Ernährung zu tun haben oder gerade erst beginnen, sich darüber Gedanken zu machen. Überlegen Sie, was Sie hauptsächlich davon abhält, sich gesund zu ernähren, oder Sie dazu bringt, zu viel zu essen. Es mögen Dinge sein, die Sie auf der Liste der Hindernisse und Gewohnheiten finden, mit der wir uns in einem früheren Teil dieses Kapitels beschäftigt haben; vielleicht sind es aber auch gänzlich andere. Schreiben Sie die wichtigsten zwei oder drei auf und überlegen Sie dann, wie Sie diese Hindernisse

überwinden oder umgehen können. Diese Liste ist vor allem in schwierigen Zeiten wichtig für Sie, wenn Sie dazu neigen, in alte Essgewohnheiten zurückzufallen.
Beispiele:

- Hindernis: *Ich habe zu wenig Zeit zum Frühstücken.*
  Meine Lösung: *Ich stelle bereits am Vorabend alles für mein Müsli bereit und weiche die Körner und Rosinen ein.* Oder: *Ich stehe eine Viertelstunde eher auf, dann habe ich genügend Zeit, in der Kantine zu frühstücken, bevor ich mich an meinen Schreibtisch setze.*
- Hindernis: *Während des abendlichen Fernsehens schaufle ich unachtsam Dinge in mich hinein.*
  Meine Lösung: *Ich kann dafür sorgen, dass ich abends nicht mehr als eine Stunde fernsehe. Ich kann mit einer Freundin verabreden, dass wir uns zu einer bestimmten Zeit anrufen, um uns daran zu erinnern, den Fernseher auszuschalten, und uns zu ermutigen, früh schlafen zu gehen. Wir können uns gegenseitig dabei helfen, achtsamer das auszuwählen, was wir uns im Fernsehen anschauen, und ich kann mich mit der Freundin auch über das Gesehene austauschen und darüber diskutieren, welche Samen dabei in uns gewässert wurden. Bevor ich abends noch zum Kühlschrank gehe oder eine Tüte Chips aufmache, kann ich mich fragen, ob ich wirklich hungrig bin, und ich kann stattdessen früher schlafen gehen.*

Die Quintessenz

Durch achtsames Essen integrieren wir Achtsamkeit in eine der grundlegenden Aktivitäten unserer Existenz. Dieser Weg nährt unseren Körper und unseren Geist und hilft uns, ein gesünderes Gewicht zu erreichen und die Beziehung zwischen den Speisen auf unserem Tisch, unserer Gesundheit und der des Planeten zu erkennen und wertzuschätzen. So wird unser Mitgefühl für alle Lebewesen wachsen, und wir werden unsere Ehrfurcht vor dem Leben in jedem Bissen ausdrücken.

Obwohl er mit so viel Positivem verbunden ist, ist dieser Schritt manchmal für uns gar nicht so einfach. Wir leben in einer Gesellschaft, die sehr viel Zeit und Geld in die Werbung für ungesunde Nahrungsmittel und unachtsames Essen steckt und den Zugang zu gesunden Lebensmitteln einschränkt. So bedarf es eines starken, achtsamen Bemühens, sich immer wieder für die Lebensmittel zu entscheiden, die für unseren Körper und für unseren Planeten am besten sind. Die in diesem Kapitel beschriebenen Schritte geben Ihnen die nötigen Werkzeuge an die Hand, damit Sie auf Ihren Körper hören, im gegenwärtigen Moment leben und ein wirklich achtsamer, gesunder Essender werden können.

6

Achtsames Bewegen

Aktiv sein ist eines der Wunder des Lebens. Wir spielen mit unseren Kindern, erklimmen einen Berg oder machen mit unserer Familie und mit Freunden einen entspannten Spaziergang durch unser Viertel. Aktiv sein hilft uns, unseren Geist zu fokussieren und mit unseren Sinnen in Berührung zu sein. Es ist darüber hinaus eine der besten Möglichkeiten, Achtsamkeit in unserem täglichen Leben zu praktizieren. Systematisches, bewusstes körperliches Aktivsein wie Gehen, Laufen oder Yoga verankern uns im gegenwärtigen Moment und verbinden uns mit unseren Gedanken und dem, was wir sehen, hören und fühlen. Es kann ein Anker der Achtsamkeit für uns werden und ist auch einer der besten Wege zum Abnehmen.

Das sind die guten Nachrichten. Die schlechten sind – und wir alle kennen sie –, dass es uns manchmal schwerfällt, uns körperlich so zu betätigen, wie es für unsere Gesundheit und unser Gewicht gut wäre. Es fällt uns oft viel leichter, auf der Couch sitzen zu bleiben, als uns die Schuhe anzuziehen und das Haus für einen Spaziergang zu verlassen. Unser Geist ist mit Ausreden immer schnell bei der Hand; und sollte diese Beschreibung auch auf Sie zutreffen, so seien Sie versichert, dass Sie damit nicht allein sind.

Doch es besteht kein Grund zur Verzweiflung. Unser Körper sehnt sich nach Bewegung. Dafür ist er gemacht. Wir müssen nur diesen natürlichen, uns allen innewohnenden Bewegungsdrang, der durch unsere automatisierte moderne Welt gebremst wird, von der Leine lassen. Sind wir nicht körperlich aktiv, erforschen wir nicht unser körperliches Selbst und wie wir mit unseren Sinnen verbunden sind, dann enthalten wir uns einen Schatz des Wohlbefindens und eine Chance auf persönliche Transzendenz vor.

Wie bereits erwähnt, leben wir in einer überaus hektischen Welt voller äußerer Stimuli, so dass wir die meiste Zeit am Tag gar nicht mit unserem inneren Selbst verbunden sind. Wir verlieren uns in unseren E-Mails, dem Internet, dem Smartphone, dem Fernsehen, oder wir rennen von einem Event zum nächsten. Körperliche Betätigung, besonders wenn sie achtsam geschieht, verschafft Ihnen eine Pause von alldem und bringt Sie wieder in Verbindung mit sich und Ihren Sinnen. Wir wollen das *achtsames Bewegen* nennen.

Wenn wir essen, nehmen wir Energie auf, die wir in unserem Körper speichern. Diese Energie dient vor allem dazu, die wesentlichen physiologischen und chemischen Prozesse im Körper zu unterstützen, aber ein großer Teil davon wird auch dafür benötigt, unseren Körper zu bewegen, und das geschieht meist durch die Arbeit unserer Muskeln. Wenn wir atmen, ist das Medium die Luft, wenn wir essen, ist das Medium die Nahrung, und wenn wir uns bewegen, ist das Medium die Energie. Beim Gehen verbrennen die Muskeln die gespeicherte Energie und verwandeln sie in kinetische Energie, was uns die Bewegung ermöglicht. Dieser Energieaustausch ist ein wahres Wunder des Lebens. Schauen wir tief in die Natur unserer physischen Energie, können wir sehen, dass ihre Quelle die Sonne ist, der Regen, die Luft, die Erde und unsere Nahrung. Ebenso wie achtsames Atmen und achtsames Essen kann achtsames Bewegen uns zu der Erkenntnis führen, dass alles von allem anderen abhängt.

Achtsames Bewegen ist nicht einfach ein Üben um des Übens willen. Es ist ein Ausdruck unserer Achtsamkeitspraxis und hilft uns dabei, Frieden in uns zu berühren, das wertzuschätzen, was wir haben, und Schritte in Richtung einer besseren Gesundheit und mehr Wohlbefindens zu tun.

Lassen Sie uns zunächst schauen, was die Wissenschaft mittlerweile über den Zusammenhang zwischen körperlicher Aktivität, Gesundheit und Wohlbefinden herausgefunden hat. Es geht dabei auch um Fragen wie: Warum muss ich körperlich aktiv bleiben? Was ist daran gut? Wie viel Bewegung brauche ich täglich? Welche körperlichen Aktivitäten sind für mich am besten geeignet?

Positive gesundheitliche Auswirkungen von regelmäßiger körperlicher Betätigung

Bei Kindern und Jugendlichen
Überzeugende Beweise gibt es für:
- verbesserte Fitness der Muskeln, bessere Herz- und Atemfunktion (kardiorespiratorische Funktion)
- verbesserte Knochengesundheit
- verbesserter Stoffwechsel sowie bessere Herz- und Gefäßfunktionen (kardiovaskuläre Funktion)
- angenehmes körperliches Erscheinungsbild

Begründete Hinweise gibt es für:
- geringere Anzeichen von Depressionen

Erwachsene und ältere Menschen
Überzeugende Beweise gibt es für:
- geringeres Risiko für einen frühen Tod

- geringeres Risiko für eine koronare Herzerkrankung
- geringeres Risiko für einen Schlaganfall
- geringeres Risiko für hohen Blutdruck
- geringeres Risiko für Typ-2-Diabetes
- geringeres Risiko für metabolisches Syndrom
- geringeres Risiko für Magenkrebs
- geringeres Risiko für Brustkrebs
- Vorbeugung von Gewichtszunahme
- Gewichtsabnahme, vor allem in Verbindung mit reduzierter Kalorienaufnahme
- verbesserte Fitness der Muskeln, bessere Herz- und Atemfunktion (kardiorespiratorische Funktion)
- Prävention von Stürzen
- weniger Depressionen
- verbesserte kognitive Fähigkeiten (bei älteren Erwachsenen)

Begründete Hinweise bis überzeugende Beweise gibt es für:

- bessere Allgemeingesundheit (bei älteren Erwachsenen)
- reduzierte Fettleibigkeit

Begründete Hinweise gibt es für:

- geringeres Risiko für Hüftfrakturen
- geringeres Risiko für Lungenkrebs
- Beibehalten des Gewichts nach Gewichtsabnahme
- zunehmende Knochendichte
- verbesserte Schlafqualität

Die positiven Wirkungen körperlicher Betätigung

Regelmäßiges körperliches Training wirkt auf unsere Gesundheit und unser Wohlbefinden wie ein Zaubertrank. Im *2008 Physical Activity Guidelines for Americans,* dem Leitfaden für körperliche Betätigung des amerikanischen Gesundheitsministeriums, umfasst die Liste der nutzbringenden Effekte eine ganze Seite (siehe Tabelle »Positive gesundheitliche Auswirkungen von regelmäßiger körperlicher Betätigung«).[83] Es gibt klare Beweise dafür, dass regelmäßige körperliche Aktivitäten das Risiko für viele chronische Krankheiten, unter anderem für Diabetes, Herz-Kreislauf-Erkrankungen, hohen Blutdruck, zu hohen Cholesterinspiegel, Osteoporose sowie verschiedene Krebsarten reduzieren. Körperliches Training wirkt stimmungsaufhellend, verbessert die Lebensqualität und hilft im Umgang mit Stress. Es verhindert Gewichtszunahme, beugt Fettleibigkeit vor und unterstützt Menschen darin, ihr Gewicht zu halten. Und die Krönung ist, dass es die Lebensspanne verlängert. Es gibt nur eine Sache, die für die Gesundheit noch förderlicher ist: nicht zu rauchen.

Zusätzlich zu den vielen körperlichen Vorteilen hat regelmäßiges Training auch, so haben Studien gezeigt, gravierende Auswirkungen auf die Funktionsfähigkeit unseres Gehirns, selbst wenn wir erst spät in unserem Leben damit beginnen. Dr. Kenneth Cooper – der Vater des Bewegungstrainings – und sein Sohn Dr. Taylor Cooper schreiben in ihrem Buch *Start Strong, Finish Strong: Prescriptions for a Lifetime of Great Health,* dass Menschen in ihren Vierzigern, die drei Stunden wöchentlich in flottem Tempo gehen, »das Schrumpfen von Gehirnbereichen verhindern, die mit Erinnerung und höherer Erkenntnisfähigkeit zu tun haben«.[84] Körperliches Training ist ebenfalls verbunden mit verbesserter Aufmerksamkeit und dem Sprachgedächtnis.

Auch Dr. John Ratey erwähnt in seinem Buch *Superfaktor Bewegung* die zahlreichen mentalen und emotionalen positiven Auswirkungen regelmäßiger körperlicher Betätigung.[85] Laut Ratey ist Bewegung ein Schlüssel für die Erneuerung von Gehirnzellen, besseres Lernen, Verminderung von Stress, Ängsten und Depressionen. Er geht zudem davon aus, dass regelmäßiges körperliches Training bei Aufmerksamkeitsdefiziten und Suchtverhalten positive Wirkungen zeigt. Außerdem hilft es Frauen, die vielen unangenehmen Symptome der Wechseljahre besser zu bewältigen. In neueren Forschungen geht es um neuronale Plastizität und dabei besonders darum, wie gewünschte neuronale Aktivitäten und strukturelle Veränderungen im Gehirn gefördert werden können.[86] In seinem Buch *Das achtsame Gehirn* berichtet der Psychiater Dr. Daniel Siegel, dass sowohl Bewegungsübungen als auch Achtsamkeitspraxis neuronale Plastizität fördern.[87]

Für unser Thema hier ist es noch sehr wichtig, dass regelmäßige körperliche Betätigung ein wesentlicher Teil jeder Diät mit dem Ziel Gewichtsabnahme ist. Eine wissenschaftliche Auswertung von über vierzig Studien zur Gewichtsreduktion hat ergeben, dass Menschen allein durch körperliche Betätigung abnehmen, wenn sie die verbrannte Energie nicht durch mehr Essen kompensieren.[88] Verbunden mit einer geringeren Kalorienzufuhr ist die Gewichtsabnahme noch größer.

Wie viel sollte ich mich also bewegen?

Das ist die häufigste und zugleich herausforderndste Frage für die meisten von uns mit einem vollen Terminkalender und wenig Ehrgeiz, sich für das olympische Marathon-Team qualifizieren zu wollen. Allgemein kann man sagen, dass jede körperliche Aktivität besser ist als keine und es umso besser ist, je aktiver wir sind. Doch müssen Sie natürlich nicht Ihren Beruf aufgeben und den ganzen Tag im Fitnessstudio zubringen. Dr. Kenneth Cooper zufolge kann das Risiko von Bluthochdruck und Herz-Kreislauf-Erkrankungen bereits beträchtlich gesenkt werden, wenn wir fünfmal die Woche drei Kilometer in einem flotten Tempo gehen. Darüber hinaus verbessert es unsere geistige und seelische Gesundheit und unseren Umgang mit Stress.[89] Erhöhen wir die Intensität, indem wir uns anstrengendere Betätigungen wie Joggen, Stepp-Aerobic oder Fahrradfahren aussuchen, können wir dieselben Effekte durch ein zwanzigminütiges Training dreimal wöchentlich erreichen.

Gegenwärtig wird empfohlen, dass Erwachsene sich zweieinhalb Stunden wöchentlich moderat körperlich betätigen (flottes Gehen, Wassergymnastik oder Tanzen) oder eine Stunde und fünfzehn Minuten pro Woche anstrengenden körperlichen Aktivitäten nachgehen (beispielsweise Joggen, Schwimmen, Seilspringen). Mehr Beispiele finden Sie in der Tabelle »Verschiedene körperliche Aktivitäten und ihre Intensitätsgrade«.[90] Erhöhen wir dieses Pensum, sind die positiven Auswirkungen auf unsere Gesundheit noch deutlicher.

Vergessen Sie nicht Kraft und Beweglichkeit

Während bei der Gewichtskontrolle Ausdauersportarten wie Walken und Joggen im Vordergrund stehen, sollten wir auch an Übungen denken, die unsere Kraft und Beweglichkeit stärken. Das ist vor allem beim Älterwerden wichtig. Durch Kraft- und Dehnübungen bauen wir Muskeln auf, verbessern unsere Beweglichkeit und unseren Gleichgewichtssinn und bauen möglichen Verletzungen bei Ausdauerübungen vor. Von daher sollten Sie auch solche Übungen in Ihr Fitnessprogramm aufnehmen.

Wie bei den meisten körperlichen Betätigungen können Sie Krafttraining so komplex oder so einfach gestalten, wie Sie mögen. Zunächst einmal sollten Sie es zwei- bis dreimal wöchentlich betreiben und dazwischen Ruhetage einlegen. Bei den Übungen sollten Sie idealerweise alle Teile Ihres Körpers einbeziehen. In der Regel werden die Übungen mehrfach wiederholt. Empfohlen werden acht bis zwölf Wiederholungen pro Übung, doch für manche Menschen sind nicht mehr als drei, für andere sind zwanzig Wiederholungen angemessen.

In einem Fitnessstudio können Sie mit Hilfe eines Trainers Ihr persönliches Übungsprogramm ausarbeiten. Wollen Sie zu Hause trainieren, können Ihnen Bücher helfen, ein entsprechendes Programm zu entwickeln. Sie können sich auch Fitness-Übungsbänder oder ähnliche Utensilien kaufen und den entsprechenden Anleitungen folgen.

Dehnübungen sollten Sie möglichst täglich machen, dafür brauchen Sie gar nicht mal viel Zeit. Wärmen Sie sich vorab ein wenig auf, und dann machen Sie eine Reihe von Dehnübungen, die alle wichtigen Teile Ihres Körpers einbeziehen. Auch hier können Sie in entsprechenden Büchern oder im Internet Anleitungen finden. Die achtsamen Bewegungen, die Thich Nhat Hanh entwickelt hat[91], sind ebenfalls hilfreich, kombinieren sie doch Aktivitäten, die auf Kraft, Beweglichkeit und Achtsamkeit ausgerichtet sind. Wollen Sie lieber in der Gruppe üben, gibt es eine große Auswahl an Möglichkeiten, zum Beispiel Tai-Chi, Yoga oder Pilates.

Besonders am Anfang kann es einfacher sein, wenn Sie ganz kurze Trainingseinheiten, vielleicht zehn- bis fünfzehn Minuten, über den Tag verteilen. Bauen Sie ein paar Übungen in den Tagesablauf ein, zum Beispiel morgens nach dem Aufstehen oder vor dem Mittagessen. Auch wenn dies vielleicht nicht reicht, um abzunehmen, kann es dabei helfen, einer Gewichtszunahme vorzubeugen. Entscheidend ist, sich regelmäßig körperlich zu betätigen. Geschieht das in Form kürzerer Übungszeiten während des Tages, hat auch das nachweislich viele positive Wirkungen.

Verschiedene körperliche Aktivitäten und ihre Intensitätsgrade[92]

Moderate Intensität

- Flottes Gehen (5 Kilometer pro Stunde oder schneller, aber kein Power Walking)
- Wassergymnastik
- Fahrradfahren, langsamer als 15 Kilometer die Stunde
- Tennis (Doppel)
- Tanzen (Paartanz)
- Gärtnern

Hohe Intensität

- Power Walking, Joggen oder Laufen
- Zügiges Schwimmen
- Tennis (Einzel)

- Fahrradfahren, 15 Kilometer die Stunde oder schneller
- Tanzen
- Seilspringen
- Schwere Gartenarbeit (längeres Umgraben oder Hacken)
- Wandern (bergauf oder mit schwerem Rucksack)

Wie aktiv sollte ich sein?[93]

	Für gesundheitliches Wohlbefinden	**Um abzunehmen und für gesundheitliches Wohlbefinden**	**Um das Gewicht zu halten und für gesundheitliches Wohlbefinden**
Bewegungstraining, moderate Intensität	2,5 Stunden/Woche	3,5–5 Stunden/Woche	3,5–5 Stunden/Woche
Krafttraining (Gewichte, Fitnessbänder etc.)	an 2–3 Tagen/Woche	an 2–3 Tagen/Woche	an 2–3 Tagen/Woche
Dehnübungen	an 4–7 Tagen/Woche	an 4–7 Tagen/Woche	an 4–7 Tagen/Woche

Fernsehen, Gewicht und Gesundheit

Für viele von uns ist das Fernsehen zu einem wichtigen täglichen Begleiter geworden. Es informiert uns über das, was bei uns und in der Welt geschieht. Und es wird allgemein als wichtige Quelle für Unterhaltung und Entspannung betrachtet.

Unglücklicherweise nimmt das Fernsehen bei vielen Menschen in ihrem täglichen Leben einen sehr großen Raum ein. Der Durchschnittsamerikaner hat in den Jahren 2008 und 2009 täglich 4 Stunden und 49 Minuten ferngesehen, und diese Zahl wird vermutlich noch weiter steigen.[94] Kinder verbringen mehr Zeit damit, fernzusehen und am Computer zu spielen, als in der Schule – die vor dem Bildschirm verbrachte Zeit entspricht schon fast der eines Vollzeitjobs. Geraten wir und unsere Kinder immer mehr in den Bann des Fernsehers, so wird darunter unsere geistige und körperliche Gesundheit leiden.

Im ersten Kapitel haben wir gesehen, dass es einen Zusammenhang gibt zwischen ausgiebigem Fernsehen und dem Gewicht, das wir auf die Waage bringen. Wie Untersuchungen gezeigt haben, gilt das auch dann, wenn wir körperlich ansonsten durchaus aktiv sind. Von daher ist es wichtig, achtsam dafür zu sein, wie viel wir fernsehen. Die meisten Empfehlungen sprechen davon, dass Erwachsene und Kinder nicht mehr als zwei Stunden am Tag fernsehen sollten. Und je kürzer dieser Zeitraum ist, umso besser. Das ist für viele von uns sicher nicht leicht zu realisieren, doch kann uns die Achtsamkeitspraxis helfen, unsere Fernsehgewohnheiten zu ändern.

Fernseh-Meditation

Wenn Sie wieder einmal zur Fernbedienung greifen, halten Sie inne und atmen Sie einige Male ein und aus.

> Einatmend ist die Fernbedienung in meiner Hand.
> Ausatmend frage ich mich: »Warum sehe ich fern?«

Durch diese Pause und Ihr bewusstes Atmen durchbrechen Sie Ihre tief verwurzelte Gewohnheit, automatisch den Fernseher einzuschalten, wann immer Sie müde, gelangweilt oder unruhig sind oder sich entspannen wollen. Das achtsame Ein- und Ausatmen verbindet Sie wieder mit Ihren gegenwärtigen Gedanken und Gefühlen. Achtsamkeit lässt Sie in Kontakt mit dem kommen, was wirklich hilfreich ist, um mit dem körperlichen oder emotionalen Zustand, in dem Sie sich jeweils gerade befinden, umzugehen. Sind Sie müde, dann wirken die Bilder und Geräusche des Fernsehers eher stimulierend auf Ihre Sinne, als dass sie Ihnen zu Entspannung und Ruhe verhelfen würden. Einfach ein- und ausatmen hilft Ihnen zu erkennen, dass es eine weisere Lösung ist, sich bequem hinzulegen, die Augen zu schließen und sich auf den Atem zu konzentrieren. So kann Ihr Körper zur Ruhe kommen. Fühlen Sie sich trübsinnig, können Sie dank der Achtsamkeit erkennen, dass es besser ist, eine Freundin anzurufen und mit ihr über das, was Sie belastet, zu reden, statt durch die Bilder und Geräusche des Fernsehers ein Gefühl zu unterdrücken, um das Sie sich kümmern sollten. Im Anhang finden Sie im Kapitel »Alternativen zum Fernsehen« viele kreative Vorschläge für Beschäftigungen, die das Fernsehen ersetzen, darunter viele körperliche Aktivitäten.

Hindernisse und Herausforderungen, die uns von körperlichen Aktivitäten abhalten

Einigen Menschen fällt es sehr leicht, ein aktiveres Leben zu führen; sie kaufen sich ein paar neue Laufschuhe, und schon geht's los. Doch für die meisten von uns ist es nicht ganz so einfach. Vieles mag uns davon abhalten, körperlich so aktiv zu sein, wie wir es brauchten. Dabei kann es sich um geistige, gedankliche Barrieren, körperliche oder soziale handeln oder noch um andere Dinge, die uns davon abhalten, unsere eigenen vier Wände zu verlassen und uns ausreichend zu bewegen.

Um unserer Gesundheit und um unseres Glücks willen müssen wir herausfinden, wie wir diese Hindernisse umgehen können, um körperlichen Aktivitäten künftig genügend Raum in unserem Leben einzuräumen. Sobald Sie das tun, wird diese Art der Betätigung im Handumdrehen zu einem unverzichtbaren Teil Ihres Alltags, und so bleiben Sie auf dem Weg der Fitness, Gesundheit und Achtsamkeit.

Auf die Frage, ob mehr körperliche Bewegung förderlich für ihre physische und psychische Gesundheit wäre, würden die meisten Leute mit Ja antworten. Doch nach neuesten Erhebungen bewegen sich mehr als die Hälfte aller erwachsenen US-Amerikaner zu wenig, und 25 Prozent bewegen sich so gut wie gar nicht.[95] Es gibt vielfältige Gründe für dieses Missverhältnis zwischen Wissen und Handeln, einige liegen in uns selbst, andere in unserem Umfeld. Wir können fast all diese Hindernisse überwinden und zu einem viel aktiveren Leben finden.

Was macht aktive Menschen aktiv und inaktive Menschen inaktiv? Viele Studien sind dieser Frage nachgegangen, und die Antworten, die sie fanden, sind nicht sehr überraschend: Menschen sind dann aktiv, wenn sie glauben, dass sie damit erfolgreich sein werden – dass sie also imstande sein werden, regelmäßig zu trainieren, dass sie nicht zu erschöpft sind, sich dabei nicht schlecht fühlen oder beschämt.[96] Menschen sind dann aktiv, wenn sie glauben, dass es ihnen guttut – dass sie sich besser fühlen, abnehmen und das Risiko einer Herz-Kreislauf-Erkrankung gesenkt wird.[97] Menschen sind dann aktiv, wenn ihre Umgebung einen solchen aktiven Lebensstil unterstützt – wenn sie sich in der Gegend, in der sie leben, sicher fühlen,

Parks oder Spazierwege in der Nähe sind und sie von Familienangehörigen und Freunden ermutigt werden.[98]

Auf der anderen Seite gibt es zahlreiche Hindernisse, die uns davon abhalten, körperlich aktiv zu sein. Ganz oben auf dieser Liste steht bei den meisten von uns der Zeitmangel. Doch gibt es auch eine Vielzahl anderer Hindernisse, die uns im Weg stehen, so die Angst, unsere Trainingsziele nicht zu erreichen, Angst vor Verletzung, Angst, dass man sich über uns lustig macht, zu wenig Geld für das entsprechende Equipment oder für den Beitrag im Fitnessstudio oder einfach die Tatsache, dass wir solche Übungsprogramme nicht mögen.

Das sind sehr ernstzunehmende Gründe. Doch mit ein wenig Kreativität und Voraussicht brauchen Sie Ihre Reise zu einem neuen aktiven Leben nicht schon vor dem Start aufzugeben. Welches sind die zu überwindenden Hindernisse? Sie müssen sich einfach einen Plan machen. Finden Sie heraus, was Sie tun wollen und wie Sie das bewerkstelligen können. Selbst jemand, für den körperliche Ertüchtigung zur zweiten Natur geworden ist, muss immer wieder Hindernisse überwinden, um aktiv zu bleiben.

Der Grundstein jeden Plans ist das persönliche Engagement und die Selbstverpflichtung: aktiv zu sein, abzunehmen, dem Plan zu folgen. Das klingt vielleicht ein wenig heftig, ist es aber nicht. Unser Leben ist stets dynamisch. Unsere Zeitpläne ändern sich, unsere Haltungen und Ansichten verändern sich, unsere Beziehungen entwickeln sich. Jeder Plan muss daher so flexibel sein, dass er all diese Faktoren und noch weitere einbeziehen kann. Doch entscheidend ist hier, dass wir uns unserem Ziel, uns körperlich mehr zu betätigen, verpflichtet fühlen – und auch dem Ziel, dafür Wege und Möglichkeiten zu finden. Das ist einfacher, als Sie vielleicht glauben, aber es passiert nicht über Nacht.

Immer wird es auch Rückfälle geben, wenn man eine neue Gewohnheit annehmen will. Merken Sie, dass Sie Ihrem Übungsplan einen Tag, eine Woche oder sogar einen Monat lang nicht gefolgt sind, sollten Sie sich dafür nicht als Versager kritisieren. Fangen Sie einfach wieder an. Jeder Tag ist ein neuer Tag, eine Gelegenheit für einen Neubeginn. Sie können in jedem Augenblick neu beginnen. Beginnen Sie mit ganz kleinen Schritten, und im Handumdrehen wird Aktivsein so sehr ein Teil Ihres Lebens wie Schlafen und Zähneputzen.

Lassen Sie uns im Folgenden einige Hindernisse auf dem Weg zu einem körperlich aktiveren Leben genauer anschauen und sehen, welche Möglichkeiten es gibt, sie zu überwinden.

»Ich habe einfach keine Zeit«

Gäbe es einen Preis für das häufigste Argument, das Menschen von körperlichem Aktivsein abhält, wäre der klare Gewinner: »Ich habe einfach keine Zeit.« Und da ist sicherlich etwas dran. Die Leute haben volle Terminkalender – Arbeit, Familie, Haushalt sowie vielfältige andere Verpflichtungen oder Hobbys. Zeit ist kostbar. Doch bedeutet das nicht, dass Sie sich keinen Raum für regelmäßiges Training erkämpfen könnten, vor allem wenn Sie bedenken, dass dies gut für Ihre Gesundheit ist und Ihnen hilft, Ihr Gewicht zu halten. Versuchen Sie, Ihre Übungen zu einem integralen Teil Ihres Tages zu machen wie Essen und Schlafen. Zuerst ist es für Sie vielleicht schwierig, sich dafür Zeit zu nehmen, doch nach einer Weile wird sich der Tag für Sie nicht mehr vollständig anfühlen, wenn Sie nicht Ihre Übungen gemacht haben. Sie werden die Frische und die Freude, die Sie daraus ziehen, vermissen. Beachten Sie die folgenden Tipps, diesem Hindernis zu begegnen:

- *Stehen Sie früh auf.* Wenn Sie erst mal in Ihren täglichen Routinen sind, kann es für Sie schwierig sein, Zeit für das Üben zu finden. Stehen Sie etwas früher auf als sonst und machen Sie Ihre Übungen im Wohnzimmer, brechen Sie zu einem flotten Spaziergang auf, um die frische Morgenluft zu genießen, oder gehen Sie ins Fitnessstudio, bevor die anderen zu Hause aufstehen und Ihre Hilfe oder Gesellschaft brauchen.
- *Tanken Sie in Ihrer Mittagszeit neue Energien auf.* Machen Sie nach einem achtsamen Mittagessen mit einigen Freundinnen und Freunden einen kleinen Spaziergang, bevor Sie wieder zu Ihrer Arbeit oder Ihrem Haushalt zurückkehren. Schon ein fünfzehnminütiger Gang nach dem Essen gibt Ihnen neue Energien.
- *Legen Sie sich schon am Vorabend Ihre Trainingssachen zurecht.* So können Sie direkt aufbrechen, entweder am Morgen für eine frühe Übungseinheit oder später am Tag, wenn Sie es zeitlich besser ermöglichen können.
- *Fügen Sie hier und da einige Übungen in Ihren Tagesablauf ein.* Ist es Ihnen nicht möglich, eine längere Übungseinheit in Ihren Tagesablauf einzuplanen, so reihen Sie mehrere kleine Einheiten aneinander: Machen Sie frühmorgens einen zwanzigminütigen flotten Spaziergang, dann gehen Sie nach dem Mittagessen fünfundzwanzig Minuten durch den Park oder um den Block, und verbinden Sie schließlich abends den Nachhauseweg mit einem fünfzehnminütigen Fußmarsch. Dann haben Sie sich insgesamt eine Stunde am Tag bewegt.
- *Suchen Sie sich körperliche Betätigungen, die Ihnen Freude machen.* Testen Sie unterschiedliche Arten – Fahrradfahren, Tanzen, Wandern, Tischtennis, Schwimmen, Tai-Chi, Klettern, Golf, Yoga und so weiter. Finden Sie etwas, das Ihnen wirklich Freude macht. Dann ist die Chance, dass Sie dabeibleiben, deutlich größer.

Lassen Sie sich von dieser Entschuldigung nicht die Laune verderben. Sie ist so leicht ins Feld zu führen, und wir alle können sie nachempfinden. Unser Leben ist voller Verpflichtungen, die viel von unserer Energie beanspruchen, und wenn wir dann endlich etwas Zeit für uns haben, wollen wir lieber die Füße hochlegen und uns entspannen, statt unsere Schuhe anzuziehen und draußen einen flotten Spaziergang zu machen.

Natürlich gibt es Zeiten, in denen wir so müde und erschöpft sind, dass wir nur noch ins Bett fallen können, sobald wir die Möglichkeit dazu haben. Doch bei näherer Betrachtung werden Sie feststellen, dass das sehr selten der Fall ist. Meistens ist körperliche Betätigung genau das, was wir brauchen, damit unser Geist die Probleme des Tages loslassen kann, wir uns wieder gestärkt fühlen, mit neuer Energie versehen, um durch den Rest des Tages zu kommen. Beachten Sie die folgenden Tipps, diesem Hindernis zu begegnen:

- *Nutzen Sie die Tageszeiten, zu denen Sie am meisten Energie haben, für Ihre Übungen.* Wir alle haben unseren individuellen Rhythmus und haben im Verlauf eines Tages mal mehr und mal weniger Energie. Manche sind Morgenmenschen. Andere eher Abendmenschen. Wieder andere fühlen sich mittags am lebendigsten. Zu welchem Typ Sie auch immer gehören mögen, legen Sie Ihre Trainingszeiten auf die Tageszeit, zu der Sie sich üblicherweise am besten fühlen.
- *Machen Sie den Fernseher aus.* Nichts untergräbt Ihre Energie so sehr wie das Fernsehen. Ob Sie eine gute Show sehen oder einen schlechten Film, sobald Sie vor dem Fernseher sitzen, stehen Sie wahrscheinlich nicht mehr auf, um Ihre Übungen zu machen. Bevor Sie sich

also dafür entscheiden, sich vor den Fernseher zu setzen, sollten Sie rausgehen, um spazieren zu gehen, Fahrrad zu fahren oder Sport zu treiben. Vielleicht belebt Sie das Training dann so sehr, dass Sie im Anschluss noch etwas anderes tun, als fernzusehen.

- *Stimmen Sie Ihre Trainingszeiten mit Freundinnen und Freunden ab.* Nichts hilft so sehr, dabeizubleiben – selbst wenn Sie müde sind –, wie die Unterstützung durch Gleichgesinnte. Tun Sie sich mit Freundinnen und Freunden zusammen und vereinbaren Sie, sich regelmäßig im Fitnessstudio zu treffen oder zusammen zu laufen. Diese gegenseitige Unterstützung ist sehr hilfreich.
- *Führen Sie ein Trainingsprotokoll.* Ein solches Protokoll kann Ihrer Motivation, sich aufzuraffen, sehr förderlich sein. Sie werden überrascht sein, wie schnell Sie Ihre Müdigkeit überwinden und sich aufmachen, wenn Sie sonst null Minuten Workout für den ganzen Tag eintragen müssten.

»Ich will mich nicht lächerlich machen«

Fast jeder, der schon mal ein Fitnessstudio betreten hat, hat sich dort angesichts all der durchtrainierten, fitten Menschen mit ihren schlanken und doch muskulösen Körpern vermutlich ganz schrecklich gefühlt. Das ist nur natürlich, vor allem wenn man übergewichtig ist oder sich mit seinem eigenen Körper nicht wohl fühlt. Doch es besteht kein Grund für Sie, sich von diesen Gefühlen stoppen zu lassen. Ihre Gesundheit und Ihr Gewicht haben oberste Priorität, und nicht das, was andere über Sie denken mögen. Dieses Hindernis gibt uns eine weitere gute Gelegenheit, Achtsamkeit zu praktizieren, indem wir ohne Bewertung und Urteil ganz in den gegenwärtigen Moment eintauchen. Konzentrieren Sie sich auf Ihren Körper und Ihr Training, die Bewegungen Ihrer Arme und Beine – und nicht auf die Sie umgebenden Leute. Und je mehr Sie trainieren, je mehr Zeit Sie im Fitnessstudio oder mit Joggen verbringen, desto wohler werden Sie sich schließlich fühlen. Bedenken Sie die folgenden Tipps, dieses Hindernis zu überwinden:

- *Trainieren Sie zunächst zu Hause.* Fühlen Sie sich dann nach einer Zeit selbstbewusst genug, auch in der Öffentlichkeit zu trainieren, können Sie sich zur Unterstützung noch ein Übungsvideo anschaffen und die Übungen zunächst im Schutz Ihres Wohnzimmers ausprobieren. Das wird Ihnen noch mehr Zutrauen und Sicherheit geben, wenn Sie schließlich nach draußen oder ins Fitnessstudio gehen.
- *Verabreden Sie ein Treffen mit einem Trainer.* Bei den meisten Fitnessstudios kann man zu Beginn kostenlos oder sehr preiswert Trainingsanleitungen bekommen. Eine Trainerin zeigt Ihnen, wie die Maschinen funktionieren, und hilft Ihnen dabei, einen Trainingsplan zu entwickeln, der auf Ihre individuellen Bedingungen und Ziele abgestimmt ist. Auch das wird Ihnen mehr Zutrauen geben.

Haben Sie weiterhin Probleme damit, sollten Sie überlegen, ob Sie sich psychotherapeutische Hilfe suchen wollen. Es gibt Therapeutinnen und Therapeuten, die auf Probleme mit Körperbildern spezialisiert sind.

»Das ist mir alles zu viel; ich weiß gar nicht, wo ich anfangen soll«

Leicht kann man sich von negativen Gedanken überwältigt fühlen: »Ich habe schon so oft in meinem Leben versucht, abzunehmen, mich gut zu ernähren und mehr zu bewegen. Doch das hat alles nicht geklappt.« Achtsam leben bedeutet, dass Sie nicht an der Vergangenheit festhalten sollten. Die Vergangenheit ist vorbei. Sie haben die Macht, vergangene Gewohnheiten, die nicht gut für Sie waren, nicht zu wiederholen. Sie haben die Wahl, einen anderen Weg einzuschlagen, einer anderen Lebensweise zu folgen, die zu Ihren Intentionen passt. Vielleicht haben Sie mittlerweile eine gute Vorstellung davon, warum Ihre früheren Versuche alle fehlgeschlagen sind. Machen Sie einige tiefe Atemzüge und werden Sie sich bewusst, dass Sie nicht alles auf einmal schaffen müssen. Eine kleine Veränderung hier und da kann mit der Zeit zu einem richtigen Wandel führen. Unterstützen kann Sie dabei dieser Vorschlag:

- *Setzen Sie sich Etappenziele und verfolgen Sie Ihre Fortschritte.* Irgendwo müssen Sie anfangen, und so ist es zu Beginn Ihrer Reise am besten, sich erreichbare Ziele zu setzen und von dort dann weiterzugehen. Wenn es Ihr ultimatives Ziel ist, zehntausend Schritte am Tag zu gehen, dann lautet Ihr erstes Ziel, täglich dreitausend Schritte zu gehen. Behalten Sie Ihre Fortschritte im Auge und notieren Sie in Ihrem Trainingsprotokoll, wie viele Schritte Sie täglich machen, und sobald Sie Ihr Ziel erreicht und eine Weile beibehalten haben, erhöhen Sie es auf sechstausend Schritte und arbeiten auf dieses Ziel hin. Notieren Sie Ihre Ziele und die jeweiligen Fortschritte und arbeiten Sie konsequent daran, Ihre Ziele zu erreichen und sich dann neue erreichbare Ziele zu setzen.

»Das ist mir alles viel zu teuer«

Genauso wenig wie Sie Marathon laufen müssen, um aus einem Training Nutzen zu ziehen, müssen Sie auch nicht Tausende Euro für Sportbekleidung, Gerätschaften und teure Fitnessstudios ausgeben, um das Training zu bekommen, das Sie brauchen. Letztlich ist das Einzige, was Sie wirklich brauchen, ein Paar gute Schuhe zum Gehen oder Laufen. Beachten Sie die folgenden Tipps, diesem Hindernis zu begegnen:

- *Informieren Sie sich über Volkshochschulkurse oder Kurse in Gemeindezentren.* Sie brauchen nicht Mitglied in einem teuren Fitnessstudio zu werden, um ein gutes Trainingsumfeld zu finden. Es gibt natürlich sehr teure Studios, es gibt aber auch viele, die es nicht sind. Darüber hinaus werden von Volkshochschulen oder Gemeindezentren oft gute Kurse angeboten. Es lohnt sich auch, sich bei den Krankenkassen zu informieren, da viele solcher Kurse zur Gesundheitsprävention mittlerweile bezuschusst werden.
- *Sparen Sie nicht bei den Schuhen.* Sie können viel Geld für Ihre Sportbekleidung und Ihre Ausrüstung ausgeben, aber das ist nicht nötig. Natürlich ist bequeme, schweißabsorbierende Kleidung angenehm, aber erstens muss sie nicht teuer sein, und zweitens brauchen Sie nicht täglich ein anderes Outfit. Auf was Sie aber nicht verzichten können, sind gute Schuhe zum Gehen oder Laufen. Sie unterstützen Ihre Füße und schonen Ihre Gelenke. Lassen Sie sich in Fachgeschäften beraten, um herauszufinden, welches Modell sich am besten für Sie eignet.

»Es gibt in meiner Gegend keine geeigneten Trainingsmöglichkeiten«

Dieses Problem kennen sicher viele von uns: Es gibt keine geeigneten Laufwege, Parks oder Fitnessstudios in der Nähe. Es ist nicht einfach, regelmäßig zu trainieren, wenn man dafür erst weit fahren muss. Und doch können wir auch diese Hindernisse überwinden. Bedenken Sie folgende Vorschläge:

- *Trainieren Sie zu Hause.* Das mag nicht sein, was Sie erträumen, doch im Wohnzimmer oder Schlafzimmer zu üben kann ebenso gut sein wie ein Training außerhalb. Unter Umständen müssen Sie das besser planen und sich das richtige Equipment dafür anschaffen – sei es ein Trainingsfahrrad, ein Laufband oder gute Videos für Stepp-Aerobic.
- *Planen Sie Ihre Workouts außerhalb des Hauses.* Gibt es gute Trainingsorte, die etwas weiter von Ihrem Wohnsitz entfernt sind – sei es in der Nähe der Arbeitsstelle, der Schule oder des Wohnorts eines Freundes –, können Sie etwas zusätzliche Zeit einplanen und Ihr Training dort mit Ihrer Arbeit, der Schule oder einem Besuch verbinden.
- *Setzen Sie sich im Rahmen Ihrer Möglichkeiten dafür ein, dass in Ihrem Wohnviertel bessere Bedingungen für Outdoor-Aktivitäten geschaffen werden, beispielsweise in Form neu angelegter Wege oder Grünanlagen.* Dafür brauchen Sie sicher einen langen Atem, aber es lohnt sich, und es wird nicht nur Ihnen, sondern auch Ihren Nächsten und allen in der Gemeinde zugutekommen.

»In meiner Wohngegend fühle ich mich nicht sicher«

Unglücklicherweise ist es eine Tatsache, dass wir manchmal in Gegenden leben, die wir, zumindest zu gewissen Tageszeiten, als nicht sicher erleben, und das kann ein großes Hindernis für unsere Trainingsmotivation sein. Es beschränkt nicht nur unsere Möglichkeiten, aktiv zu sein, sondern schwächt auch unsere Energie, wenn wir immer über unsere Sicherheit und die unserer Nächsten nachdenken, während wir nach Möglichkeiten suchen, wie wir dieses Hindernis überwinden können. Vielleicht helfen Ihnen diese Tipps:

- *Suchen Sie sich sichere Indoor-Bereiche für Ihr Training.* Dies kann bei Ihnen zu Hause sein, in einem Fitnessstudio, einem Gemeindezentrum oder der Volkshochschule, wo regelmäßige Kurse und Übungszeiten angeboten werden.
- *Üben Sie in einer Gruppe.* In einer Gruppe ist man sicherer. Suchen Sie sich Leute, die ähnliche Ziele verfolgen wie Sie, mit denen Sie mehrmals die Woche walken oder joggen. Sie werden sich nicht nur sicherer, sondern auch motivierter fühlen, denn die Gruppe wird auch auf Sie bauen. Verpflichten Sie sich den anderen gegenüber, regelmäßig mit ihnen zu üben. Melden Sie sich zu einem Tanz-, Aerobic- oder Kampfkunstkurs an. Für viele ist es einfacher, die Motivation in einer Gruppe aufrechtzuerhalten.
- *Suchen Sie Gegenden auf, in denen Sie sich sicherer und wohler fühlen.* Nutzen Sie die Mittagspause in der Schule oder an Ihrer Arbeitsstelle und trainieren Sie auf nahe gelegenen Treppen oder Grünflächen. Oder machen Sie zu Fuß einen Ausflug an einen schönen Ort und variieren Sie dabei Ihr Gehtempo.

»Ich habe so viele Beschwerden und Schmerzen«

Menschen, die an chronischen Gelenkentzündungen, hohem Blutdruck, Typ-2-Diabetes oder ähnlichen Beschwerden leiden, befürchten vielleicht, dass körperliche Aktivität ihnen eher schadet. Doch die *2008 Physical Activity Guidelines for Americans* empfiehlt regelmäßige körperliche Bewegung zur Anhebung der Lebensqualität und Senkung des Risikos neuer chronischer Beschwerden wie Herz-Kreislauf-Erkrankungen.[99] Es ist aber ganz wichtig, dass Menschen mit chronischen Beschwerden sich medizinisch regelmäßig untersuchen und über die Art und den Umfang ihres Übungsprogramms beraten lassen.

Die Achtsamkeitsverbindung

Bisher haben wir untersucht, welche Verbindung zwischen körperlichem Training und Gesundheit besteht und wie wir ein solches Training in unseren Alltag einbeziehen können. Im Folgenden geht es darum, wie wir es gut mit der Achtsamkeitspraxis verbinden und wie wir dadurch unserem täglichen Leben eine tiefere Bedeutung verleihen.

Die Reise zur Gewichtsreduktion ist eine Reise von Körper und Geist, und das wird nirgendwo deutlicher als beim Trainieren und Bewegen – bewusstem, achtsamem Bewegen. Sind wir aktiv – ob wir nun gehen, klettern oder im Garten arbeiten –, so sind wir mit dem Augenblick in Verbindung, und das ist das Wesen der Achtsamkeit. Sind wir nicht wirklich im gegenwärtigen Moment, dann stolpern wir, verlieren den Halt oder graben die falsche Pflanze aus. Im gegenwärtigen Moment verweilend, sind wir unseren Sinnen näher, unserem meditativen Atmen und ganz allgemein unserem Körper. All diese Verbindungen erden uns und helfen uns, den täglichen Stress hinter uns zu lassen ebenso wie das unausgesetzte Trommelfeuer der Werbung und anderer schädlicher Stimuli. So können wir den körperlichen und geistigen Frieden finden, der uns hilft, so viel abzunehmen, wie wir wollen, ein gesundes Leben zu führen und Frieden zu berühren.

Es gibt keinen besseren Beweis für die Kraft der Achtsamkeit als Gehmeditation. Gehmeditation ist eine der Möglichkeiten, Frieden zu verwirklichen. Sie erzeugt die Energie von Frieden, Stabilität und Freiheit.

Machen Sie bei jedem Ein- und jedem Ausatmen
zwei oder drei Schritte.
Sagen Sie beim Einatmen: »Ich bin angekommen«,
beim Ausatmen: »Ich bin zu Hause.«
Sagen Sie beim Einatmen: »Im Hier«, beim Ausatmen: »Und im Jetzt.«
Sagen Sie beim Einatmen: »Ich bin fest«, beim
Ausatmen: »Ich bin frei.«
Sagen Sie beim Einatmen: »Im Letztendlichen«,
beim Ausatmen: »Verweile ich.«

Machen Sie zu Beginn zwei oder drei Schritte, wenn Sie langsam einatmen. Richten Sie Ihre Aufmerksamkeit auf Ihre Fußsohlen und werden Sie des Kontaktes zwischen Ihren Füßen und dem Boden gewahr. Seien Sie mit Ihrer ganzen Aufmerksamkeit bei den Sohlen. Atmen Sie ein und sagen Sie bei jedem dieser zwei oder drei Schritte: *»Ich bin angekommen.«*

Beim Ausatmen machen Sie weitere zwei oder drei Schritte und bleiben des Kontaktes zwischen Ihren Füßen und dem Boden gewahr. Sagen Sie bei jedem Schritt: *»Ich bin zu Hause.«*

Hier fragen Sie sich vielleicht: »Angekommen wo? Und wo ist mein Zuhause?«

Den Lehren und der Praxis des Buddha zufolge steht uns das Leben nur im gegenwärtigen Moment, im Hier und Jetzt zur Verfügung. Und wenn Sie zu diesem gegenwärtigen Moment zurückkehren, haben Sie die Chance, das Leben zu berühren, ihm zu begegnen und vollkommen lebendig, vollkommen präsent zu werden. Darum bringt uns jeder Schritt zurück in den gegenwärtigen Moment – so dass wir all die Wunder des Lebens berühren können, die uns zur Verfügung stehen. Wenn Sie also sagen: »*Ich bin angekommen*«, so bringen Sie damit zum Ausdruck: »Ich bin angekommen im Hier und im Jetzt – an dem einzigen Ort, in der einzigen Zeit, wo das Leben für uns da ist, und das ist mein wahres Zuhause.« »*Ich bin angekommen*« bedeutet: »Ich möchte nicht mehr abgelenkt werden und mich verloren fühlen, denn ich weiß, dass die Bedingungen für mein Glück bereits da sind, im gegenwärtigen Moment.« Manchmal glauben wir, Glück sei für uns hier und jetzt gar nicht möglich und wir brauchten noch mehr, um glücklich zu sein. So hetzen wir immer weiter, um das zu erlangen, wovon wir meinen, es fehlte uns noch zum Glück. Doch auf diese Weise opfern wir den gegenwärtigen Moment, wir opfern unser tatsächliches Leben.

Im Alltag neigen wir dazu, über die Vergangenheit nachzusinnen, uns in Bedauern über Vergangenes zu verstricken und uns von Ängsten und Unsicherheit über Zukünftiges einfangen zu lassen. Unser Geist ist nicht im gegenwärtigen Moment. Darum ist es sehr wichtig zu lernen, wie wir immer wieder in den gegenwärtigen Moment zurückkehren können, um vollkommen lebendig, vollkommen gegenwärtig zu sein. Gehmeditation hilft uns dabei sehr.

Wir müssen lernen, so zu gehen, dass jeder Schritt uns Stabilität, Freiheit, Heilung und Transformation bringt. Wir brauchen die Energie der Achtsamkeit und Konzentration, damit jeder unserer Schritte fest, frei, heilend und nährend sein kann, und das gelingt uns durch achtsames Atmen und achtsames Gehen. »*Ich bin angekommen. Ich bin zu Hause.*« Dies ist keine Feststellung oder Behauptung. Es ist eine Praxis, und nur Sie können wissen, ob Sie tatsächlich im Hier und Jetzt angekommen sind. Niemand anders kann Ihnen das sagen. Wenn Sie wirklich im Hier und Jetzt gegründet sind, fühlen Sie sich frei, leicht und friedvoll, und Sie können mit allen verfügbaren Wundern des Lebens in Berührung kommen.

Gehen Sie in einer Weise, dass Frieden in jeder Zelle Ihres Körpers wirklich wird, in jeder Zelle Ihres Bewusstseins. Atmen wir friedvoll, durchdringt unser Atem unseren Körper und Geist. Im Nu werden dann Körper, Geist und Atem eins in dieser konzentrierten Ausrichtung, und wir bekommen die Energie der Stabilität, Solidität und Freiheit, die von jedem unserer Schritte erzeugt wird.

Nach einigen Minuten mögen Sie vielleicht zur dritten Zeile der Meditation übergehen: *»Im Hier und im Jetzt.«* Sie besagt, dass ich jetzt im Hier und Jetzt zu Hause bin. Meine Adresse ist das Reich Gottes, die Adresse von Frieden und Zugehörigkeit ist das Hier und Jetzt, nicht die Vergangenheit und nicht die Zukunft und nicht ein anderer Ort als der, an dem ich gerade bin.

Nach einiger Zeit wenden Sie sich vielleicht der vierten Zeile zu: *»Ich bin fest. Ich bin frei.«* Festigkeit und Freiheit sind die wichtigsten Aspekte des Glücks. Ohne eine gewisse Festigkeit, ohne ein gewisses Ausmaß an Freiheit ist wahres Glück nicht möglich; von daher sollten Sie mit jedem Schritt mehr Festigkeit und Freiheit erzeugen. Und auch dies ist kein bloßer Wunsch oder eine Ankündigung. Es ist eine Praxis.

»Ich bin fest. Ich bin frei« bedeutet, ich merke, dass ich gefestigter bin, dass ich frei bin. Dadurch wird die Übung noch angenehmer. Sie gehen voller Würde wie ein König oder eine Königin. Sie gehen wie ein Löwe, weil Sie wahrhaft Sie selbst sind mit all Ihrer Klarheit, Gelassenheit und Stärke.

Jeder Schritt wird zu einer Freude. Jeder Schritt vermag zu heilen, zu transformieren. Aber wir können nicht nur uns selbst mit unseren Schritten heilen, sondern auch unsere Liebsten, unsere Freundinnen und Freunde, die Erde, unsere Umwelt. Gehen wir in Achtsamkeit, werden wir ruhiger. Unser Geist wird klarer, luzider und bringt Lösungen hervor für die Herausforderungen, vor die wir, unsere Liebsten, unsere Freundinnen und Freunde oder unsere Welt gestellt sind.

Die letzte Zeile dieser Meditation lautet: *»Im Letztendlichen verweile ich.«* Es gibt in unserer Wirklichkeit zwei Dimensionen. Die erste ist die historische Dimension, und die zweite ist die letztendliche. Die letztendliche Dimension ist der Grund unseres Seins, und wenn wir wissen, wie wir tief in jedem Moment unserer historischen Dimension leben können, können wir die letztendliche Dimension berühren.

Die historische Dimension kann man mit einer Welle vergleichen, und die letztendliche Dimension ist wie das Wasser der Welle. Eine Welle scheint einen Anfang und ein Ende zu haben. Eine Welle kann man als hoch oder niedrig, groß oder klein bezeichnen und als anders oder ähnlich in Bezug auf andere Wellen.

Doch der Augenschein von Anfang und Ende, hoch und niedrig, mehr oder weniger schön gehört einzig der historischen Dimension an. Wasser transzendiert die Form der Welle sowie die Vorstellung von Anfang und Ende, hoch oder tief, diese Welle oder jene. Diese Vorstellungen lassen sich einzig auf die Welle, nicht aber auf das Wasser anwenden. In dem Moment, in dem die Welle erkennt, dass sie Wasser ist, verliert sie jede Angst, und sie genießt es umso mehr, eine Welle zu sein. Sie ist frei von Leben und Tod, Sein und Nichtsein, hoch oder tief. Wenn wir imstande sind, unsere letztendliche Dimension zu berühren, sind wir nicht länger der Angst unterworfen, der Angst, weniger oder mehr zu sein als andere Wellen, der Angst vor Geburt, der Angst vor dem Tod.

Das ist eine sehr tiefe Praxis. Berühren Sie Ihren wirklichen Grund, Ihre tatsächliche Natur – die Natur von Nicht-Geburt und Nicht-Tod –, dann entsteht Nicht-Angst. Und damit wird wahres Glück möglich.

Wir können jeden Moment unseres täglichen Lebens so leben, dass wir unsere letztendliche Dimension berühren. Tatsächlich können wir auch *nur* dann im Letztendlichen verweilen, wenn wir unser tägliches Leben tief in der historischen Dimension leben.

Den Himmel und die Erde berühren

Thich Nhat Hanh empfiehlt, regelmäßig die Zehn achtsamen Bewegungen zu üben, um Konzentration, physische Stabilität und Flexibilität zu entwickeln. Es sind einfache Bewegungen, basierend auf Yoga- und Tai-Chi-Übungen. Eine von ihnen heißt *Den Himmel und die Erde berühren.*

> Ihre Füße stehen hüftbreit auseinander, die Knie sind leicht gebeugt. Heben Sie die Arme beim Einatmen nach oben, die Handflächen sind nach außen gerichtet. Strecken Sie sich dabei so, als wollten Sie den Himmel berühren, und schauen Sie nach oben. Beugen Sie sich beim Ausatmen bis zur Taille nach vorn und senken Sie dann die Arme, bis sie den Boden berühren, oder so weit, wie es für Sie angenehm ist. Können Sie mit Ihren Händen den Boden berühren, so spüren Sie, wie Ihre Hände sich im Boden verwurzeln. Entspannen Sie Ihren Nacken. Atmen Sie ein und kommen Sie aus dieser Position mit gera-

dem, entspanntem Rücken nach oben und berühren Sie dann wieder den Himmel. Berühren Sie Himmel und Erde drei weitere Male.

Achtsames Bewegen verbunden mit anderen Aktivitäten

Auch wenn achtsames Gehen der perfekte Einstieg für eine achtsame Bewegungspraxis ist, brauchen Sie sich keineswegs auf das Gehen zu beschränken, wenn Sie andere Aktivitäten genauso oder sogar noch mehr schätzen. Dieselbe Meditationspraxis, der Sie beim achtsamen Gehen folgen, lässt sich auch beim Fahrradfahren, Tanzen, Laufen, Gärtnern oder Yoga anwenden.

Sie können zum Beispiel beim Fahrradfahren jeden zehnten Pedaltritt mit der Zeile aus der oben beschriebenen Meditation und verbunden mit Ihrem Ein- und Ausatmen begleiten: *»Ich bin angekommen. Ich bin zu Hause.«*

Bei der Gartenarbeit sagen Sie bei jedem Spatenstich oder bei jedem Unkraut, das Sie auszupfen, einatmend: *»Ich bin fest.«* Beim Ausatmen sagen Sie: *»Ich bin frei.«*

Das mag Ihnen zunächst vielleicht etwas gekünstelt und befremdlich erscheinen, denn möglicherweise haben Sie körperliche Aktivitäten bisher noch nie mit Meditation verbunden. Doch mit etwas Übung wird die Achtsamkeit so zu einem integralen Teil Ihrer Aktivitäten, und dies hilft Ihnen nicht nur, sich mehr im gegenwärtigen Moment zu gründen, nein, Sie werden das Üben auch so genießen wie nie zuvor in Ihrem Leben. Es wird zu einem ganz zentralen Moment Ihres Tages, bei dem Sie sich mit dem Augenblick und mit sich selbst verbinden. Durch diese Verbindung und durch die Dynamik von Übung und Bewegung werden Sie so viel abnehmen, wie Sie wollen, und so fit und gesund sein, wie Sie wollen.

Achtsames Armschwingen

Bewegungen zur Lösung äußerer und innerer Knoten
Diese Bewegung entstammt der traditionellen chinesischen Qi-Gong-Praxis. Sie ist sowohl entspannend als auch belebend. Sie brauchen dazu keinerlei Ausrüstung, Ihr Körper ist das Instrument. Die Übung ist sehr praktisch, denn Sie können sie überall und zu jeder Zeit durchführen, und sie dauert nur fünf Minuten.

1. Stellen Sie Ihre Füße schulterbreit auseinander, entspannen Sie den Körper und beugen Sie leicht die Knie.
2. Richten Sie Ihren Blick auf ein Objekt oder eine Landschaft vor Ihnen.
3. Schwingen Sie die Arme vor Ihrem Körper in Richtung Himmel oder Zimmerdecke und atmen Sie dabei tief ein.
4. Lassen Sie die Arme den ganzen Weg wieder zurückschwingen, bis hinter den Körper, und atmen Sie dabei vollständig aus.
5. Wiederholen Sie diese Schwünge kontinuierlich.
6. Während der fünfminütigen Übungszeit erhöhen Sie allmählich die Geschwindigkeit Ihrer Bewegungen.

Sie sollten während der Übung das Gefühl entwickeln, als würden Sie in Luft »schwimmen«. Sie sind eins mit der Luft, und Sie tauschen mit der Luft Energie aus. Wenn Sie Ihre Arme bewegen und einatmen, nehmen

Sie frische Luft aus Ihrer Umgebung auf, und wenn Sie Ihre Arme beim Ausatmen zurückschwingen lassen, dann atmen Sie alle belastende Energie aus. Jede Bewegung ist eine achtsame Bewegung, und jede Bewegung steht mit der Luft und Ihrem Atem in Verbindung. Sie werden sich sofort besser fühlen, wenn Sie diese Armschwünge fünf Minuten lang kontinuierlich gemacht haben. Ihr Herz schlägt kräftiger, und Sie fühlen sich glücklicher. Spannungen im Kopf-, Schulter- und Rückenbereich lassen nach und lösen sich auf. Zusammen mit dem Atmen wird diese Bewegung Sie zurück zu sich selbst führen und Körper und Geist vereinen. Leiden Sie unter ernsthaften Rückenproblemen oder anderen körperlichen Beschwerden, sollten Sie ärztlichen Rat einholen, bevor Sie die Übung machen.

Bringen wir nun alles zusammen

In diesem Kapitel haben wir viele Aspekte angesprochen: den Nutzen körperlicher Betätigung für unsere Gesundheit und eine mögliche Gewichtsreduktion; wie viel wir trainieren müssen, um abzunehmen oder unser Gewicht zu halten; die wichtige Verbindung zwischen Achtsamkeit und körperlichen Aktivitäten; die häufigsten Hindernisse, denen wir begegnen, wenn wir unsere Gewohnheiten ändern wollen. Nun ist es an der Zeit, all das zusammenzufügen und einen individuellen Aktionsplan aufzustellen. Wir nennen das Ihren *In*Bewegungsplan – wobei das *In* ausdrücken soll, dass wir dabei *in* der Gegenwart, *im* gegenwärtigen Moment sein wollen. Dieser *In*Bewegungsplan wird Ihnen ermöglichen, sich Ziele zu setzen, die

Aktivitäten zu planen, mittels derer Sie Ihre Ziele erreichen wollen, und Hindernisse zu überwinden, die Sie davon abhalten, Ihre Ziele zu erreichen.

Ihr *In*Bewegungsplan

Im Folgenden geht es um Schlüsselelemente für Ihren Plan, im täglichen Leben körperlich aktiver zu sein. Gehen Sie die Punkte durch und entwerfen Sie dann Ihren eigenen Aktionsplan. Dabei können Sie sich an der Tabelle »Beispiel für einen Zehnwochenplan achtsamen Lebens« in Kapitel 7 orientieren.

Wie bei allen Handlungsplänen sollten Sie Ihre Ziele nicht als etwas Statisches verstehen. Mit zunehmender Erfahrung auch im Umgang mit den Hindernissen können sich Ihre Ziele und die Art, wie Sie solche Barrieren überwinden, vielleicht verändern. Haben Sie keine Angst, Dinge anzupassen. Wichtig ist, dass Sie weiterhin achtsam leben, aktiv sind und ausgerichtet bleiben auf Ihr Ziel, Gewicht zu verlieren und das neue zu halten.

Warum wollen Sie körperlich aktiver sein?

Denken Sie darüber nach, warum Sie körperlich aktiver sein wollen. Sie können sich aus allen Lebensbereichen bedienen.
Beispiele: *Ich möchte mich wohler mit mir fühlen. Ich möchte abnehmen. Ich möchte mich lebendiger fühlen.*

Was ist so schlecht an Bewegungsmangel?

Vergegenwärtigen Sie sich die Nachteile eines bewegungsarmen, inaktiven Lebens. Auch diese können aus allen Lebensbereichen stammen.

Beispiele: *Ich bleibe dann dick. Ich fühle mich dann nicht gut mit mir. Ich fühle mich bedrückt und traurig.*

Wie würden Sie gern körperlich aktiv werden?
Vergegenwärtigen Sie sich Aktivitäten, die Ihnen Freude machen. Ihre Trainingszeit kann von einer Vielzahl von Dingen abhängen. Stellen Sie sicher, dass Sie sich Aktivitäten suchen, die Sie mögen und die Ihnen Spaß bereiten. Haben Sie das Gefühl, dass Ihnen gegenwärtig überhaupt nichts Freude machen könnte, wählen Sie die körperliche Betätigung, die Ihnen am wenigsten widerstrebt oder bei der Sie die meiste Unterstützung von anderen bekommen, wie zum Beispiel mit einer Freundin zu walken.
Beispiele: *Walken, Fahrradfahren, Gärtnern, Golfen, Tanzen, Yoga, Wandern, Basketball, Tennis, Kampfkunst, Bowlen, Skaten, Spielen mit den Kindern oder Enkelkindern, Skifahren, Schwimmen.*

Wie viel Zeit wollen Sie Ihrem täglichen Training widmen?
Sie wollen vielleicht jeden Tag zwischen dreißig und achtzig Minuten für ein moderates Training aufwenden (oder 10000 Schritte gehen). Sie sollten mit dieser Zielvorgabe nur dann beginnen, wenn Sie bereits nahe daran sind, ansonsten sollten Sie sich langsam darauf zubewegen, indem Sie sich ein oder zwei leichter erreichbare Zwischenziele setzen, die Ihnen helfen, Ihr großes Ziel zu erreichen. Vielleicht beginnen Sie mit zwanzig Minuten täglich (oder 2500 Schritten). Haben Sie dies vier Wochen lang geschafft, können Sie sich ein neues Ziel setzen: täglich vierzig Minuten (oder 5000 Schritte). Nach weiteren vier erfolgreichen Wochen können Sie sich auf sechzig Minuten am Tag steigern (oder 7500 Schritte).
Beispiel:
Ziel 1: 2500 Schritte am Tag (20 Minuten täglich)

Ziel 2: 5000 Schritte am Tag (40 Minuten täglich)
Ziel 3: 7500 Schritte am Tag (60 Minuten täglich)

Welche zwei oder drei Hindernisse erschweren es Ihnen, regelmäßig zu trainieren? Wie können Sie die umgehen?
Ob wir nun für den olympischen Marathon trainieren oder gerade erst mit dem Training beginnen – der Umgang mit Hindernissen, die uns beim Aktivsein immer wieder im Wege stehen, ist ein notwendiger Teil des Prozesses. Vergegenwärtigen Sie sich die Hauptgründe dafür, dass Sie das Haus nicht verlassen für das Training, das Sie brauchen. Sie mögen schon auf der Liste der Hindernisse stehen, die wir bereits an früherer Stelle in diesem Kapitel behandelt haben, vielleicht handelt es sich aber auch um ganz andere Dinge. Schreiben Sie die wichtigsten zwei oder drei Hindernisse auf, ebenso wie Ihre Strategie des Umgangs mit ihnen. Diese Liste ist besonders dann für Sie hilfreich, wenn Sie sich schwertun und Sie nach Gründen suchen, zu Hause zu bleiben.
Beispiel:
Hindernis: Ich habe zu wenig Zeit.
Strategien: Ich lege mir meine Trainingssachen schon am Abend zurecht und stehe am Morgen vor der Familie auf. Zur Arbeit nehme ich ein vorbereitetes Mittagessen mit und gehe nach der Mahlzeit in flottem Tempo spazieren.

Welche achtsamen Worte könnten bei der Bewegung hilfreich sein?
Wählen Sie eine oder zwei (oder auch alle) Zeilen aus der Gehmeditation (siehe die Übung »Gehmeditation«), um sich während Ihres Trainings darauf zu konzentrieren.
Beispiel: *Ich bin angekommen, ich bin zu Hause.*

Achtsames Bewegen: eine Gelegenheit, unserem Planeten Gutes zu tun

Bewegen wir uns mehr und werden bei unserer Arbeit und in unserer Mobilität unabhängiger von Geräten und Autos, so verbrennen wir nicht nur mehr Kalorien, sondern wir tragen auch zur Reduzierung unseres ökologischen Fußabdrucks bei. Es gibt viele Möglichkeiten, sich im Alltag mehr zu bewegen. Gehen Sie die Treppen hoch, statt den Aufzug zu benutzen. Fahren Sie mit dem Fahrrad zur Arbeit. Gehen Sie Strecken innerhalb eines Radius von acht Kilometern zu Fuß oder nehmen Sie das Fahrrad. Trocknen Sie Ihre Wäsche draußen, statt sie in einen Trockner zu stecken. Benutzen Sie im Garten einen Rasenmäher ohne Motorantrieb und einen Rechen, um Blätter zusammenzufegen.

In meinem Buch *Die Welt ins Herz schließen* beschreibe ich den autofreien Tag einmal in der Woche in meinen Klöstern und Praxiszentren, um den Ausstoß von Kohlendioxid und den Benzinverbrauch zu reduzieren.[100] Autofreie Tage können uns sehr viel Freude bereiten. Wir tun dadurch regelmäßig und ganz konkret etwas zum Schutz unseres Planeten und der Reduktion der globalen Erwärmung. Teilen Sie diese Freude mit anderen und ermutigen Sie Familienangehörige, Freundinnen und Freunde sowie Ihre Arbeitskolleginnen und -kollegen, sich ihrerseits zu einem autofreien Tag einmal im Monat oder einmal die Woche zu entschließen.

Die Quintessenz

Für viele von uns ist regelmäßiges Trainieren eine echte Herausforderung. Es ist gar nicht so einfach, Zeit dafür zu finden, und es kann unangenehm sein, besonders am Anfang. Sicherlich gibt es auch eine Vielzahl von Aktivitäten, die weniger anstrengend sind und reizvoller erscheinen. Doch unser Körper und unser Geist dürsten nach körperlicher Betätigung. Viele tausend Jahre lang war die Menschheit eine körperlich sehr aktive Spezies, und das steckt in unseren Genen, unseren Zellen, in unserem Geist. Die Tatsache, dass wir diese Seite in unserem modernen Leben oftmals sträflich vernachlässigen, bedeutet nicht, dass sie gänzlich verschwunden wäre. Wir müssen uns mit unserem aktiven Selbst wieder verbinden, wie sehr wir uns von ihm auch entfremdet haben mögen. Nur dann können wir wirklich wir selbst sein, tatsächlich erkennen, wer wir sind, und die körperlichen Fähigkeiten, mit denen wir ausgestattet sind, wertschätzen.

Das heißt nicht, dass Sie hohe Berge erklimmen oder Marathon laufen müssten. Es ist viel einfacher. Sie müssen nur an den meisten Tagen der Woche für einige Zeit körperlichen Betätigungen nachgehen, die Sie mögen. Achtsames Bewegen hilft Ihnen, den Alltagstrott hinter sich zu lassen, sich mit sich selbst wieder zu verbinden und dabei Ihr gesundes Gewicht zu erreichen, während Sie gleichzeitig zum Wohlergehen unserer Welt beitragen.

7

Der achtsame Lebensplan

Welche Rolle unsere Ernährung und unsere körperlichen Aktivitäten bei unserer Achtsamkeitspraxis und unserer Reise zu einem gesunden Gewicht spielen, haben wir nun ausführlich behandelt. Jetzt ist es an der Zeit, einen Schritt zurückzutreten und aus einer erweiterten Perspektive heraus zu schauen, wie wir Achtsamkeit in unser Leben stärker einbeziehen können.

Achtsamkeitspraxis berührt die Stille in uns. Durch sie können wir ruhiger werden und erforschen, wie wir uns mit unserem wahren Selbst wieder verbinden können. Mit unserem wahren Selbst, das unter unserer oftmals dumpfen, starren, automatisierten Lebensweise begraben liegt, unter unserem Alltag mit seinen zahllosen Anforderungen und den unausgesetzten Stimuli unserer hochtechnisierten, durch Werbung angetriebenen Konsumgesellschaft. Sind wir frei von unseren automatischen Reaktionen, können wir die Dinge klarer sehen, wie sie von Moment zu Moment sind, ohne Urteil, vorgefasste Meinungen oder Vorlieben. Wir lernen uns besser kennen, sind mehr im Einklang mit unseren Gefühlen, Handlungen und Gedanken und auch mit den Gefühlen, Handlungen und Gedanken anderer. Sind wir in jedem Augenblick ganz lebendig, lernen wir, uns selbst zu lieben und Frieden zu schließen mit allem, was uns umgibt. Kurz gesagt: Wir genießen einfach unser Leben.

Viele Menschen können eine solch gesunde Lebensweise nicht einhalten, auch wenn sie genau wissen, dass es ihnen dann besser ginge. Da gibt es eine Unzahl innerer und äußerer Barrieren. Um diese hinter sich zu lassen, sollten Sie sich einmal ernsthaft fragen, was Sie *wirklich wollen*. Oftmals sind es unsere Gewohnheitsenergien und Ängste, die uns nicht nur davon abhalten, genau herauszufinden, was wir wollen, sondern auch davon, gesünder zu leben. Gewohnheitsenergien treiben uns an, aber wir wissen vielleicht gar nicht, wohin sie uns eigentlich führen. Sogar im Schlaf kämpfen wir noch. Wir müssen uns in unserem täglichen Leben in Achtsamkeit üben, um die destruktiven Energien zu untersuchen und umzuwandeln, durch die unser Leben in die falsche Richtung gerät.

Durch Ihren Leitsatz zum gesunden Gewicht, wie im ersten Kapitel beschrieben, haben Sie bereits den ersten Schritt auf der achtsamen Reise zur Verbesserung Ihrer Gesundheit getan. Haben Sie die Intention, Ihre Essgewohnheiten zu verbessern, werden Sie feststellen, dass die Praxis des achtsamen Essens Ihre Wahrnehmung all Ihrer anderen Aktivitäten und Erfahrungen verändern wird. Und ähnlich werden die guten Gewohnheiten, die Sie entwickeln, wenn Sie in anderen Aspekten Ihres Lebens achtsam sind, Ihre Bemühungen unterstützen, sich gesünder zu ernähren.

Richten Sie sich in allem, was Sie tun, vollkommen auf das Jetzt aus und auf die Aufgabe, die vor Ihnen liegt. Sie werden sehen, dass Sie Ihre Aufgaben mit weniger Aufwand werden bewältigen können. Wie und auf welche Weise Sie sich auf die Aufgabe einlassen, wird die Qualität der Zukunft bestimmen. Wie sich die Zukunft entfalten wird, hängt davon ab, wie wir mit jedem gegenwärtigen Moment umgehen. In jedem Augenblick achtsam zu sein ist für uns die beste Gelegenheit, eine erfolgreiche, gute Zukunft zu schaffen.

Im fünften und sechsten Kapitel haben wir gezeigt, wie

wir das Licht der Achtsamkeit auf die alltäglichen Aktivitäten des Essens und Bewegens richten können und wie Sie für sich die besten *In*Ess- und *In*Bewegungsstrategien entwickeln, um die Route Ihrer Achtsamkeitsreise zu vermessen. Als zusätzlichen Anstoß für Ihre Achtsamkeitsreise schlagen wir Ihnen einen achtsamen Übungsplan vor, in dem Sie einige der in diesem Buch beschriebenen Übungen und Vorschläge zusammenführen und so in Ihr Alltagsleben integrieren können. Der vorgeschlagene Plan enthält nicht nur Übungen für achtsames Essen und Bewegen hinsichtlich der Gewichtskontrolle, sondern auch solche, durch die wir das Leben mehr genießen und besser transformieren können. Wir nennen ihn den achtsamen Lebensplan. Er hat drei Hauptbestandteile: *In*Essen, *In*Bewegen und *In*Atmen. Wie bereits erwähnt, bedeutet das *in* jeweils »*in* der Gegenwart«. Diese In-der-Gegenwart-Strategien können Sie in jeden Aspekt Ihres täglichen Lebens integrieren, sie werden zu Stützpfeilern eines achtsamen Lebens.

Während *In*Essen und *In*Bewegen sich besonders mit der Nahrungsaufnahme und den körperlichen Aktivitäten in Bezug auf unsere Gesundheit beschäftigen, geht es bei der *In*Atmen-Strategie um alle anderen Aspekte unseres Tuns. Sie kann uns helfen, unsere Gewohnheiten und die uns plagenden Geisteszustände zu transformieren. Die *In*Atmen-Strategie lässt unsere Sinne erwachen und uns ganz präsent sein, um unsere Gedanken, Gefühle, Worte und Handlungen zu verstehen und geschickt mit ihnen umzugehen.

Essen wir, so tun wir das achtsam. Trainieren wir, so sind wir dabei achtsam. Wir schauen, hören, sprechen, berühren, fühlen, denken achtsam, wir nehmen achtsam wahr. Wir atmen die ganze Zeit, und des Atems gewahr zu sein ist die einfachste und wirkungsvollste Praxis, sich auf den gegenwärtigen Moment auszurichten. Das achtsame Atmen ist ein zentraler Aspekt sowohl des achtsamen Essens und Bewegens als auch der täglichen Achtsamkeitspraxis ganz allgemein.

Leben wir in Bewusstheit und Achtsamkeit, werden wir Einsicht und Verstehen erlangen, Unwissenheit mindern und Liebe, Mitgefühl und Freude hervorbringen können. Das Verständnis für die wechselseitig abhängige, unbeständige Natur aller Dinge ist der Schlüssel zur Transformation, und Achtsamkeitsenergie ist die Kraftquelle, die den Transformationsprozess in jedem Augenblick speist.

So, wie das Sonnenlicht die Energie liefert, damit ein Samen zu einer Pflanze werden kann, versorgt uns die Achtsamkeit mit der nötigen Energie, um alle geistigen Gebilde – alle Geisteszustände – transformieren zu können, die ihrerseits Ausdruck der Samenenergien sind, die sich in unserem Geist manifestiert haben. Die Energie der Achtsamkeit ist wie die Sonnenenergie, die sich einfach nur ausbreiten muss, um ganz natürlich ihre Wirkung zu entfalten. Wichtig ist, dass wir nicht versuchen, unsere Geistesplagen, unsere negativen Energien zu unterdrücken, denn je mehr wir das tun, je mehr wir sie bekämpfen, desto stärker werden sie in uns. Wir müssen lernen, sie einfach nur zu erkennen, sie zu umarmen und in der Achtsamkeitsenergie zu baden. Ist in uns eine Fülle von Achtsamkeitsenergie, kann sie die Wirkungen der negativen Energien in uns umwandeln und abschwächen. Entwickeln wir mehr und mehr Achtsamkeitsenergie, wird das unsere negativen Emotionen mindern und beruhigen. Der achtsame Lebensplan bietet einen praktischen Rahmen, um solche Achtsamkeitsenergie aufzubauen.

Fühlen wir uns festgefahren und unbeweglich, stehen wir uns selbst im Weg. Unser Ego behindert uns. Wir sind ängstlich, unser Denken verläuft in engen Bahnen, wir sind reaktiv, voller Zweifel, grübeln ständig und sorgen uns um Zukünftiges, statt dass wir mit dem sind, was jetzt ist. Wir werden zu unserem schlimmsten Feind, wenn wir uns von unseren Ängsten, unserer Wut und unserer Verzweiflung überwältigen lassen. Diese Ängste, diese Wut und Verzweiflung sind Illusionen. Sie sind nicht wirklich. Wir aber glauben, dass sie es seien, und lassen uns von ihnen beherrschen. Atmen Sie einige Male ein und aus, damit Ihr Körper und Ihr Geist wieder vereint sind und Sie ganz in der Gegenwart ankommen. Sobald Sie das sind, werden Sie erkennen, dass Ihre Ängste, Ihre Wut und Ihre Verzweiflung lediglich Projektionen aus der Vergangenheit sind. Sie sind keine gegenwärtige Realität.

Dieser Praxisplan ist nur ein Leitfaden, der Ihnen zu besserem Wohlergehen verhelfen will. Die Übungen sind keine starren Formeln, sondern einfach Übungen, mit deren Hilfe Sie Ihre ersten Schritte machen, einen Geschmack der Achtsamkeitspraxis erlangen, mehr Einsicht gewinnen und die Wolken, die unsere klare Sicht verhindern, entfernen können. Während wir diese Konzepte umsetzen und durch sie lernen, ist es wichtig, dass wir uns durch sie nicht begrenzen lassen, sondern dass wir sie anwenden, um zu einem weiteren Verständnis zu gelangen. Und sicherlich können Sie Ihre eigenen Übungen entwickeln, indem Sie die Achtsamkeitsprinzipien da in Ihrem Leben anwenden, wo es für Sie relevant und stimmig ist. Wichtig ist, dass Sie die ersten Schritte tun und schauen, welche Wirkung sie haben. Durch tägliche Übung werden Sie Ihre Achtsamkeitsenergie stärken können. In den folgenden Abschnitten werden wir die drei Hauptbestandteile des achtsamen Lebensplans beschreiben: *In*Essen, *In*Bewegen und *In*Atmen.

Im fünften Kapitel haben wir die Schlüsselkomponenten einer nährstoffreichen Ernährung besprochen, die sowohl gut für uns als auch für den Planeten ist. Eine der wichtigsten Komponenten ist Achtsamkeit, nicht nur für das, was wir essen, sondern auch dafür, wie wir essen. Werden Sie mit der Zeit immer achtsamer beim Essen, werden Sie herausfinden, dass Sie mehr im Einklang mit Ihren Hunger- und Sättigungsgefühlen sind. Vielleicht merken Sie, dass Sie nur noch essen, wenn Sie hungrig sind, und damit aufhören, wenn Sie satt sind. Sie entscheiden sich für nährstoffreiche, vegetarische Lebensmittel, die Ihnen schmecken und deren Wahl für unseren Planeten gut ist. Sie essen mit mehr Bewusstheit und mit großem Genuss das, was Sie gewählt haben.

Wenigstens einmal am Tag sollten Sie eine kleinere oder größere Mahlzeit zu sich nehmen ohne irgendwelche zusätzliche sensorische Stimuli. Das bedeutet: kein Fernsehen, keine Zeitung, kein Buch, kein Radio, keinen iPod, kein Handy, keine Gedanken oder Sorgen. Essen Sie langsam und genießen Sie die Nahrung, kauen Sie sorgsam, um sich an dem Geschmack zu erfreuen und Ihre Verdauung zu unterstützen.

Nehmen Sie sich die Zeit, sich näher mit den Prinzipien gesunder Ernährung zu befassen sowie mit den »Sieben Übungen für achtsam Essende«, beides wurde im fünften Kapitel beschrieben. Untersuchen Sie, welchen Prinzipien Sie mittlerweile schon folgen und wo Sie noch etwas ändern und verbessern müssen. Im fünften Kapitel haben wir auch darüber gesprochen, dass Sie für sich eine Liste mit Ernährungszielen und neuen achtsamen Gewohnheiten zusammenstellen. Suchen Sie sich aus dieser Liste für jede Woche oder jede zweite Woche ein neues Ziel für Ihre

Ernährungsweise und eine neue Übung für das achtsame Essen aus und tragen Sie diese in die Spalte »*In*Essen« in Ihrem Plan des achtsamen Lebens ein. Setzen Sie diese Ziele bewusst in Ihrem täglichen Leben um. Nehmen Sie die Herausforderungen und Hindernisse wahr, die Sie davon abhalten, Ihre anvisierten Ziele zu erreichen, und schmieden Sie Pläne zu deren Überwindung.

Liegt zum Beispiel Ihr Ernährungsziel darin, zuckerhaltige Getränke zu vermeiden, sollten Sie Ihrer Gewohnheitsenergie gewahr sein, die Sie im Verlauf des Tages immer wieder einmal nach einem solchen Getränk greifen lässt. Merken Sie, dass Sie das wieder tun wollen, stoppen Sie sich dabei. Halten Sie inne und atmen Sie einmal aus und ein, während Sie leise sagen: »Ich habe mich entschlossen, zuckerhaltige Getränke zu vermeiden. Ich werde stattdessen Mineralwasser mit Zitronengeschmack trinken.« Sind kleinere Portionen Ihr Ziel beim achtsamen Essen, sollten Sie kleineres Besteck und kleinere Teller nehmen. Wenn Sie sich auf diese Weise jede oder jede zweite Woche eine neue Gewohnheit gesunder Ernährung und achtsamen Essens zu eigen machen, werden Sie im Verlauf von vier, acht oder zwölf Wochen feststellen, dass Ihr Essverhalten wesentlich gesünder geworden ist und viel mehr mit Ihren Zielen bezüglich eines gesunden Gewichts übereinstimmt. Sie entscheiden persönlich über Ihre gesunden Ess-Strategien und deren tägliche Umsetzung, daher ist es sehr viel wahrscheinlicher, dass Sie dabeibleiben, als wenn der Ansporn zur Veränderung von außen kommen würde.

Auch wenn wir heute nicht mehr viel schwere körperliche Arbeit leisten, wie das noch unsere Vorfahren getan haben, gibt es für uns tagtäglich viele Möglichkeiten zu körperlicher Betätigung. Wie wir im sechsten Kapitel gesehen haben, ist körperliches Aktivsein eines der besten Mittel, Achtsamkeit zu praktizieren, denn es ist zutiefst verbunden mit Körper, Geist und dem Hier und Jetzt. Unser Körper – und unser Geist – verlangt nach Bewegung. Der Schlüssel liegt darin, dem in Ihrem Alltag einen festen Platz einzuräumen.

Sie sollten mindestens einmal am Tag eine kürzere oder längere Wegstrecke achtsam gehen. Das kann bei Ihnen zu Hause im Korridor sein, auf der Arbeit, in einem Park oder anderswo. Während des Gehens sollten Sie Ihren Füßen und deren Kontakt mit dem Boden vollkommene Aufmerksamkeit schenken. Sie gehen um des Gehens willen, nicht um irgendein Ziel zu erreichen. Sie gehen, ohne eine To-do-Liste im Kopf zu haben, ohne Vergangenes zu bedauern oder sich um Zukünftiges zu sorgen. Sie atmen mit dem Gehen. Wenn Sie langsam gehen, können Sie bei jedem Einatmen und jedem Ausatmen zwei Schritte machen. Bei schnellerem Gehen machen Sie drei oder mehr Schritte bei jedem Einatmen und jedem Ausatmen.

Schauen Sie sich noch einmal Ihren *In*Bewegungsplan aus dem sechsten Kapitel an. Er will Sie dabei unterstützen, körperlichen und seelischen Gewinn aus vermehrter Bewegung zu ziehen, aber auch abzunehmen. Welche Ziele haben Sie sich gesetzt, um achtsam körperlich aktiver zu sein? Welche Strategien haben Sie entwickelt, um Hindernisse, die Sie davon abzuhalten suchen, zu überwinden? Nehmen Sie Ihre Ziele, um die Spalte »*In*Bewegen« in Ihrem Plan des achtsamen Lebens auszufüllen.

Während Sie für sich eine Praxis des achtsamen Bewegens entwickeln und umsetzen, werden Sie feststellen, dass Sie sich mehr und mehr bewegen wollen, achtsames Bewegen wird zu einer Gewohnheit – einer guten Gewohnheit. Wenn Sie dann Ihre Übungen einmal, und sei es nur für einen Tag, ausfallen lassen, werden Sie sie vermissen.

*In*Atmen

*In*Atmen schließt jeden Aspekt unseres Lebens ein. Wir haben bereits darüber gesprochen, wie wichtig das bewusste Atmen und die Achtsamkeitspraxis sind, und im vierten Kapitel haben wir viele Übungen aufgeführt, die sich für eine *In*Atmen-Strategie sehr gut eignen. Wir können in diesem Buch nur die Grundlagen dafür beschreiben und nicht alle verschiedenen Übungsweisen und -wege auflisten. Daher schlagen wir Ihnen vor, dass Sie, um Ihre täglichen Aktivitäten mit mehr Achtsamkeit zu begleiten und um Achtsamkeit als Lebensweise zu festigen, einige der Übungen aus dem vierten Kapitel auswählen. Darüber hinaus finden Sie im Anschluss an diesen Abschnitt weitere Meditationen, die wir »Atemmeditationen in Aktion« nennen; Sie können sie bei den verschiedensten Aufgaben und Aktivitäten während des Tages anwenden. Suchen Sie sich die heraus, die für Sie passen und die Sie ansprechend finden.

Eine ernsthafte Achtsamkeitspraxis braucht Kontinuität. Wir sind nicht nur dann und wann während des Tages achtsam, wir wollen so weit wie möglich den ganzen Tag lang achtsam sein. Sind wir achtsam von Moment zu Moment, bleiben wir frisch und friedvoll und geschützt von dem Hin und Her unserer Gewohnheitsenergien. Wir bleiben bei dem, was wir gerade tun, denn wir sind wach und nicht länger im Autopilot-Modus. Die folgenden Meditationen sind wie Verkehrszeichen an der Straße, die uns an das Tempolimit erinnern, uns die Richtung anzeigen und uns helfen, ans Ziel zu gelangen. Und wir brauchen sie während unserer gesamten Reise, nicht nur am Anfang oder am Ende. So ist es auch mit der Achtsamkeit. Wir beginnen vielleicht unseren Tag sehr achtsam, doch wenn wir uns dann im Auto oder Bus von Stress und Sorgen überwältigen lassen, sind wir vom Weg abgekommen. So brauchen wir Übungen, die uns während des ganzen Tages daran erinnern, zu unserem Atmen zurückzukehren, zu entspannen und präsent im gegenwärtigen Moment zu sein. Auf diese Weise werden wir nicht zu Opfern unserer Sorgen und unseres Stresses.

Wenn Sie diese Meditationen praktizieren, sollten Sie sich stets daran erinnern, dass der allererste Schritt, sich für die Achtsamkeit zu öffnen, ein kurzes Innehalten ist, sobald Sie sich Ihres jeweiligen Handelns bewusst geworden sind. Dieses kurze Innehalten lädt Sie dazu ein, tief zu schauen und durch Ihre vollkommene Gegenwärtigkeit in diesem Augenblick Einsicht in Ihr jeweiliges Tun zu gewinnen. Sie können jede Ihrer Aktivitäten zu einer Meditation machen, auch die alleralltäglichste wie zur Toilette gehen, sich die Haare kämmen oder sich anziehen. Solange wir das mit Bewusstheit tun, mit vereintem Körper und Geist, so lange ist das Meditation.

Meditation beim Aufwachen

Diese Meditation können Sie jeden Morgen noch vor dem Aufstehen durchführen. Atmen Sie dreimal ein und aus und wiederholen Sie bei jedem Ein- und Ausatmen den folgenden Vers:

Einatmend lasse ich meinen neuen Tag von Freude / Vertrauen / Liebe / Dankbarkeit / Achtsamkeit / Wohlgefühl / Harmonie erfüllt sein.
Ausatmend lächle ich.

Suchen Sie sich für das Einatmen den Begriff heraus, der Ihnen am meisten zusagt.

Meditation zum Sonnenaufgang

Die Zeit des Sonnenaufgangs ist eine ganz besondere Tageszeit. Sie ist sehr flüchtig, kurz und doch sehr magisch. Sie läutet einen ganz neuen Tag ein. Das Morgengrauen ist eine Erinnerung daran, dass wir unser Leben ganz neu beginnen können, unbelastet von den gestrigen Problemen und Sorgen. Die Energie der ersten Sonnenstrahlen nährt alles auf unserer Erde, die Pflanzen, die Tiere und uns selbst.

Beobachten Sie, wie der Himmel allmählich heller wird. Bezeugen Sie die Schönheit eines Sonnenaufgangs. Während Sie die Sonne aufgehen sehen, atmen Sie einige Male bewusst ein und aus.

Einatmend nehme ich die Sonne bewusst wahr.
Ausatmend danke ich dem Universum für die Energie und den Glanz der Sonne.

Meditation beim Zähneputzen

Da wir unsere Zähne mehrmals am Tag putzen, ist diese Aktivität eine gute Gelegenheit, Achtsamkeit zu praktizieren. Erinnern Sie sich an den Rat Ihres Zahnarztes: Gründliches Zähneputzen ist für die Gesundheit unseres Zahnfleischs und unserer Zähne unabdingbar. Ohne gesunde Zähne und gesundes Zahnfleisch können wir nicht gut kauen und uns nicht an unserer Nahrung erfreuen.

Atmen Sie während des Zähneputzens bewusst einige Male ein und aus. Denken Sie nicht an Ihre nächste Aufgabe oder an die Besorgungen, die Sie machen müssen. Konzentrieren Sie sich beim Zähneputzen ausschließlich auf Ihre Zähne und Ihr Zahnfleisch, auf nichts anderes.

Einatmend bin ich meiner Zähne und meines
Zahnfleischs gewahr.
Ausatmend kümmere ich mich um meine Zähne
und mein Zahnfleisch.

Meditation für eilige Momente

Es ist unausweichlich, dass wir es manchmal auch eilig haben. Ihre Neigung, in Eile zu sein, wird zwar nachlassen, wenn Sie achtsamer sind und Ihren Tag besser planen. Dennoch werden Sie sich manchmal auch beeilen müssen, und das bedeutet nicht, dass Sie dabei die Achtsamkeit vergessen müssten. Wenn Sie sich beeilen müssen, ist es besser, achtsam als nicht achtsam zu sein, um Fehler oder Missgeschicke zu vermeiden. Achtsam in Eile zu sein bedeutet, dass Sie wissen, dass Sie in Eile sind. In gewissem Sinne umarmen Sie, dass Sie sich beeilen. Sie konzentrieren sich auf Ihre Aufgabe und tun sie schneller und effektiver. Achtsamkeit bedeutet nicht notwendigerweise, alles langsam zu tun. Sie können schnell sein und trotzdem achtsam – vollkommen bewusst und entspannt. Wenn Sie zum Beispiel schnell von einem Gebäude zu einem anderen gehen, sollten Sie sich versichern, dass Sie die kürzeste Strecke nehmen. Und während Sie zu Ihrem Ziel eilen, schenken Sie Ihrem Ein- und Ausatmen Aufmerksamkeit.

Einatmend bewege ich mich schnell.
Ausatmend bin ich im Fluss.

Lächel-Meditation

Lächeln ist die universelle Sprache für Glück. Sehen wir ein Smiley auf Ansteckern, Einkaufstaschen oder T-Shirts, lächeln wir ganz spontan, selbst wenn uns gar nicht danach zumute ist.

Es ist wichtig, dass wir unser Lächeln und dessen Macht nicht vergessen. Unser Lächeln kann sowohl uns als auch die Menschen in unserer Umgebung erfreuen und entspannen. Wenn wir lächeln, dehnen und entspannen sich die Muskeln um unseren Mund herum wie beim Yoga. Lächeln ist Mund-Yoga. Wir lösen beim Lächeln die Spannungen in unserem Gesicht. Das können auch andere, selbst uns fremde Menschen erkennen, und sie werden vermutlich zurücklächeln. Es ist eine wundervolle Kettenreaktion, die wir auf diese Weise in Gang setzen und durch die wir die Freude in jedem, dem wir begegnen, berühren. Lächeln ist ein Botschafter unseres Wohlwollens. Atmen Sie beim Lächeln einige Male ein und aus.

Einatmend lächle ich.
Ausatmend entspanne ich mich und berühre die
Freude.

Meditation beim Ein- und Ausschalten des Lichts

Wir schalten viele Male am Tag das Licht ein oder aus, sowohl zu Hause als auch in unserem Büro. Jedes Mal, wenn wir das tun, können wir für einen Moment innehalten und einige Male achtsam ein- und ausatmen.

Einatmend erhelle ich den Raum durch das Licht.
Ausatmend danke ich dem Strom, der uns zur Verfügung steht.

Verlassen Sie das Zimmer, sollten Sie das Licht ausschalten, um Energie zu sparen. Halten Sie auch dabei inne und atmen Sie einige Male achtsam ein und aus.

Einatmend verlasse ich diesen Raum.
Ausatmend bin ich achtsam dafür, keinen Strom zu verschwenden.

Himmels-Meditation

Schauen wir in den Himmel hinauf, sehen und spüren wir die gewaltige Ausdehnung des Raums, nehmen eine Szenerie wahr, die sich ständig verändert und unsere Phantasie entfacht. Wir spüren die Macht und Unermesslichkeit der Natur und unsere Winzigkeit im Verhältnis zum Universum. In den Himmel hinaufzuschauen bietet uns eine wundervolle Gelegenheit, uns von der Last täglicher Anforderungen und von unserem Ego zu befreien. Es erlaubt uns, den fortwährenden Wandel wertzuschätzen und uns frei zu fühlen, einfach zu träumen.

Einatmend sehe ich den großartigen Himmel.
Ausatmend bin ich frei.

Meditation beim Joggen und Walken

Joggen oder Walken ist für die Gesundheit unseres Herz-Kreislauf-Systems sowie für unsere Gewichtskontrolle sehr förderlich. Joggen wir aber ohne Achtsamkeit, so nehmen wir uns zum einen die Freude am Laufen, zum anderen kann es sogar schädlich sein, weil wir uns dann leichter Verletzungen zuziehen oder stürzen können. Konzentrieren Sie sich beim Laufen oder schnellen Gehen auf Ihre Beine und Füße und auf das, was vor Ihnen ist. Bewegen Sie sich sehr schnell, können Sie den Meditationsvers abkürzen, indem Sie beim Einatmen nur still das Wort »Bewegen« sagen und beim Ausatmen das Worte »Danke«. (Sagen Sie »Bewegen« bei jedem Schritt, egal, wie viele Sie beim Einatmen machen. Das gilt auch für das Wort »Danke« beim Ausatmen.)

Einatmend bewege ich mich.
Ausatmend danke ich meinem Körper für seine
Kraft, Ausdauer und Koordinationsfähigkeit.

Meditation beim Autofahren

Diese Meditation hilft, dass wir uns beim Fahren nur auf das Fahren konzentrieren, ohne uns von den Mitfahrenden stören zu lassen, ohne unseren Gedanken nachzuhängen, ohne zu telefonieren oder SMS zu lesen. Gespräche mit den Menschen, die mit uns im Auto sitzen oder mit denen wir telefonisch verbunden sind, können zu lebhaften oder sogar erhitzten Diskussionen führen, die uns davon ablenken, auf den Verkehr zu achten – und auf das, was im Augenblick geschieht.

Einatmend fahre ich mit meinem Auto.
Ausatmend bin ich achtsam für alles, was um mich
herum geschieht.

Meditation im Stau

Viele Menschen werden ungeduldig und ärgerlich, wenn sie im Stau stehen. Doch was können sie tun, um den Verkehr zu beschleunigen? Nichts! Der Verkehr nimmt seinen eigenen Lauf. Und dies gibt uns Zeit, Achtsamkeit zu praktizieren. Ein Stau schenkt uns wertvolle Zeit, Spannungen loszuwerden und zu der Insel der Ruhe in uns zurückzukehren, um uns zu erfrischen.

Einatmend folge ich meinem Einatmen.
Ausatmend folge ich meinem Ausatmen.

Einatmend weiß ich, dass alle irgendwohin kommen wollen.
Ausatmend wünsche ich allen eine friedvolle, sichere Reise.

Einatmend kehre ich zur Insel der Ruhe in mir zurück.
Ausatmend fühle ich mich erfrischt.

Wasserhahn-Meditation

In den wirtschaftlich entwickelten Ländern kommt, wann immer wir es brauchen, sauberes Wasser direkt aus dem Wasserhahn. Doch weltweit ist über eine Milliarde Menschen ohne sauberes Wasser. Drehen wir den Wasserhahn auf, sollte uns dies daran erinnern, wie gesegnet wir sind. Ein Durchschnittsamerikaner verbraucht 400 Liter Wasser am Tag. Um einen Hamburger zu produzieren, braucht man 2400 Liter Wasser, für knapp ein Pfund Getreide nur 24 Liter. Wir müssen sehr sorgsam mit Wasser umgehen und nach Möglichkeiten suchen, anderen in der Welt zu helfen, Zugang zu sauberem Wasser zu bekommen, was so entscheidend für das tägliche Leben ist.

Einatmend drehe ich den Wasserhahn auf. Ich bin dankbar für das saubere Wasser, das mein Leben erhält.
Ausatmend denke ich an die Millionen von Menschen, die ohne sauberes Wasser sind.

Meditation zum Aufzugfahren

Beim Warten auf den Aufzug werden wir oft schnell ungeduldig und ärgern uns. Doch dieses Zeitfenster gibt uns eine wunderbare Gelegenheit für einige bewusste Atemzüge, durch die wir ruhig werden und zum gegenwärtigen Moment zurückkehren können.

Für diejenigen, die zu Klaustrophobie oder Höhenangst neigen, ist das achtsame Ein- und Ausatmen eine gute Möglichkeit, sich um diese Ängste zu kümmern, wenn sie auftauchen.

Einatmend bin ich mir meines Einatmens bewusst.
Ausatmend bin ich mir meines Ausatmens bewusst.

Einatmend umarme ich mein Unbehagen.
Ausatmend spüre ich großen Raum und große Sicherheit in mir.

Meditation zum Begrüßen unserer negativen Emotionen

Es ist nur menschlich, dass wir tagtäglich auch negative Emotionen verspüren, sofern wir nicht erfahrene Praktizierende der Achtsamkeit sind, die wissen, wie man ihnen vorbaut und sie transformiert. Wann immer eine negative

Emotion entsteht, sei es Wut, Verzweiflung, Trauer, Enttäuschung, Angst oder Sorge, können Sie während drei bis sechs Atemzügen den folgenden Vers still sagen:

> Einatmend bin ich mir meiner Wut/Verzweiflung/
> Traurigkeit/Enttäuschung/Angst/Sorge bewusst.
> Ausatmend umarme ich meine Wut/Verzweiflung/
> Traurigkeit/Enttäuschung/Angst/Sorge.

Benennen Sie die Emotion, die in dem Moment am stärksten in Ihnen gegenwärtig ist. Je öfter Sie Ihre negativen Emotionen schon bei deren erstem Auftauchen zu fassen bekommen, in sie hineinatmen und sie umarmen, desto leichter werden Sie sie transformieren können. Das Entscheidende dabei ist, dass Sie Ihren Körper davon abhalten, Stresshormone zu produzieren. Denn diese sind zwar sehr nützlich, wenn Sie vor einem herannahenden Zug schnell zur Seite springen wollen, aber nicht hilfreich für Ihren normalen Alltag. Je häufiger wir die Verbindung zwischen dem empfundenen Stress – sei er körperlich oder emotional – und unserer körperlichen Reaktion darauf unterbrechen, desto größer ist die Wahrscheinlichkeit, dass wir unser Wohlergehen bewahren können. Der Weg zur Transformation ist wirklich so einfach wie die Rückkehr zu unserem Ein- und Ausatmen – der Tätigkeit, der wir fortwährend nachgehen, solange wir leben. Unsere einzige Aufgabe dabei ist, unserer Emotionen gewahr zu sein und uns mit ihnen über unser Ein- und Ausatmen wieder zu verbinden.

Internet-Meditation

Das Internet und E-Mails gehören mittlerweile fest zu unserem Leben und sind für die Kommunikation im 21. Jahrhundert ganz wesentlich. Es ist leicht, sich vom Internet vollkommen absorbieren zu lassen; wie festgeklebt an unserem Stuhl vergessen wir, aufzustehen und uns zu bewegen, zu essen oder mit unserem Körper in Kontakt zu sein. Stunde um Stunde starren wir auf den Bildschirm, mit brennenden Augen, schmerzendem Rücken, steifen Schultern und dumpfem Geist. Indem wir bewusst atmen, können wir uns ganz leicht erfrischen, wenn wir vor dem Bildschirm sitzen.

Die folgende Meditation ist sehr hilfreich, um groben Fehlern oder kleineren und größeren Katastrophen vorzubeugen, zu denen es kommen kann, wenn wir zu lange vor dem Computer sitzen und zum Beispiel heikle E-Mails irrtümlich an Empfänger senden, für die sie gar nicht gedacht waren. Sie können diese Meditation anwenden, wann immer Sie eine E-Mail schreiben und bevor Sie den Senden-Button drücken.

Einatmend danke ich der Macht des Internets.
Ausatmend bin ich gewahr, welche E-Mail ich
gerade schreibe und an wen ich sie absenden will.

Meditation des tiefen Zuhörens und liebevollen Sprechens

Für viele von uns ist die Kommunikation mit Familienangehörigen oder Kollegen und Kolleginnen manchmal schwierig. Dann werden wir den anderen gegenüber intolerant, ihre Sichtweisen und Ratschläge ärgern uns. Wir verlieren unsere Fähigkeit, ihnen genau zuzuhören, und wollen ihren Standpunkt einfach nicht verstehen. Wir können nicht mehr in Ruhe mit ihnen sprechen, oder unsere Worte werden kritisch und bitter, wenn unser eigenes Leiden, unsere Angst oder unsere Sorgen in den Vordergrund treten.

Es ist notwendig, dass wir die Kunst des tiefen Zuhörens und liebevollen Sprechens erlernen. Tiefes, mitfühlendes Zuhören hilft uns, die Kommunikation mit anderen wiederherzustellen, hilft uns, andere besser zu verstehen. Das bedeutet, dass unsere einzige Intention während des Zuhörens darin liegt, der anderen Person dabei zu helfen, weniger zu leiden und das auszudrücken, was sie auf dem Herzen hat. Wir werden vollkommen präsent für das, was sie uns mitteilen möchte, ohne dass wir darüber urteilen oder darauf reagieren. Selbst wenn sie Dinge sagt, die nicht wahr sind, in Worten, die beschuldigend und voller Bitterkeit sind, korrigieren wir sie nicht sofort. Wir geben ihr Raum, uns ihre Gefühle mitzuteilen, und danach, vielleicht ein oder zwei Tage später, können wir ihr die Informationen geben, die ihr helfen werden, ihre falschen Wahrnehmungen über uns oder die Situation aufzugeben.

Auch müssen wir die Methoden des liebevollen Sprechens anwenden und nur solche Worte verwenden, die in anderen Vertrauen, Freude und Hoffnung erwecken. Wir nehmen uns die Zeit, um die positiven, schönen Dinge in anderen anzuerkennen. Wir lassen sie wissen, wie wichtig sie uns sind, und wir danken ihnen dafür, wie sie zu unserem Leben beitragen. Wir können dann auch sehr achtsam und geduldig die Schwierigkeiten in unserer Beziehung zu ihnen ansprechen, ohne Beschuldigung oder Verurteilung. Wir übernehmen die Verantwortung für unsere eigenen Gefühle und Reaktionen, doch bitten wir sie, uns zu unterstützen und uns zu helfen, indem sie die guten

Samen und nicht die schlechten in uns wässern. Und wir sollten sie fragen, wie wir sie bei ihren Schwierigkeiten unterstützen können. Auf diese Weise werden wir in unserem Austausch mit anderen Frieden und Harmonie bewahren.

Beginnen Sie mit Familienangehörigen oder nahen Freundinnen und Freunden. Bevor Sie mit einem geliebten Menschen sprechen, sollten Sie sich Zeit nehmen für einige bewusste Ein- und Ausatmungen.

Einatmend höre ich tief zu.
Ausatmend spreche ich liebevoll.

Ist es Ihnen zur Gewohnheit geworden, mit Ihren Liebsten in einer positiven, konstruktiven Weise zu sprechen und ihnen tief zuzuhören, dann wird sich das auch auf Ihre Gespräche mit Freundinnen und Kollegen auswirken.

Baum-Meditation für unsere Stabilität

Ein Baum ist ein inspirierendes Bild für Standfestigkeit. Bei einem Sturm oder starkem Wind sehen wir, wie die Äste sich biegen und zittern. Doch der Baumstamm, der mit seinen Wurzeln tief in der Erde verankert ist, bleibt stabil und unbewegt. Wenn Sie sich aufgewühlt oder verletzt fühlen, sollten Sie nach einem Baum Ausschau halten. Ist keiner in der Nähe, schauen Sie sich das Bild eines Baumes an. Sie können sich ein Bild von Ihrem Lieblingsbaum ins Wohnzimmer oder ins Büro hängen als Erinnerung, gemeinsam mit dem Baum tief ein- und auszuatmen, wenn Sie sich unsicher und wacklig fühlen.

Einatmend bin ich wie der Stamm eines Baumes.

Ausatmend kann ich trotz stürmischer Umstände
meine Standfestigkeit bewahren.

Blumen-Meditation

Eine blühende Blume bezaubert uns aufgrund ihrer natürlichen Schönheit und ihres Duftes, ganz gleich, in welchem Winkel der Erde wir uns befinden. Blumen erfreuen uns im Allgemeinen sehr, und sie sind bei festlichen Anlässen wie auch bei Gedenkfeiern ein universeller Ausdruck von Liebe und Wertschätzung für andere. Doch eine Blume verwelkt, kurz nachdem sie erblüht ist – und erinnert uns damit an die Vergänglichkeit allen Lebens. Achtsam mit unserer Aufmerksamkeit bei einer Blume zu sein ist eine tiefe Meditation.

Einatmend bin ich dankbar für die Schönheit und
den Duft dieser Blume.
Ausatmend bin ich voller Wertschätzung für die
Blume hier und jetzt.

Meditation beim Schlangestehen

Wie oft müssen wir in unserem Alltag in einer Schlange warten. Das mag die Schlange vor der Kasse im Supermarkt sein, beim Sicherheitscheck im Flughafen oder an der Bushaltestelle. Manchmal ärgert uns das ziemlich, doch Schlangestehen bietet uns eine wunderbare Gelegenheit für einige achtsame und erfrischende Atemzüge.

Einatmend nutze ich die Zeit für mich, um Körper
und Geist zu vereinen.
Ausatmend fühle ich mich erfrischt.

Meditation angesichts unserer vielen täglichen Verpflichtungen

Viele von uns haben sich daran gewöhnt, stets mehrere Dinge unter einen Hut bekommen zu müssen, vor allem, wenn sie Kinder haben oder sich um ihre alten Eltern kümmern. Mittlerweile haben auch viele Leute mehr als einen Job, um über die Runden zu kommen. Vergegenwärtigen Sie sich Ihre tägliche To-do-Liste: einkaufen, sich auf eine Besprechung vorbereiten, zur Post gehen, einen Arzttermin ausmachen, Dankkarten schreiben und so weiter. Vertiefen wir unsere Achtsamkeitspraxis, so wird uns vielleicht deutlicher, was wir realistisch gesehen an einem Tag alles erledigen können.

> Einatmend bin ich mir bewusst, wie viele verschiedene Aufgaben ich zu erledigen habe.
> Ausatmend bin ich achtsam dafür, dass ich an einem Tag nur ein gewisses Pensum erledigen kann.

Haben wir viele Dinge zu tun, sind wir effektiver, wenn wir uns jeder Aufgabe mit voller Aufmerksamkeit zuwenden und uns nicht immer schon um die nächste Aufgabe sorgen, die getan werden muss. Haben wir eine Besorgung zu erledigen, so tun wir das mit unserem ganzen Sein. Sind wir dann wieder zu Hause, widmen wir uns der nächsten Arbeit mit derselben Konzentration und ohne schon wieder an weitere Verpflichtungen zu denken. Auf diese Weise bleibt unser Geist entspannt und frisch. Wir können die Dinge auf unserer Liste mit größerer Energie abarbeiten, sind aber auch viel flexibler und akzeptieren es, wenn wir unseren Zeitplan oder unsere To-do-Liste ändern müssen.

Schlüssel-Meditation

Vielleicht gehören Sie zu denjenigen, die oft nach ihren Schlüsseln suchen, ob es Autoschlüssel sind, Wohnungs- oder Büroschlüssel. Hilfreich ist ein Schlüsselbrett zu Hause. Doch außerhalb Ihrer vier Wände werden Sie dann immer noch nach Ihren Schlüsseln suchen – in Ihren Mantel- oder Hosentaschen, Ihrem Rucksack oder Ihrer Aktentasche. Um das zu ändern, sollten Sie, nachdem Sie einen Schlüssel benutzt haben, innehalten und ein- und ausatmen, um sich daran zu erinnern, wo Sie ihn verwahren.

Einatmend bin ich mir meines Schlüssels bewusst.
Ausatmend verwahre ich ihn an dieser Stelle.

Koch-Meditation

In unserem geschäftigen, hektischen Leben essen wir oftmals schnell nebenbei, holen uns Fastfood oder Fertiggerichte, bestellen uns die Pizza nach Hause und so weiter. Viele von uns kochen gar nicht mehr richtig. In New York lassen sich die Leute mittlerweile sogar schon das Frühstück liefern.

Doch das Kochen kann für uns zu einer heiligen Zeit werden, in der wir unseren Geist entspannen und unsere Seele heilen. Der Akt des Kochens schließt ein bewusstes Nachsinnen darüber ein, was Sie essen möchten, das Besorgen aller Zutaten, die Zubereitung der Mahlzeit und dann das Genießen Ihrer Kreation. Bevor Sie mit der Zubereitung beginnen, sollten Sie einige Male achtsam ein- und ausatmen, um sich mit der Freude des Kochens in Berührung zu bringen.

> Einatmend danke ich dem Universum für die
> wundervollen Zutaten für dieses Mahl.
> Ausatmend bereite ich dieses Mahl mit Liebe und
> Freude zu.

Meditation zum Sonnenuntergang

Jeden Tag geht die Sonne auf und wieder unter. Selbst wenn wir den Sonnenuntergang nicht genau verfolgen können, so bietet uns der Anblick der Sonnenstrahlen, die um diese Zeit durch ein Fenster einfallen, eine weitere kostbare Gelegenheit für achtsames, bewusstes Atmen und eine Besinnung am Ende des Tages. Während wir uns am Sonnenuntergang erfreuen und langsam zur Ruhe kommen, können wir über unseren Tag nachdenken und alle Ereignisse des Tages loslassen.

> Einatmend danke ich der Sonne für all ihre Energie,
> die alle Wesen auf dieser Erde am Leben erhält.
> Ausatmend will ich dazu beitragen, alles Leben zu
> schützen und die globale Erwärmung umzukehren.

Gute-Nacht-Meditation

Vor dem Einschlafen können Sie die Gute-Nacht-Meditation mit drei Ein- und Ausatmungen verbinden und dabei bei jedem Ein- und Ausatmen den folgenden Vers leise wiederholen:

> Einatmend lasse ich meine Sorgen/Grübeleien
> von mir abfallen.
> Ausatmend berühre ich Frieden.

Beispiel für einen Zehnwochenplan achtsamen Lebens

Nachdem wir nun die drei Pfeiler einer täglichen Achtsamkeitspraxis beschrieben haben, ist es an der Zeit, dass Sie Ihre Strategien für *In*Essen, *In*Bewegen und *In*Atmen in einen praktischen Plan überführen. Das bedeutet, dass Sie die Praxis des achtsamen Atmens auf immer mehr Ihrer täglichen Aktivitäten ausdehnen. Ihr Programm zur gesunden Ernährung beinhaltet, dass Sie weniger Kalorien zu sich nehmen als bisher. Sie folgen einem gesunden körperlichen Übungsprogramm, durch das Sie nach und nach mehr Kalorien verbrennen. Und Sie haben eine Strategie entwickelt, um Ihre guten Gewohnheiten zu festigen und die negativen Emotionen achtsam zu transformieren. Setzen Sie sich spezifische Ziele und bleiben Sie dabei. Wenn Sie davon abweichen, sollten Sie darüber nachsinnen, wie und warum Sie nicht in der Lage waren, das zu erreichen, was Sie sich vorgenommen hatten. Suchen Sie dann achtsam nach unterstützenden Möglichkeiten, damit Sie wieder auf den richtigen Weg zurückfinden. Es dauert seine Zeit, bis diese Praxis zu Ihrer zweiten Natur werden kann. Doch je bewusster Sie sind, je mehr Sie jedem Moment Ihres täglichen Lebens Ihre Aufmerksamkeit schenken, desto leichter wird es Ihnen möglich sein, Ihre Achtsamkeitspraxis im Alltag zu vertiefen und weiter auszudehnen, ohne dass es dazu einer besonderen Anstrengung bedarf. Mit der Zeit wird die Praxis, werden die Übungen zu mühelosen, erfüllenden Bestandteilen Ihres Alltags.

Die Tabelle »Beispiel für einen Zehnwochenplan achtsamen Lebens« wird Ihnen helfen, die praktischen Werkzeuge achtsamen Lebens in Ihren Alltag zu integrieren, wobei die Betonung hier auf der Gewichtskontrolle liegt. Der

Zeitraum von zehn Wochen ist beispielhaft. Sie können Ihre Tabelle auf eine kürzere oder längere Zeitspanne auslegen und die Übungen auswählen, die Ihnen entsprechen. Denken Sie aber bei allen Übungen daran, dass das bewusste, achtsame Atmen die Grundlage jeder Ihrer Bewegungen sein sollte. Fühlen Sie sich vor allem bei der *In*Atmen-Strategie nicht genötigt, jeweils alle vorgeschlagenen Übungen innerhalb der zwei Wochen zu machen. Doch fügen Sie in jedem Intervall zusätzliche Übungen dazu. Bei dem vorgeschlagenen Zehnwochenplan beginnen wir zunächst damit, positive Energien aufzubauen und zu stärken, und im nächsten Schritt erkennen und transformieren wir unsere negativen Gewohnheitsenergien, so dass wir stetig auf unserem Pfad zu guter Gesundheit voranschreiten. Es gibt keine fertigen Formeln für den Erfolg. Der Schlüssel ist kontinuierliche tägliche Praxis.

Dabeibleiben

Dabeibleiben bedeutet, das zu tun, was Sie sich vorgenommen, wozu Sie sich selbst verpflichtet haben. Unterschätzen Sie nicht Ihre Belastbarkeit und Ihre Findigkeit. Sie verfügen über die nötige Kraft und Fähigkeiten. Ihre Reise zu einem gesünderen Gewicht ist keine Reise, die Sie beginnen und dann irgendwann abbrechen. Es ist eine Lebensreise bis an das Ende Ihrer Tage. Doch natürlich werden Sie bei dieser Reise auch mit Widrigkeiten zu tun haben.

Sie fühlen sich manchmal vielleicht ganz mutlos und glauben, abzunehmen sei ein für Sie unerreichbares Ziel. Wann immer Sie solche negativen Gefühle haben, sollten Sie einige Male ein- und ausatmen, um zur gegenwärtigen Wirklichkeit zurückzukehren. Umarmen Sie Ihre Zweifel mit Mitgefühl und Achtsamkeit und sehen Sie, was jen-

Beispiel für einen Zehnwochenplan achtsamen Lebens

Wochen	***In*****Essen**
1 & 2	Nicht mehr als zwei Sodas pro Woche; Mehrbedarf durch Wasser ersetzen. Entwickeln Sie einen Zeitplan für reguläre Mahlzeiten; lassen Sie keine Mahlzeit aus.
3 & 4	Verzichten Sie auf Weißbrot und weißen Reis; ersetzen Sie sie vollständig durch Vollkornbrot, Naturreis oder andere Vollkornprodukte. Lassen Sie Fernseher und Radio während der Mahlzeiten ausgeschaltet.
5 & 6	Essen Sie bei jeder Mahlzeit frisches Gemüse oder Obst. Nehmen Sie kleinere Teller für kleinere Portionen.
7 & 8	Nehmen Sie vegetarische Proteine zu sich statt rotes und verarbeitetes Fleisch. Kauen Sie sorgsam und essen Sie langsamer, um das Essen mehr zu genießen.
9 & 10	Nehmen Sie öfter Olivenöl statt Butter. Achten Sie darauf, wann Sie gesättigt sind; hören Sie dann auf zu essen.

*In*Bewegen	*In*Atmen
Achtsames Bewegen – 2500 Schritte oder 20 Minuten tägl. oder andere Aktivität Ihrer Wahl	Übung des bewussten Atmens (Kap. 4, »Die Achtsamkeit auf den Körper richten«) Lächel-Meditation (Kap. 7) Meditation beim Aufwachen (Kap. 7)
Achtsames Bewegen – 5000 Schritte oder 40 Minuten tägl. oder andere Aktivität Ihrer Wahl	Meditation beim Zähneputzen (Kap. 7) Internet-Meditation (Kap. 7) Meditation des tiefen Zuhörens und liebevollen Sprechens (Kap. 7)
Achtsames Bewegen – 7500 Schritte oder 60 Minuten tägl. oder andere Aktivität Ihrer Wahl	Koch-Meditation (Kap. 7) Meditation zur Beruhigung des Körpers (Kap. 4, »Die Achtsamkeit auf den Körper richten«) Meditation für eilige Momente (Kap. 7)
Achtsames Bewegen – 9000 Schritte oder 75 Minuten tägl. oder andere Aktivität Ihrer Wahl	Meditation beim Schlangestehen (Kap. 7) Wasserhahn-Meditation (Kap. 7) Mahlzeit in Stille einnehmen (Kap. 5, »Sieben Übungen für achtsam Essende«) Meditation zum Begrüßen unserer negativen Emotionen und Gute-Nacht-Meditation (Kap. 7)
Achtsames Bewegen – 10000 Schritte oder 80 Minuten tägl. oder andere Aktivität Ihrer Wahl	Liebende-Güte-Meditation (Kap. 4) Gewohnheitsenergie mit Achtsamkeit umarmen (Kap. 1) Schlüssel-Meditation (Kap. 7) Meditation im Stau (Kap. 7) Meditation beim Ein- und Ausschalten des Lichts (Kap. 7)

seits der von Zweifel geschaffenen Illusionen liegt. Sie haben die Fähigkeit zur Veränderung, Sie können jedes Hindernis, mit dem Sie konfrontiert sind, überwinden, können jede Herausforderung meistern.

Im Folgenden beschreiben wir einige praktische Maßnahmen, die Ihnen helfen, dabeizubleiben. Dazu gehören: ein Tagebuch des achtsamen Lebens führen, sich Unterstützung bei anderen suchen, für ausreichenden Schlaf sorgen und jeden Tag etwas tun, das Sie nährt und durch das Sie sich mit der Natur verbinden.

Ein Tagebuch des achtsamen Lebens führen

Untersuchungen haben gezeigt, dass es beim Abnehmen und Beibehalten des Gewichts hilfreich ist, das Gewicht zu kontrollieren.[101] Wiegen Sie sich also jeden Morgen oder wenigstens einmal die Woche, damit Sie Ihr jeweiliges Gewicht kennen. Hilfreich für eine Gewichtskontrolle ist auch, wenn Sie das, was Sie zu sich nehmen, sowie Ihre körperlichen Aktivitäten aufschreiben.[102]

Solche Aufzeichnungen sind nützlich, um zu erforschen, wofür Sie bereit sind und wofür nicht. Sie helfen Ihnen, tief zu schauen. Finden Sie die für Sie ideale Tageszeit für Ihr Tagebuch des achtsamen Lebens. Für einige ist das der Morgen, wenn der Geist klar ist. Für andere mag das am Abend vor dem Zubettgehen sein. Wichtig ist, sich täglich Zeit dafür zu nehmen, sich dem eigenen Körper, dem Geist, den Gefühlen und den eigenen Erfahrungen zuzuwenden, um zu wissen, wie es um einen steht. Nutzen Sie Ihr Tagebuch, um Ihre Fortschritte zu verfolgen und zu sehen, ob Sie Ihre täglichen Ziele in Bezug auf Ihre Ernährung, Ihr körperliches Übungsprogramm und Ihr bewusstes, achtsames Atmen erreichen. Notieren Sie auch Ihr Gewicht in diesem Tagebuch.

Es ist sehr wichtig, dass Sie sich bei Ihrem Ziel, abzunehmen und das Gewicht zu halten, unterstützen lassen. Forschungen haben ergeben, dass die zahlreichen, zum Teil sehr unterschiedlichen Diäten sich in ihrer Effektivität nicht so sehr unterscheiden.[103] Doch ergaben sich Unterschiede, wenn man andere Aspekte mit einbezog: Diejenigen, die regelmäßig an Gruppensitzungen teilnahmen, nahmen mehr ab als solche, die das nicht taten. Die Sitzungen dienten dazu, die Teilnehmenden zu informieren, ihre Motivation zu unterstützen und ihre Probleme zu besprechen. Diese Ergebnisse legen nahe, dass psychologische und soziale Faktoren weit wichtiger für ein erfolgreiches Abnehmen sind als die relative Menge von Nährstoffen in einer Diät.

Andere Untersuchungen haben ergeben, dass soziale Unterstützung dem Einzelnen beim Abnehmen helfen und zu nachhaltigen Verhaltensänderungen führen kann. Es hat sich herausgestellt, dass die Gewichtsreduktion größer ist, wenn der Partner sich an einem entsprechenden Programm beteiligt.[104] Wieder andere Forschungen haben gezeigt, dass bei Paaren beide Partner Gewicht verlieren, selbst wenn nur einer von ihnen an einem konkreten Programm teilnimmt.[105]

Interessanter noch ist die Beobachtung einiger Wissenschaftler, dass sich Fettleibigkeit offenkundig über soziale Netzwerke verbreitet. Mehr noch als unsere Partner scheinen unsere Freunde und Freundinnen einen Einfluss auf unsere Tendenz zu haben, ab- oder zuzunehmen. Dabei sind unsere engsten Freundinnen oder Freunde nicht die Einzigen, die unser diesbezügliches Verhalten beeinflussen; auch entferntere Bekannte, die Freunde von Freunden können darauf einen Einfluss haben.[106] Dr. Nicholas

Christakis, der Forschungsleiter dieser Studie, behauptet, dass diese soziale Vernetzung uns auch ermächtigt, Gutes zu tun – sowohl uns selbst als auch anderen. »So, wie wir von anderen beeinflusst werden, können wir auch andere beeinflussen … So zu handeln, dass es anderen zugutekommt, ist daher sehr wichtig. Netzwerke können in beide Richtungen wirken, sie untergraben unsere Fähigkeit, freie Willensentscheidungen zu treffen, doch wird es durch sie auch umso wichtiger, dass wir einen freien Willen haben.«[107]

Soziale Unterstützung können Sie von Ihrer Familie, Ihren Freundinnen, Ihren Arbeitskollegen oder durch die neuen sozialen Medien, durch Online-Communitys und so weiter bekommen. Denken Sie darüber nach, wer in Ihrem sozialen Umfeld Sie unterstützen könnte – zum Beispiel Menschen, die vielleicht auch achtsamer leben wollen oder wie Sie mit ihrem Gewicht zu kämpfen haben. Oder suchen Sie sich die Unterstützung, die Sie brauchen, in Internetforen oder anderen Formen sozialer Netzwerke im Internet. Vielleicht haben Sie auch Lust, Ihre eigene Gruppe zur achtsamen Lebensweise zu gründen und dazu Familienmitglieder, Freundinnen und Freunde sowie Nachbarn einzuladen. Eine solche Gruppe können Sie schon mit einer Person starten, mit der Sie sich regelmäßig einmal die Woche treffen. Die Gruppe kann mit der Zeit durch Mundpropaganda wachsen. Wichtig ist, einen Kreis von Menschen zu haben, die Ihre Vision teilen und sich der Praxis achtsamen Lebens verschrieben haben.

In den buddhistischen Lehren wird die Rolle der Sangha sehr hervorgehoben. Eine Sangha ist eine spirituelle Gemeinschaft gleichgesinnter Praktizierender. Wenn Menschen zusammen praktizieren, schafft das eine sehr machtvolle, kollektive Achtsamkeitsenergie, und diese Energie vermag uns zu unterstützen, so dass wir in unserer Praxis fortfahren, selbst wenn unsere Willenskraft schwach sein mag. Darum leben in manchen spirituellen Traditionen Mönche und Nonnen ebenso wie nicht-ordinierte Praktizierende zusammen. Der Buddha hat oft gesagt, dass man nur in einer Sangha das Dharma, die Lehren des Buddha, verstehen und realisieren kann. Darum interagieren die Drei Juwelen – Buddha, Dharma und Sangha; berührt man eins, berührt man auch die anderen beiden.

Am Ende eines jeden Retreats ermutigen wir die Teilnehmer, sich einer Sangha in ihrer Umgebung anzuschließen oder selbst eine zu gründen, wenn es dort noch keine gibt. Das ist die beste Möglichkeit, das Retreat im Alltag vital und freudvoll fortzusetzen. Allein werden wir ganz schnell wieder in unsere alten Gewohnheiten verfallen und unsere Achtsamkeitspraxis verlieren. Gemeinschaftsbildung ist die erhabenste Aufgabe, das Wichtigste, was ein Praktizierender tun kann. In der buddhistischen Tradition sprechen wir von Maitreya als dem künftigen Buddha. Und es kann tatsächlich sein, dass der zukünftige Buddha sich als eine Sangha, eine Gemeinschaft, manifestieren wird und nicht als Individuum, weil es das ist, was die Welt braucht. Individuelles Erwachen reicht nicht mehr. Um als Spezies zu überleben, ist ein kollektives Erwachen nötig. Im Anhang finden Sie Adressen von Klöstern und Praxiszentren in unserer Tradition.

Gut schlafen

Im ersten Kapitel dieses Buches haben wir Untersuchungen erwähnt, die belegen, dass ein guter nächtlicher Schlaf ein wesentlicher Faktor bei der Gewichtskontrolle sein kann. Bekommen Sie nicht ausreichend Schlaf, sind Sie vielleicht zu müde, um Ihre Übungen zu machen, oder Sie essen mehr, weil Sie abends so lange aufbleiben. Bei Müdigkeit fällt es

Ihnen vielleicht schwer zu wissen, was Ihr Körper wirklich braucht; und wenn Sie wenig schlafen, haben Sie auch einfach mehr Stunden zur Verfügung, in denen Sie essen können. Gewöhnen Sie sich daran, zu einer bestimmten Zeit ins Bett zu gehen, um eine zu große Schwankung in Ihrem 24-Stunden-Rhythmus zu vermeiden. Denn dieser Rhythmus ist sehr eng mit der Freisetzung von Hormonen gekoppelt, die auf Ihren Schlaf einwirken. Vermeiden Sie ab dem frühen Nachmittag koffeinhaltige Getränke, außer Sie wollen unbedingt auch noch spät am Abend wach sein. Vermeiden Sie es, spät am Abend noch eine große, schwere Mahlzeit zu sich zu nehmen, das kann zu Magenverstimmung und Verdauungsstörungen führen sowie Ihren Schlaf negativ beeinflussen. Und vermeiden Sie Alkohol. Denn selbst wenn er wie ein Beruhigungsmittel wirken mag, weil er das zentrale Nervensystem dämpft, kann er auch zu Schlafstörungen führen. Vor dem Schlafengehen sollten Sie auf stimulierende körperliche Aktivitäten verzichten, keine brutalen oder spannenden Filme schauen und keine laute Musik hören. Unterstützen Sie Ihr Einschlafen durch eine angenehme Lektüre oder sanfte Musik oder die Gute-Nacht-Meditation.

Unternehmen Sie jeden Tag etwas, das Ihnen guttut und Sie stärkt

Was tun Sie, um sich täglich zu stärken? Vergessen Sie nicht, sich um sich selbst zu kümmern, sich selbst Liebe entgegenzubringen, während Sie sich um andere kümmern und ihnen Ihre Zuneigung schenken. Selbstliebe ist die Grundlage dafür, dass man andere Menschen lieben kann. Seien Sie Ihr bester Freund, Ihre beste Freundin.

Denken Sie darüber nach, ob Sie wirklich gut für sich sorgen, Ihrem physischen Körper wie auch Ihrem Geist gute Nahrung zuführen. Beschäftigen Sie sich nicht nur damit, was Sie getan haben, um sich um Familienangehörige oder Freunde und Freundinnen zu kümmern, sondern auch, wie Sie sich um sich selbst und um Ihr Wohlergehen gekümmert haben.

Wissen Sie, was Ihnen wirklich am Herzen liegt? Tun Sie die Arbeit, die Sie lieben? Wissen Sie, was Sie in Ihrem Leben wirklich tun wollen? Tun Sie das, was Sie tun wollen? Oder versuchen Sie stets, die Erwartungen anderer zu erfüllen, und haben so den Kontakt zu sich selbst verloren? Sie müssen nicht in einer misslichen Lage verharren. Sie haben die Freiheit und Fähigkeit, das Leben zu führen, das Sie führen wollen.

Beginnen Sie damit, gut zu sich selbst zu sein und sich zu nähren, indem Sie Aktivitäten finden, die Ihnen dabei helfen, Ihren Enthusiasmus und Ihre Lebenskraft täglich neu zu stärken. Tun Sie Dinge, die Sie geistig inspirieren und Ihnen Freude bringen sowie Ihre positiven Samen im Bewusstsein wässern. Das kann etwas sehr Einfaches sein, wie Ihrem Lieblingssong zu lauschen, in Ruhe ein Bild anzuschauen, das Sie mögen, sich an einer schönen Blume zu erfreuen oder mit einer Freundin zu plaudern, die viel Humor besitzt. Sitzen Sie nicht einfach nur da und warten Sie darauf, dass sich Ihre negativen Gefühle verziehen. Sie können Ihr Leben nicht ändern, indem Sie sich beklagen. Ändern Sie Ihre Denk- und Sichtweise, so können Sie Begrenzungen loslassen, durch die Sie sich selbst einschränken. Ergreifen Sie die Initiative und seien Sie entdeckungsfreudig.

Zurück zur Natur

Von Laotse bis Ralph Waldo Emerson haben Schriftsteller die Menschen immer wieder dazu aufgerufen, mit der Natur in Berührung und in Einklang zu sein. Viele von uns haben sicher immer wieder die Erfahrung gemacht, dass wir uns erfrischt und sehr viel besser fühlen, wenn wir eine Zeitlang in der Natur sein können, sei es, dass wir im Wald spazieren gehen oder an einem kleinen Teich sitzen.

Untersuchungen haben gezeigt, dass Natur tatsächlich eine Wirkung auf unsere Mentalfunktionen hat. Umweltpsychologen zufolge kann eine urbane Umgebung unser Denken abstumpfen und unser Erinnerungsvermögen beeinträchtigen. Gehen Sie in der Stadt eine Straße entlang, sind da viele Zeichen und Signale, die unsere Aufmerksamkeit auf sich ziehen, wir sind der Gefahr durch unberechenbare Autos ausgesetzt oder den Attraktionen in den Schaufenstern. Darauf zu achten kostet Energie und ist anstrengend. Auf unser Gehirn kann das sehr ermüdend wirken und zu größerer Ablenkbarkeit und Reizbarkeit führen. Spazieren wir dagegen an einem von Bäumen umsäumten Teich entlang, dringen diese Naturbilder in unseren Geist ein, ohne größere mentale Aktivität hervorzurufen, uns Energie zu entziehen oder negative emotionale Reaktionen auszulösen. Unser Gehirn kann tief entspannen und sich regenerieren. Aus diesem Grund glauben Wissenschaftler, dass es einen stärkenden, erholsamen Effekt hat, wenn wir von Natur umgeben sind – oder auch nur aus dem Fenster schauen und einen Baum oder ein Stück Grün betrachten.[108]

Beugen Sie Rückfällen vor

Es ist ganz normal, dass wir immer wieder, auch wenn wir die besten Absichten haben, in alte Gewohnheiten zurückfallen. Das kann sehr entmutigend sein. Wie können wir Rückfällen vorbeugen? Dieses Thema ist wissenschaftlich vor allem bei Suchterkrankungen wie Alkoholismus erforscht worden. Dabei wurden drei besonders risikoreiche Situationen identifiziert, die bei fast 75 Prozent aller von ihnen untersuchten Rückfälle im Spiel waren.[109] Diese drei Situationen sind: negative emotionale Zustände, zwischenmenschliche Konflikte und sozialer Druck. Die Wissenschaftler schlagen drei Strategien zum Umgang mit diesen Situationen vor: das Einüben von Bewältigungsstrategien für konkrete Situationen, kognitive Verhaltenstherapie und Veränderungen im Lebensstil. Für Letzteres empfehlen sie Meditation, körperliche Übungen und spirituelle Praktiken, um die allgemeinen individuellen Bewältigungsstrategien zu unterstützen.[110]

Bei der Achtsamkeitspraxis werden wir mehr und mehr bewusst und können dann den Augenblick erhaschen, wenn wir straucheln und stolpern. Stolpern ist einfach stolpern. Es bedeutet nicht, dass wir dahin zurückfallen, wo wir einmal begonnen haben, und es beinhaltet nicht, dass wir gescheitert sind. Es ist nur ein deutliches Zeichen, dass wir wieder auf Kurs kommen müssen. Manches funktioniert vielleicht einfach nicht für Sie, und Sie müssen etwas verändern. Oder irgendetwas in Ihrem Leben beeinträchtigt Sie sehr, ohne dass es Ihnen bewusst ist. Jeder achtsame Augenblick ist eine neue Gelegenheit, um Rückfällen vorzubeugen. In jedem Moment können wir neu beginnen. Das gehört zur Macht der Achtsamkeit.

Die Fünf Achtsamkeitsübungen sind ein gutes Werkzeug, um Rückfällen vorzubeugen und uns auf Kurs zu halten. Sie zeigen einen konkreten Weg auf, uns in Mitgefühl, Verstehen und Liebe zu üben. Sie sind der moralische Kompass, der uns zu einem gesunden, glücklichen Leben leitet.

Die erste Achtsamkeitsübung stärkt unsere innere Ehrfurcht vor dem Leben und erinnert uns an das Leiden, verursacht durch die Zerstörung des Lebens, sei es das Leben von Menschen, Tieren, Pflanzen oder Mineralien. Die zweite Achtsamkeitsübung stärkt unser wahres Glücklichsein, indem sie uns daran erinnert, dass Glück nur im gegenwärtigen Moment gefunden werden kann, und zwar durch die Praxis von Großzügigkeit und Verbundenheit. Sie stärkt auch unser Gewahrsein für das Leiden, verursacht durch Ausbeutung, soziale Ungerechtigkeit, Diebstahl und Unterdrückung. Die dritte Achtsamkeitsübung nährt unsere Fähigkeit zu wirklicher Liebe und stärkt unser Gewahrsein für das Leiden, das durch eine unachtsam gelebte Sexualität entsteht. Bei der vierten Achtsamkeitsübung geht es darum, dass wir durch liebevolles Sprechen und tiefes Zuhören Sorge für uns und andere tragen, und es geht um das Leiden, das durch unachtsames Sprechen und die Unfähigkeit, anderen zuzuhören, entsteht. Die fünfte Achtsamkeitsübung fördert unsere Heilung durch achtsames Konsumieren und stützt unseren Wunsch und unsere Absicht, ein gesundes Gewicht zu erreichen. Rezitieren Sie regelmäßig diese Fünf Achtsamkeitsübungen – zum Beispiel einmal in der Woche –, um auch auf diese Weise Ihre achtsame Lebensweise zu unterstützen.

Die
Fünf Achtsamkeitsübungen

Die Fünf Achtsamkeitsübungen repräsentieren die buddhistische Vision einer globalen Spiritualität und Ethik. Sie sind konkreter Ausdruck der Lehren des Buddha über die Vier Edlen Wahrheiten sowie den Edlen Achtfachen Pfad, den Pfad des rechten Verstehens und der wahren Liebe, der zu Heilung, Transformation und Glück für uns und für die Welt führt. Die Fünf Achtsamkeitsübungen zu praktizieren bedeutet, Einsicht in »Intersein« und damit »Rechte Sicht« zu kultivieren, wodurch sich alle Voreingenommenheit, alle Intoleranz, alle Wut, Angst und Verzweiflung auflösen. Leben wir entsprechend den Fünf Achtsamkeitsübungen, sind wir bereits auf dem Pfad eines Bodhisattva. Mit diesem Wissen verlieren wir uns auf unserem Pfad nicht in Verwirrung über unser Leben in der Gegenwart oder in Ängsten über die Zukunft.

Ehrfurcht vor dem Leben

Im Bewusstsein des Leidens, das durch die Zerstörung von Leben entsteht, bin ich entschlossen, Mitgefühl und Einsicht in das »Intersein« zu entwickeln und Wege zu erlernen, das Leben von Menschen, Tieren, Pflanzen und unserer Erde zu schützen. Ich bin entschlossen, nicht zu töten, es nicht zuzulassen, dass andere töten, und keine Form des Tötens zu unterstützen, weder in der Welt noch in meinem Denken oder in meiner Lebensweise.

Im Wissen, dass schädliche Handlungen aus Ärger,

Angst, Gier und Intoleranz entstehen, die ihrerseits dualistischem und diskriminierendem Denken entspringen, werde ich mich in Unvoreingenommenheit und Nicht-Festhalten an Ansichten üben, um Gewalt, Fanatismus und Dogmatismus in mir selbst und in der Welt zu transformieren.

Wahres Glück

Im Bewusstsein des Leidens, das durch Ausbeutung, soziale Ungerechtigkeit, Diebstahl und Unterdrückung entsteht, bin ich entschlossen, Großzügigkeit in meinem Denken, Reden und Handeln zu praktizieren. Ich bin entschlossen, nicht zu stehlen und nichts zu besitzen, was anderen zusteht. Ich werde meine Zeit, Energie und materiellen Mittel mit denen teilen, die sie brauchen. Ich werde mich in tiefem Schauen üben, um zu erkennen, dass das Glück und das Leiden anderer nicht getrennt ist von meinem Glück und meinem Leiden, dass wahres Glück nur möglich ist mit Verstehen und Mitgefühl und dass es viel Leiden und Verzweiflung bringen kann, hinter Reichtum, Ruhm, Macht und sinnlichem Vergnügen herzujagen. Ich bin mir bewusst, dass Glücklichsein von meiner geistigen Haltung und nicht von äußeren Umständen abhängig ist und dass ich glücklich im gegenwärtigen Augenblick leben kann, indem ich mich daran erinnere, dass meine Voraussetzungen mehr als genügen, um glücklich zu sein. Ich bin entschlossen, »Rechten Lebenserwerb« zu praktizieren, um so dazu beizutragen, das Leiden der Lebewesen auf dieser Erde zu verringern und den Prozess der globalen Erwärmung umzukehren.

Im Bewusstsein des Leidens, das durch sexuelles Fehlverhalten entsteht, bin ich entschlossen, Verantwortungsgefühl zu entwickeln und Wege zu erlernen, die Sicherheit und Integrität von Individuen, Paaren, Familien und der Gesellschaft zu schützen. Im Wissen, dass sexuelles Verlangen nicht Liebe ist und dass sexuelles Handeln, das durch Begierde motiviert ist, immer sowohl mir als auch anderen schadet, bin ich entschlossen, keine sexuelle Beziehung einzugehen ohne wahre Liebe und die Bereitschaft zu einer tiefen, langfristigen und verantwortlichen Bindung, von der meine Familie und meine Freunde wissen.
Ich werde alles tun, was in meiner Macht steht, um Kinder vor sexuellem Missbrauch zu schützen und um zu verhindern, dass Paare oder Familien durch sexuelles Fehlverhalten auseinanderbrechen. In dem Bewusstsein, dass Körper und Geist eins sind, bin ich entschlossen, geeignete Wege zu erlernen, um gut mit meiner sexuellen Energie umzugehen und die vier grundlegenden Elemente wahrer Liebe – liebevolle Güte, Mitgefühl, Freude und Unvoreingenommenheit – zu entwickeln, so dass mein eigenes Glück und das Glück von anderen wachsen kann. Indem wir wahre Liebe üben, werden wir auf sehr schöne Weise in der Zukunft fortbestehen.

Liebevolles Sprechen und tiefes Zuhören

Im Bewusstsein des Leidens, das durch unachtsame Rede und aus der Unfähigkeit, anderen zuzuhören, entsteht, bin ich entschlossen, liebevolles Sprechen und mitfühlendes Zuhören zu üben, um Leiden zu lindern und Versöhnung und Frieden in mir und zwischen anderen Menschen, ethnischen und religiösen Gruppen und Nationen zu fördern. Im Wissen, dass Worte sowohl Glück als auch Leiden hervorrufen können, bin ich entschlossen, wahrhaftig zu sprechen und Worte zu gebrauchen, die Vertrauen, Freude und Hoffnung wecken. Wenn Ärger in mir aufsteigt, werde ich nicht sprechen. Ich werde achtsames Atmen und Gehen praktizieren, um meinen Ärger zu erkennen und tief in seine Wurzeln zu schauen, besonders in meine falschen Wahrnehmungen und mein fehlendes Verständnis für mein eigenes Leiden und das der anderen Person. Ich werde in einer Weise sprechen und zuhören, die mir und dem anderen helfen kann, Leiden zu transformieren und einen Weg aus schwierigen Situationen zu finden. Ich bin entschlossen, keine Nachrichten zu verbreiten, wenn ich nicht sicher bin, dass sie der Wahrheit entsprechen, und Äußerungen zu unterlassen, die Trennung oder Uneinigkeit verursachen können. Ich werde »Rechtes Bemühen« praktizieren, um meine Fähigkeit zu Liebe, Verstehen, Freude und Unvoreingenommenheit zu nähren und um allmählich Ärger, Gewalt und Angst, die tief in meinem Bewusstsein liegen, zu verwandeln.

Im Bewusstsein des Leidens, das durch unachtsamen Konsum entsteht, bin ich entschlossen, auf körperliche und geistige Gesundheit für mich selbst, meine Familie und meine Gesellschaft zu achten, indem ich achtsames Essen, Trinken und Konsumieren praktiziere. Ich werde mich darin üben, tief zu schauen, um meinen Konsum und meinen Umgang mit den Vier Arten der Nahrung – Essen, Sinneseindrücke, Wollen und Bewusstsein – zu erkennen. Ich bin entschlossen, weder Alkohol noch Drogen noch andere Dinge zu benutzen, die Gifte enthalten, wie zum Beispiel bestimmte Internetseiten, Glücksspiele, elektronische Spiele, Fernsehsendungen, Filme, Zeitschriften, Bücher oder Gespräche. Ich werde mich darin üben, zum gegenwärtigen Augenblick zurückzukommen, um mit den erfrischenden, heilenden und nährenden Elementen in mir und um mich herum in Berührung zu sein. So lasse ich mich weder von Bedauern und Kummer in die Vergangenheit ziehen noch von Sorgen, Angst oder Begierden aus dem gegenwärtigen Augenblick bringen. Ich bin entschlossen, nicht zu versuchen, Einsamkeit, Angst oder anderes Leiden zu überdecken, indem ich mich im Konsum verliere. Ich werde das »Intersein« tief betrachten und auf eine Weise konsumieren, die Frieden, Freude und Wohlergehen sowohl in meinem Körper und Bewusstsein als auch im kollektiven Körper und Bewusstsein meiner Familie, meiner Gesellschaft und unserer Erde bewahrt.

Jetzt gibt es kein Scheitern mehr

Nun verfügen Sie über alle nötigen Werkzeuge, um eine achtsame Lebensweise zu entwickeln und sich auf die achtsame Reise zu einem gesünderen Gewicht zu machen. Vergegenwärtigen Sie sich, dass das Vertrauen, Ihre selbstgesetzten Ziele zu erreichen und unermüdlich dabeizubleiben, ganz wesentlich dafür ist, dass Sie am Ende da ankommen, wo Sie hinwollten. Tun Sie alles, was Sie tun, mit Freude, dann hilft Ihnen das, achtsam zu bleiben. Bei der Achtsamkeitspraxis gibt es kein Scheitern, es gibt nur das Bewusstsein dafür, was funktioniert und was nicht funktioniert und wie man die gegenwärtige Praxis verbessern kann. Dabei zählt jeder achtsame Schritt. Das Wichtigste auf dieser Reise ist der Prozess, nicht das Ziel. Es gibt während des Tages viele Gelegenheiten zur Achtsamkeit. Suchen Sie die täglichen Aufgaben, Arbeiten und Ereignisse, die Sie am meisten dazu inspirieren, Achtsamkeit zu integrieren.

Geben Sie sich dem hin, was Ihnen das Leben in jedem Moment bietet. Seien Sie offen und lassen Sie zu, dass die Dinge und Ereignisse sich entfalten. Bezeugen Sie solche Ereignisse und beobachten Sie sie mit Gleichmut. Was will dieses besondere Geschehen Sie lehren, oder worauf will es Sie aufmerksam machen? Bleiben Sie bei Ihren Absichten und Zielen. Dank Ihrer Achtsamkeit, Konzentration und Unvoreingenommenheit werden Sie wertvolle Einsichten gewinnen in das, was für Ihren Fortschritt notwendig ist. Diese Entwicklung unterstützt Ihre Stabilität auf dem Weg und lässt Sie freier werden von Sorgen und Ängsten über mögliche Fehlschläge.

Danken Sie in Ihren täglichen Reflexionen, die Sie in Ihr Tagebuch zum achtsamen Leben niederschreiben, all den Menschen, Wesen und Dingen, durch die Ihr Leben und Ihre Art zu leben möglich wurde. Danken Sie auch all denen, die Ihnen helfen, auf dem Pfad des achtsamen Lebens zu bleiben. Denken Sie zum Beispiel an den Salat, den Sie mittags aßen: Wie viele Menschen und Vorgänge sind notwendig gewesen, damit es diesen Salat geben konnte? Solche Kontemplationen werden Ihr Gewahrsein dafür stärken, wie gesegnet Sie sind, tagtäglich unterstützt von Menschen, die Sie kennen, und von vielen, die Sie nicht kennen. Dann werden Sie erkennen, dass das Leben ein Wunder ist, dass wir für so vieles dankbar sein und uns wirklich glücklich schätzen können für die Möglichkeit, all das genießen zu können.

Teil III

Individuelles und gemeinschaftliches Bemühen

8

Eine achtsame Welt

Zu allem im Kosmos haben wir Hunderttausende
von Verbindungen.
Sie unterstützen uns und machen es erst möglich,
dass wir sind.
Siehst du die Verbindung zwischen dir und mir?
Wärest du nicht da,
wäre ich auch nicht da.

Thich Nhat Hanh

Wir haben in diesem Buch Ratschläge, die auf den neuesten wissenschaftlichen Erkenntnissen beruhen, sowie die uralte Achtsamkeitstradition als hilfreiche Mittel vorgestellt, die ungesunden Gewohnheiten, die zu unserem Übergewicht geführt haben, zu verstehen und zu überwinden. Durch fortwährende Praxis werden Sie mehr und mehr Entscheidungen treffen, durch die Sie Ihr Wohlergehen verbessern. Praktizieren Sie in Ihrem täglichen Leben Achtsamkeit, so werden Sie weitere Einsichten in die wechselseitige Verbundenheit aller Dinge gewinnen und erkennen, dass sich die Wirkung Ihrer täglichen Praxis weit über Ihren eigenen Körper hinaus erstreckt. Die Wissenschaft sagt uns, dass es gesund für uns ist, wenn unsere Ernährung eine weitgehend vegetarische ist und wenn wir uns regelmäßig bewegen. Reduzieren Sie achtsam Ihren Fleischkonsum, so vollbringen Sie ein Wunder, denn Ihr verändertes Essverhalten trägt dazu bei, dass hungernde Kinder in unterentwickelten Ländern mehr Nahrung zur

Verfügung haben und dass die globale Erwärmung reduziert wird. Praktizieren immer mehr Menschen auf diese Weise Achtsamkeit, schaffen wir eine Transformation, die nicht nur eine individuelle, sondern auch eine gemeinschaftliche Ebene umfasst. Wir verändern die Welt.

Unser Wohlergehen und das Wohlergehen der Welt sind wechselseitig voneinander abhängig. Es muss uns auf der individuellen Ebene gut gehen, dann sind wir auch in der Lage, zum Wohlergehen anderer beizutragen. Leben wir achtsam und in jedem Moment mit Verständnis und Mitgefühl, dann verbessern wir nicht nur unsere eigene Gesundheit, sondern auch die aller künftigen Generationen.

Individuelles und gemeinschaftliches Wohlergehen

»Selbst« und »andere« sind konventionelle Konzepte, die wir geschaffen haben, um uns über unsere alltäglichen Wahrnehmungen auszutauschen. Auch wenn diese Konzepte unsere Kommunikation erleichtern, führen sie doch oft in die Irre und verschleiern ein Verständnis für die wahre Natur der Wirklichkeit. Gewöhnlich sehen wir die Dinge als unabhängig voneinander. Wir nehmen sie entsprechend bereits existierenden Geisteskonstrukten wahr, die sich aus den Samen in unserem Speicherbewusstsein manifestieren. Sind wir nicht achtsam, verfälschen diese geistigen Konstrukte die tatsächliche Wirklichkeit dessen, was wir wahrnehmen. Wir verfangen uns oft in diesen konventionellen Konzepten und lassen uns von ihren dualistischen Illusionen wie Selbst und andere, du und ich, innen und außen, sein und nicht sein, kommen und gehen, individuell und gemeinschaftlich, eins und viele, Leben und Tod in die Irre führen.

In unserer gewöhnlichen Wahrnehmung erscheint uns ein Tisch als ein unabhängiges Objekt mit einer geraden Oberfläche und vier Beinen. Doch schauen wir tief in den Tisch hinein, sehen wir, dass er nur aus Nicht-Tisch-Elementen besteht – Phänomenen, die nötig sind, damit er überhaupt als Tisch in Erscheinung treten kann: Holz, Erde, Wasser, Feuer, Luft, Raum und Zeit. Die Existenz des Tisches hängt von den Ursachen und Wirkungen all dieser Elemente im gesamten Universum ab. Das ist die wechselseitig abhängige Natur des Tisches. Es kann den Tisch nicht geben, wenn auch nur eine dieser Bedingungen oder eines dieser Elemente fehlte.

Das ist »Intersein«. Ein Ding hängt von der Manifestation aller anderen Dinge ab, und eins macht sie alle möglich. Eins ist alle, und alle ist eins. In dem einen berühren Sie alle, und in allen berühren Sie das eine. Alles im Universum ist in jedem von uns gegenwärtig. Ich bin in Ihnen, und Sie sind in mir.

Ich weiß, dass du noch da bist, weil ich noch da bin.
Die Arme der Wahrnehmung umarmen alle,
bringen Leben mit Tod, Subjekt mit Objekt, alles mit allem anderen zusammen.[111]

Wir müssen die Vorstellungen von »individuell« und »gemeinschaftlich«, »innen« und »außen« durchdringen, um die Wahrheit zu sehen. Innen besteht aus außen. Unser Körper besteht nicht nur in den Grenzen unserer Haut. Unser Körper ist sehr viel größer; er ist ohne Grenzen. Damit der Körper funktionieren kann, brauchen wir Erde, Wasser, Luft, Wärme und Mineralien, die sowohl innerhalb als auch außerhalb unseres Körpers sind. Versuchen Sie die Magie Ihres grenzenlosen Körpers zu erfahren, wenn Sie das nächste Mal in einem See oder im Meer baden. Schließen Sie die Augen und spüren Sie die Verbundenheit zwischen Ihrem Körper und dem Wasser; Ihr Körper ist das Wasser, und das Wasser ist Ihr Körper. Das Meer ist mit allen Dingen verbunden, und auch Sie sind es.

Betrachten wir alles in dieser Weise, können wir erkennen, dass die Sonne unser zweites Herz ist. Wenn das Herz in unserem Körper zu schlagen aufhört, sterben wir. Und genauso werden wir sterben, wenn die Sonne, unser zweites Herz, aufhört zu scheinen. Unser Körper ist das ganze Universum, und das ganze Universum ist unser Körper. Im Universum gibt es nichts, das nicht Teil von uns wäre, sei es ein Staubkorn auf dem Tisch oder ein Stern am Himmel. Eine solche Einsicht ist uns nur möglich, wenn wir die Vorstellungen von innen und außen, Selbst und anderen transzendieren. Es ist sehr wichtig, achtsam zu leben, damit wir in jedem Moment wirklich gegenwärtig sind, lebendig sind und die Einsicht in »Intersein« nähren.

Praktizieren wir achtsames Atmen, Lächeln oder Gehen in einer Gruppe oder während eines Retreats, dann hilft uns die gemeinschaftliche Energie der Gruppe, unsere eigene Achtsamkeitsenergie zu erzeugen. Sind wir darum bemüht, unsere Achtsamkeitsenergie als Einzelne im Umfeld einer Gruppe zu entwickeln, dann erhöhen wir die Energie der ganzen Gruppe. Das Individuelle und das Gemeinschaftliche sind nicht zwei verschiedene Dinge. Berühren wir unseren inneren Frieden, dann lächeln wir voller Freude. In dem Moment, in dem wir lächeln, fühlen nicht nur wir uns etwas glücklicher, sondern auch die in unserer Nähe fühlen sich leichter. Die Handlungen Einzelner haben stets eine Auswirkung auf die Gemeinschaft, und gemeinschaftliches Handeln hat stets eine Auswirkung auf den Einzelnen. Wenn wir tief schauen, sehen wir, dass die Welt sich in dem Moment verändert, in dem wir einen achtsamen Schritt machen.

Sehen wir, dass auch noch andere Menschen achtsam leben und liebende Güte mit Verständnis und Mitgefühl praktizieren, stärkt das unser Vertrauen in unsere Zukunft. Durch unser achtsames Atmen, Lächeln, Essen, Gehen und Arbeiten werden wir zu einem positiven Element in der Gesellschaft, und damit werden auch die Menschen in unserem Umfeld Vertrauen gewinnen. Auf diese Weise können wir am besten sicherstellen, dass die jüngere Generation eine Zukunft haben wird.

Vom Mitgefühl zum Handeln

Um wirksam unsere Welt verwandeln zu können, müssen wir die Quelle wahrer Stärke berühren, um uns zu mobilisieren. Der Intellekt allein kann uns nicht motivieren, mitfühlend zu handeln. Die Kraft dazu liegt nicht in Macht oder Geld, sondern in unserem tiefen inneren Frieden. Um stabil und friedvoll zu werden, müssen wir uns also zunächst selbst transformieren. Diese Transformation kommt von innen. Wir verändern Dinge in unserem täglichen Leben – in der Art, wie wir denken, sprechen, handeln –, gewinnen an Stabilität und innerem Frieden und verwandeln damit uns und die Welt.

Mitgefühl ist eine Quelle kraftvoller, grenzenloser und weiser Energie. Diese Energie ist es, die uns zum Handeln bewegt. Es reicht aber nicht, Mitgefühl einfach nur zu empfinden, wir müssen auch daraus handeln. Verstehen und Einsicht leiten uns dabei. Darum müssen Liebe und Mitgefühl stets mit Verstehen Hand in Hand gehen.

Wir können schon bei den kleinsten Handlungen Mitgefühl entwickeln. Sehen wir bei der Gehmeditation auf unserem Weg eine Ameise und achten wir darauf, sie nicht zu zertreten, so kultivieren wir Mitgefühl. Praktizieren wir tiefes Schauen und leben wir unser tägliches Leben in Achtsamkeit, wird unser Mitgefühl mit jedem Tag stärker. Schon als Einzelne können wir Veränderungen initiieren. Wenn mehr und mehr Menschen Achtsamkeit praktizieren, wird das unser kollektives Bewusstsein verändern. Wir müssen als Einzelne erwachen, und wir müssen als Gemeinschaft erwachen. Der Schlüssel zu diesem Erwachen ist Achtsamkeitspraxis auf individueller und auf gemeinschaftlicher Ebene. Es ist notwendig, sich um beides zu bemühen, uns selbst zu verändern und unsere Umgebung zu verändern; doch das eine kann nicht ohne das andere geschehen.

Wenn Sie achtsam leben und sich gut um sich kümmern, wenn Sie stabil, friedvoll, ganz sind und es Ihnen gut geht, so ermächtigt Sie das, Ihren Teil dazu beizutragen, das Wohlergehen derer, die Sie umgeben, und auch das Wohlergehen der Welt zu verbessern. Wenn jeder von uns gemeinschaftliches Mitgefühl aufbaut, werden wir einen grundlegenden Wandel schaffen. Wir dürfen keine Zeit verschwenden, sondern sollten eintauchen in den gegenwärtigen Moment, um unsere schwierige Situation klar zu erkennen und diese dann zu verändern.

Die Praxis achtsamen Konsums sollte eine globale Praxis werden. Wir müssen das auf der individuellen wie der gemeinschaftlichen Ebene anregen. Wir sollten Achtsamkeit in alle Aspekte unseres Lebens einfließen lassen und andere einladen, es uns gleichzutun: Eltern, Erzieherinnen, Studierende, Ärzte, Sozialarbeiterinnen, Rechtsanwälte, Wissenschaftlerinnen, Schriftsteller, Journalisten, Filmemacherinnen, Geschäftsleute, Architekten, Künstlerinnen, Bauern, Polizistinnen, Arbeiter, Hausmeister, Ökonominnen, Gesetzgeber, hochrangige Politiker. Das ist wahre Friedenserziehung.

Es gibt viele Beispiele, die uns daran erinnern, dass wir alle miteinander verbunden sind, dass wir ein Leben des »Interseins« führen. Wir haben die Tendenz, uns für unser Überleben und unsere Erfolge nur auf uns zu konzentrieren. Doch wir sind nicht von anderen getrennt. Die gegenwärtige Finanzkrise zeigt eindrücklich, dass wir alle miteinander verbunden sind – arme und reiche Menschen, Landwirtschaft und Industrie, entwickelte und unterentwickelte Länder. Die Bankenkrise von 2008 hatte nicht nur Auswirkungen auf die Wirtschaft der USA, sondern dehnte sich schnell auf andere Märkte in der ganzen Welt aus. Die Schweinegrippe von 2009 ist ein anderes Beispiel: Hier waren wohl Schweine Träger eines Virus, und kaum hatte sich in Mexiko ein Kind damit angesteckt, verbreitete sich der Virus ganz schnell in Mexiko, gelangte dann in die USA, und innerhalb eines Monats waren vierzig weitere Länder weltweit betroffen. Durch die Fortschritte in den Bereichen Kommunikation und Reiseverkehr schrumpft unsere Welt zusammen, und wir sind mehr denn je miteinander verbunden.

Sind wir achtsam von Moment zu Moment, erkennen wir: »Eins umfasst alles. Alles umfasst eins.« Halten Sie für einen Moment inne und richten Sie Ihre Aufmerksamkeit auf etwas, das sich vor Ihnen befindet – eine Blume, ein Computer, ein Foto, ein Glas Wasser –, und Sie sehen darin die Wunder, die unsere Welt verbinden, sehen, wie alle Dinge, die wir in unserem täglichen Leben brauchen, überall und jederzeit existieren, nur aufgrund des grenzenlosen Netzwerks unser aller Verbundenheit. Denken Sie an den Zug oder den Bus, mit dem Sie zur Arbeit fahren. Ohne das Wirken zahlloser anderer Menschen stünden Ihnen solche Transportmittel gar nicht zur Verfügung.

Der Zug, mit dem Sie fahren, ist der Endpunkt jahrelanger Arbeit von Designern, Ingenieuren und Arbeitern. Die Straße, auf der Ihr Bus fährt, existiert nur aufgrund der Arbeit von Straßenarbeitern, Stadtplanern und vielen anderen. Ohne all diese Menschen würden Sie Stunden oder sogar einen ganzen Tag brauchen, um zur Arbeit zu kommen, so, wie das noch heute in unterentwickelten Ländern der Fall ist, wo die Leute jede Entfernung zu Fuß zurücklegen müssen. Aus dieser Sichtweise erkennen Sie, wie gesegnet Sie sind, dass Sie sich auf so viele andere stützen können. Wir halten so vieles für selbstverständlich. Viele von uns sind sehr auf sich bezogen, leben voller Angst und Unsicherheit und sind bestrebt, immer mehr Reichtum, Macht oder Status anzusammeln, um sich sicherer zu fühlen. Bei einer solchen Lebensweise verpassen wir all die Wunder, die uns bereits umgeben. Jedes Mal, wenn wir das Haus verlassen und zur Arbeit fahren, können wir all den Menschen danken, die die Züge und Busse und die Straßen gebaut haben.

Es gibt ein menschliches Bedürfnis nach Sinn, nach bedeutungsvollen Verbindungen, nach Gemeinschaft, nach wirklichem Engagement in der Welt. Wir alle sind zu tiefem Mitgefühl in der Lage. Wir wollen gern denen helfen, die in Not sind, die leiden. Wir wollen die Welt zu einem besseren Ort für diese Generation und für viele künftige Generationen machen. Doch wie fangen wir damit an?

Die Veränderung der Welt beginnt mit uns selbst. Indem wir auf unser eigenes Wohlbefinden achten und in Berührung mit dem sind, was in unserem persönlichen Leben geschieht, wird auch unsere Fähigkeit wachsen, das Leiden in der Welt zu verstehen und uns damit zu befassen. Das gibt uns ein stabiles Fundament, um unseren Beitrag zur Verbesserung der Welt zu leisten. Haben Sie schon einmal an Müdigkeit oder Erschöpfung gelitten, weil Sie anderen geholfen haben, Familienmitgliedern, Freunden oder Arbeitskolleginnen? Wir können anderen nicht zuverlässig helfen, wenn es uns selbst körperlich, geistig oder emotional nicht gut geht. Für eine Weile können wir das vielleicht durchhalten, aber früher oder später werden wir uns ausgelaugt, entmutigt oder erschöpft fühlen. Wir brauchen Stabilität. Wir brauchen eine achtsame Lebensweise, nur dann können wir für unsere Familie, unsere Freundinnen und Freunde und unsere Welt das Beste tun.

Einfluss und Unterstützung

Um uns gesund zu ernähren und körperlich aktiv zu sein, brauchen wir nicht nur die entsprechenden Kenntnisse, den Fokus und die Motivation, um diese tägliche Gesundheitspraxis durchzuführen. Wir brauchen auch die Unterstützung von Menschen und Orten, mit denen wir täglich zu tun haben – von unseren engsten Familienangehörigen, Freundinnen und Freunden, unserem Zuhause und Büro bis zur Welt im Ganzen. In einem gesunden und unterstützenden Umfeld zu leben ist ganz entscheidend dafür, ein gesundes Gewicht erreichen zu können. Sie fragen sich vielleicht, was Sie persönlich dazu beisteuern können. Ein guter Ort, an dem Sie beginnen können, ist Ihre unmittelbare Umgebung. Welche Elemente fehlen in Ihrem häuslichen Umfeld, an Ihrem Arbeitsplatz, in Ihrer Stadt oder Gemeinde und beeinträchtigen so Ihre Möglichkeiten, sich gesund zu ernähren und ein aktives Leben zu führen? Im fünften und sechsten Kapitel ging es um die vielen Herausforderungen und Hindernisse, denen Sie auf Ihrem Weg begegnen. Sie sehen jetzt, dass Sie nicht nur sich selbst dafür verantwortlich machen können, dass Sie bisher Ihr gesundes Gewicht nicht erreicht haben. Es gibt viele äußere Kräfte, die Ihr Verhalten prägen und Sie davon abhalten, Ihre Ziele zu erreichen. Denken Sie noch einmal eingehend über diese Herausforderungen und Hindernisse nach, denn es ist wichtig, diese zu verstehen, damit Sie Ihr gesundes Gewicht erreichen und ein achtsames Leben führen können. Alles kann bei Ihnen beginnen. Sie sind die Basis jeder Veränderung, die in Ihrer Gesellschaft geschehen wird. Einmal fragte mich ein Student: »Es gibt so viele drängende Probleme. Was soll ich tun?« Ich antwortete: »Nimm eine Sache und erledige sie sehr genau und sorgfältig, und damit wird alles zur selben Zeit getan sein.«

Jeder Tag ist Erntedankfest

Einmal im Jahr feiern wir das Erntedankfest. Da wir nun erkannt haben, in welch wechselseitiger Abhängigkeit wir uns zu dem befinden, was wir brauchen, um jeden Tag gut zu essen und aktiv zu sein, sollten wir das Erntedankfest nicht nur einmal im Jahr feiern. Wir sollten es häufiger feiern – zum Beispiel jeden Tag. Machen Sie es sich zur Gewohnheit, still denen zu danken, mit denen Sie verbunden, von denen Sie abhängig sind, sei es Ihr Partner, der ein gesundes, köstliches Mahl gekocht hat; die Forscher, die das Wissen um gesunde Ernährung mehren; die Frau, die in der Kantine das Essen ausgibt; die Nahrungsmittelindustrie, die uns gesunde Produkte zur Verfügung stellt; die Radioreporter, die über die Landwirtschaft berichten; die politisch Verantwortlichen, die Gesetze erlassen, um unsere Ernährung zu verbessern; oder die Ärztin, die Sie ermutigt, ein gesünderes Gewicht anzustreben. Sind wir in Berührung mit unserer Dankbarkeit für all diese Menschen, wird uns das inspirieren und die Energie geben, unseren Beitrag zur Verbesserung unserer eigenen Gesundheit und Lebensqualität und der von vielen anderen zu leisten.

Genießen Sie jeden Augenblick

Keiner von uns lebt ewig. Während unserer Lebenszeit haben wir alle die Wahl, ein achtsames Leben zu führen, das uns Frieden und Freude schenkt, oder aber ein Leben ohne Achtsamkeit, das zu Leiden und Kummer führt. Es ist sehr wichtig, uns jeden Tag daran zu erinnern, dass alle Vorstellungen, Dinge und Menschen unbeständig sind, dass Krankheit und Verlust unausweichlich sind und dass wir in jedem Augenblick achtsam leben müssen, um uns wirklich erfüllt zu fühlen. Der Buddha ermutigte seine Schülerinnen und Schüler, regelmäßig die folgenden Fünf Gewissheiten zu bedenken:

Es ist der natürliche Verlauf, dass ich alt werde.
Es gibt keinen Weg, dem Altern zu entgehen.

Es ist der natürliche Verlauf, dass ich erkranken werde.
Es gibt keinen Weg, dem Krankwerden zu entgehen.

Es ist der natürliche Verlauf, dass ich sterben werde.
Es gibt keinen Weg, dem Tod zu entgehen.

Es ist der natürliche Verlauf, dass sich alles, was ich wertschätze, wandelt, dass sich alle, die mir lieb sind, verändern.
Es gibt keinen Weg, der Trennung von ihnen zu entgehen.

Meine Handlungen sind mein einziger wirklicher Besitz. Den Konsequenzen meiner Handlungen kann ich nicht entgehen. Meine Handlungen sind der Boden, auf dem ich stehe.[112]

Genießen Sie Ihr Leben, die Zeit, die Ihnen noch bleibt. Genießen Sie jeden Augenblick, jeden Atemzug, jede Mahlzeit, jede Beziehung, jedes Handeln und jedes Nichthandeln, jede Gelegenheit, Ihr Wohlbefinden und das unserer Welt zu bewahren. Integrieren Sie die Achtsamkeit in Ihr alltägliches Leben, so dass sie Ihnen zur Gewohnheit wird, zu Ihrer Lebensweise. Tun Sie sich mit anderen zusammen, unterstützen Sie einander, damit Sie achtsam gemeinsam essen, arbeiten und leben können. So zu leben, das ist Ihr einziger wirklicher Besitz, und es ist die Essenz eines sinnvollen, erfüllten Lebens.

Dank

Achtsam essen – achtsam leben gibt es, weil die Bedingungen dafür reif sind. Das Buch wäre nicht möglich gewesen ohne die Arbeit von Wissenschaftlern, Philanthropen, Gesundheitsexperten, politischen Entscheidungsträgern, spirituellen Lehrern und Praktizierenden, die zusammen mit anderen bekannten und unbekannten Menschen über viele Generationen hinweg ihr Leben der Aufgabe gewidmet haben, unsere Welt zu einem gesünderen und mitfühlenden Ort zu machen. Ihnen allen gilt unser tiefer Dank.

Wir möchten Dr. Harvey V. Fineberg für sein Vorwort danken und Dr. Walter Willett für seine Durchsicht des Buches. Unser besonderer Dank gilt Sari Kalin, Hank Dart und Joanne Levy, die uns bei der Recherche und der Erstellung des Manuskripts geholfen haben. Wir danken sehr unserer liebevollen Sangha, unseren Freundinnen und Freunden und unseren Familienangehörigen für ihre Unterstützung während dieser Reise. Und wir danken unserem Lektor Gideon Weil und seinen Mitarbeitern bei HarperOne für ihre Hilfe bei der Entstehung dieses Buches.

Thich Nhat Hanh & Lilian Cheung
Dezember 2009

Anhang

Integrieren Sie Achtsamkeit in Ihr tägliches Leben

Klöster und Praxiszentren in der Tradition von Thich Nhat Hanh

Plum Village
New Hamlet
13 Martineau
F-33580 Dieulivol
Frankreich
Tel.: +33 5 56616688
E-Mail: lh-office@plumvillage.org;
uh-office@plumvillage.org; nhoffice@plumvillage.org
www.plumvillage.org

Blue Cliff Monastery
3 Mindfulness Rd.
Pine Bush, NY 12566
USA
Tel.: +1 845 733-4959
E-Mail: office@bluecliffmonastery.org
www.bluecliffmonastery.org

Deer Park Monastery
2499 Melru Lane
Escondido, CA 92026
USA
Tel.: +1 760 291-1003
E-Mail: deerpark@dpmail.net
www.deerparkmonastery.org

Europäisches Institut für Angewandten Buddhismus (EIAB)
Schaumburgweg 3
D-51545 Waldbröl
Deutschland
Tel.: +49 2291 9071373
E-Mail: info@eiab.eu
www.eiab.eu

Glocke der Achtsamkeit

Laden Sie auf Ihren PC den Klang einer Achtsamkeitsglocke herunter, die Sie so einstellen können, dass sie in unterschiedlichen Intervallen erklingt. Mit freundlicher Genehmigung der Washington Mindfulness Community: www.mindfulnessdc.org/mindfulclock.html.

Nutzen Sie einen Mac, können Sie den Klang unter Prod-Me 1.1 (Copyright Jim Carlson) frei herunterladen, als Glockenklang programmieren und als Achtsamkeitsglocke nutzen.

Lehrrede über die Vier Arten der Nahrung
(Samyukta Agama, Sutra 373)

So habe ich es gehört, als der Buddha sich einst im Anathapindika-Kloster im Jeta-Hain nahe der Stadt Shravasti aufhielt. An diesem Tag sagte der Buddha zu den Mönchen: »Es gibt Vier Arten der Nahrung, die den Lebewesen ermöglicht, zu wachsen und am Leben zu bleiben. Was sind diese Vier Arten der Nahrung? Die erste ist essbare Nahrung, die zweite ist die Nahrung der Sinneseindrücke, die dritte die Nahrung des Wollens, und die vierte ist die Nahrung des Bewusstseins.

Bhikkhus, wie sollte ein Praktizierender essbare Nahrung betrachten? Stellt euch ein junges Paar mit einem Baby vor, um das sich beide voller Liebe kümmern. Eines Tages entscheiden sie sich, mit ihrem Kind in ein anderes Land zu gehen, weil sie dort auf ein besseres Leben hoffen. Sie müssen auf ihrem Weg eine große Wüste durchqueren und sind dabei vielen Schwierigkeiten und Gefahren ausgesetzt. Während der Reise geht ihnen der Proviant aus, und sie erleiden großen Hunger. Sie sehen keinen Ausweg mehr und besprechen dann den folgenden Plan: ›Wir haben nur diesen einen Sohn, den wir von ganzem Herzen lieben. Essen wir sein Fleisch, werden wir vielleicht überleben und diese schwierige Situation meistern. Essen wir sein Fleisch nicht, werden wir alle drei sterben.‹ Nach diesem Gespräch töteten sie das Kind mit Tränen in den Augen, und mit knirschenden Zähnen aßen sie das Fleisch ihres Sohnes, um in der Wüste zu überleben.«

Der Buddha fragte: »Glaubt ihr, die beiden aßen das Fleisch ihres Sohnes, um den Geschmack zu genießen und weil sie durch diese Nahrung ihre Körper verschönern wollten?«

Die Mönche erwiderten: »Nein, verehrter Herr.« Der Buddha fragte: »Sahen die beiden sich genötigt, das Fleisch ihres Sohnes zu essen, um zu überleben und den Gefahren der Wüste zu entkommen?« Die Mönche erwiderten: »Ja, verehrter Herr.«

Der Buddha lehrte: »Ihr Mönche, jedes Mal wenn wir essbare Nahrung zu uns nehmen, sollten wir uns darin üben, sie so zu betrachten, als wäre sie das Fleisch unseres eigenen Sohnes. Wenn wir in dieser Weise darüber meditieren, wird uns das klare Einsicht und Verstehen ermöglichen; unsere falschen Wahrnehmungen in Bezug auf essbare Nahrung werden ein Ende finden, und unsere Anhaftung an Sinnesfreuden wird sich auflösen. Sobald die Anhaftung an Sinnesfreuden transformiert ist, gibt es bei dem edlen Schüler, der sich der Übung widmet, keine inneren Formationen mehr bezüglich der fünf Objekte der Sinnesfreuden. Solange die inneren Formationen uns noch binden, müssen wir in die Welt zurückkehren.

Wie sollte ein Praktizierender über die Nahrung der Sinneseindrücke meditieren? Stellt euch eine Kuh vor, die ihre Haut verloren hat. Wo immer sie auch hinkommt, heften sich Insekten oder Maden, die in der Erde, im Staub oder auf den Pflanzen leben, an die Kuh und saugen ihr Blut. Liegt die Kuh auf der Erde, heften sich die Maden aus der Erde an sie und ernähren sich auf diese Weise. Ob sie nun liegt oder steht, die Kuh leidet große Schmerzen und ist stets gereizt. Nehmt ihr die Nahrung der Sinneseindrücke in euch auf, so solltet ihr sie in diesem Lichte sehen. Das wird euch Einsicht und Verstehen ermöglichen, und ihr werdet so euren falschen Wahrnehmungen in Bezug auf die Nahrung der Sinneseindrücke ein Ende setzen können. Mit dieser Einsicht werdet ihr nicht länger an den drei Arten von Gefühlen anhaften. Haftet der edle Schüler den drei Arten von Gefühlen nicht länger an, muss er nach nichts mehr streben, denn alles, was getan werden muss, ist bereits getan.

Wie sollte ein Praktizierender über die Nahrung des Wollens oder der Absichten meditieren? Stellt euch vor, da gibt es eine Ortschaft oder eine größere Stadt, und ganz in der Nähe ist eine Grube voller glühender Kohlen. Nur die noch glühende Asche ist übrig. Nun gibt es da einen intelligenten Mann, der weise genug ist und der nicht leiden möchte, sondern Glück und Frieden sucht. Er will nicht sterben, er will nur leben. Dieser denkt: ›Dort drüben ist es sehr, sehr heiß, auch wenn es keinen Rauch und keine Flammen gibt. Doch wenn ich in diese Grube steigen müsste, würde ich zweifelsohne sterben.‹ Dieses Wissen gibt ihm die Entschiedenheit, die Ortschaft zu verlassen und woanders hinzugehen. Der Praktizierende sollte über die Nahrung des Wollens und der Absichten in dieser Weise meditieren. Tut er das, wird er zu Einsicht und Verstehen gelangen, und die falschen Wahrnehmungen über die Nahrung des Wollens und der Absichten werden ein Ende finden. Hat er dieses Verstehen erlangt, werden die drei Arten des Verlangens aufhören. Haben diese drei Arten des Verlangens aufgehört, so hat der edle Schüler, der sich übt und schult, nichts mehr zu tun, denn das, was getan werden muss, ist bereits getan.

Wie sollte der Praktizierende über die Nahrung des Bewusstseins meditieren? Stellt euch vor, dass die Soldaten des Königs einen Verbrecher festgenommen haben. Sie fesseln ihn und bringen ihn zum König. Weil er ein Dieb ist, besteht seine Strafe darin, von dreihundert Messerstichen durchbohrt zu werden. Tag und Nacht ist er voller Angst und Schmerz. Der Praktizierende sollte die Nahrung des Bewusstseins in diesem Licht betrachten. Tut er das, wird er Einsicht und Verstehen erlangen und seinen falschen Wahrnehmungen in Bezug auf die Nahrung des

Bewusstseins ein Ende setzen können. Hat der edle Schüler, der übt und sich schult, dieses Verstehen in Bezug auf die Nahrung des Bewusstseins erlangt, wird er sich nicht mehr anstrengen müssen, denn das, was getan werden muss, ist bereits getan.«

Nach diesen Worten des Buddha waren die Mönche sehr glücklich, diese Lehren in die Praxis umzusetzen.

Wir alle können davon profitieren, wenn wir jeden Tag oder einmal in der Woche Tiefenentspannung praktizieren. Vielleicht finden Sie in Ihrem Büro Platz für eine regelmäßige fünfzehnminütige Tiefenentspannung. Auch Ihr Zuhause ist ein guter Ort dafür. Haben Sie genügend Erfahrung mit dieser Praxis gesammelt und ihre positiven Auswirkungen erlebt, können Sie die Tiefenentspannung auch für Ihre Familie oder die Kollegen an Ihrem Arbeitsplatz anleiten. Das können Sie als tägliche Praxis anbieten, nach vielleicht drei oder vier Stunden Arbeit. Sie werden viel Freude dabei erleben, wenn Sie die Tiefenentspannung anleiten, denn Ihr Glück wird wachsen, wenn Sie imstande sind, andere Menschen glücklich zu machen und ihnen bei der Entspannung zu helfen.

Bei der Tiefenentspannung in einer Gruppe kann eine Person die Übung anleiten und dabei die folgende Anleitung oder Varianten davon verwenden. Am Anfang und am Ende der Übung können Sie eine Glocke erklingen lassen, dies fördert einen entspannten Geisteszustand. Wenn Sie allein für sich Tiefenentspannung machen, nehmen Sie den Text am besten zuvor auf und spielen ihn dann ab.

Legen Sie sich auf den Rücken, die Arme seitlich am Körper. Machen Sie es sich bequem. Erlauben Sie Ihrem Körper, sich zu entspannen. Seien Sie des Bodens unter Ihnen gewahr … und des Kontaktes zwischen Körper und Boden. Lassen Sie Ihren Körper tiefer in den Boden sinken.

Werden Sie sich Ihres Atems bewusst, wie Sie ein- und ausatmen. Nehmen Sie Ihre Bauchdecke wahr, wie sie sich beim Ein- und Ausatmen hebt und senkt … hebt … senkt … hebt … senkt …

Atmen Sie ein, atmen Sie aus … Ihr ganzer Körper fühlt sich leicht an … wie eine Seerose auf dem Wasser … Sie müssen nirgendwohin … haben nichts zu tun … Sie sind frei wie eine Wolke, die am Himmel schwebt.

Einatmend wenden Sie Ihre Aufmerksamkeit den Augen zu. Ausatmend entspannen Sie Ihre Augen. Lassen Sie die Augen zurück in den Kopf sinken … lassen Sie die Spannungen in allen kleinen Muskeln im Augenbereich los … unsere Augen erlauben uns, ein Paradies der Formen und Farben zu sehen … lassen Sie die Augen zur Ruhe kommen … senden Sie Ihren Augen Liebe und Dankbarkeit …

Einatmend bringen Sie Ihre Aufmerksamkeit zu Ihrem Mund. Ausatmend entspannen Sie Ihren Mund. Lassen Sie die Spannungen im Mundbereich los … die Lippen sind die Blüten einer Blume … lassen Sie ein sanftes Lächeln auf Ihren Lippen erblühen … das Lächeln löst die Spannung in den Hunderten von Gesichtsmuskeln auf … spüren Sie, wie sich die Spannung in Ihren Wangen auflöst … in Ihrem Kiefer … in Ihrer Kehle …

Einatmend bringen Sie Ihre Aufmerksamkeit zu Ihren Schultern. Ausatmend entspannen Sie die Schultern. Lassen Sie sie in den Boden sinken … lassen Sie sämtliche Spannungen in den Schultern in den Boden abfließen … wir laden uns so viel auf unsere Schultern … tragen Sie Sorge für Ihre Schultern, entspannen Sie sie …

Einatmend werden Sie Ihrer Arme gewahr. Ausatmend entspannen Sie Ihre Arme. Lassen Sie Ihre Arme in den Boden sinken … die Oberarme … die Ellbogen … die Unterarme … die Handgelenke … Hände … Finger … die winzigen Muskeln … bewegen Sie Ihre Finger ein wenig, wenn Ihnen danach ist, um die Muskeln besser zu entspannen …

Einatmend bringen Sie Ihre Aufmerksamkeit zu Ihrem Herzen. Ausatmend lassen Sie Ihr Herz sich entspannen. Wir haben unser Herz lange Zeit vernachlässigt, durch die Art, wie wir arbeiten, essen und mit Ängsten, Sorgen und Stress umgehen. Unser Herz schlägt für uns Tag und Nacht. Umarmen Sie Ihr Herz voller Achtsamkeit und Sanftheit, versöhnen Sie sich mit Ihrem Herz, kümmern Sie sich um Ihr Herz …

Einatmend bringen Sie Ihre Aufmerksamkeit zu Ihren Beinen. Ausatmend entspannen Sie Ihre Beine. Lösen Sie alle Spannungen in Ihren Beinen auf … die Oberschenkel … die Knie … die Unterschenkel … die Waden … die Knöchel … die Füße … die Zehen … all die winzigen Muskeln in den Zehen … vielleicht ist es für Sie angenehm, die Zehen ein wenig zu bewegen, das kann helfen, sich zu entspannen … senden Sie den Zehen Ihre Liebe und Fürsorge.

Bringen Sie Ihre Aufmerksamkeit zurück zum Atem … zu Ihrer Bauchdecke, die sich hebt und senkt …

Folgen Sie dem Atem und werden Sie sich Ihrer Arme und Beine bewusst … vielleicht mögen Sie sie ein wenig bewegen und strecken …

Setzen Sie sich dann langsam auf, wenn Sie bereit dazu sind.

Und stehen Sie langsam auf, wenn Sie auch dazu bereit sind.

Mit dieser Übung können wir unsere Aufmerksamkeit in jeden Teil unseres Körpers schicken: Haare, Gehirn, Ohren, Nacken, Lunge, sämtliche Organe, in jeden Teil des Körpers, der unserer Heilung und Aufmerksamkeit bedarf. Sie umarmen jeden Teil und senden ihm Ihre Liebe, Dankbarkeit und Fürsorge, während Sie ihn in Ihrem Gewahrsein halten und ein- und ausatmen.

Alternativen zum Fernsehen

- Achtsam gehen
- Angeln
- Blumen pflanzen
- Bowlen
- Brettspiele spielen
- Campen
- Dehnübungen
- Ehrenamtlich tätig sein
- Sich entspannen
- Fahrrad fahren
- Ins Fitnessstudio gehen
- Fotografieren
- Freunde einladen
- Frisbee spielen
- Gärtnern
- Gedichte schreiben
- Gehen
- Geschichten erzählen
- Golf spielen
- Häkeln
- Handwerken
- Sich um ein Haustier kümmern
- Mit Holz arbeiten
- Inlineskaten
- Ein Instrument spielen
- Joggen
- Mit Kindern spielen
- Eine Kirche aufsuchen
- Kochen
- Gesunde Lebensmittel einkaufen
- Lesen
- Liegestütze machen

- Malen
- Eine Mannschaftssportart betreiben
- Meditieren
- Ein Museum besuchen
- Musik hören
- Putzen
- Puzzeln
- Rasen mähen
- Schlafen
- Schwimmen
- Singen
- Sit-ups machen
- Ein spirituelles Zentrum aufsuchen
- Eine Sprache lernen
- Stricken
- Tagebuch schreiben
- Tanzen
- Telefonieren mit Freunden
- Tennis spielen
- Wandern
- Waschen
- Yoga
- Zeit mit der Familie verbringen

Aus: Lilian W. Y. Cheung, Hank Dart, Sari Kalin und Steven L. Gortmaker. *Eat Well & Keep Moving,* 2. Aufl. (Champaign, IL: Human Kinetics), S. 387

Literatur

Albers, S. *Ein Leben im Gleichgewicht: Buddhas Weg achtsamen Genießens.* Freiamt: Arbor, 2009.

— *Essen, trinken, achtsam genießen: Praxisübungen für ein Leben im Gleichgewicht.* Freiamt: Arbor, 2010.

Anderson, B. *Stretching: Dehnübungen, die den Körper geschmeidig und gesund erhalten.* Zürich: Oesch, 2006.

Badiner, A.H. (Hg.) *Mindfulness in the Marketplace: Compassionate Responses to Consumerism.* Berkeley: Parallax Press, 2002.

Bays, J. *Achtsam essen: Vergiss alle Diäten und entdecke die Weisheit deines Körpers.* Freiamt: Arbor, 2009.

Boccio, F.J. u. Feuerstein, G. *Achtsamkeits-Yoga: die erwachte Einheit von Atem, Körper und Geist.* Freiamt: Arbor, 2006.

Foer, J.S. *Tiere essen.* Köln: Kiepenheuer & Witsch, 2010.

Hanh, T.N. *Aus Angst wird Mut*, Bielefeld: Theseus, 2003.

— *Das Wunder der Achtsamkeit.* Bielefeld: Theseus, 1988.

— *Die Welt ins Herz schließen.* Bielefeld: Aurum Verlag, 2009.

— *Unsere Verabredung mit dem Leben.* München: Knaur Verlag, 2010.

— *Das Herz von Buddhas Lehren.* Freiburg: Herder Verlag, 1999.

— *Umarme deine Wut.* Bielefeld: Theseus, 1997.

— *Alles, was du für dein Glück tun kannst.* Freiburg: Herder, 2010.

Kessler, D.A. *Das Ende des großen Fressens: Wie die Nahrungsmittelindustrie Sie zu übermäßigem Essen verleitet.* München: Goldmann, 2011.

Langer, E.J. *Aktives Denken: Wie wir geistig auf der Höhe bleiben.* Reinbek bei Hamburg: Rowohlt, 1991.

Pollan, M. *Lebens-Mittel: Eine Verteidigung gegen die industrielle Nahrung und den Diätenwahn.* München: Goldmann, 2009.

— *Das Omnivoren-Dilemma: Wie sich die Industrie der Lebensmittel bemächtigte und warum Essen so kompliziert wurde.* München: Goldmann, 2011.

Ratey, J. J. *Superfaktor Bewegung.* Kirchzarten bei Freiburg: VAK, 2009.

Schlosser, E. *Fast-Food-Gesellschaft: Die dunkle Seite von McFood & Co.* München: Riemann, 2002.

Siegel, D. *Das achtsame Gehirn.* Freiamt: Arbor, 2007.

Newsletter und Zeitschriften

Mindfulness Bell: A Journal of the Art of Mindful Living. www.iamhome.org.

Intersein, Zeitschrift für achtsames Leben in der Dhyana-Tradition von Thich Nhat Hanh, Hrsg.: Gemeinschaft für achtsames Leben Bayern e.V., E-Mail: abbckaeufl@t-online.de

Internet-Seiten und Online-Publikationen

Center for Mindful Eating. *The Center for Mindful Eating Home Page.* http://www.tcme.org/library.htm

Community of Interbeing UK. *The Community of Interbeing Manual of Practice.* http://www.interbeing.org.uk/manual/

Community of Mindful Living. *International Sangha Directory.* http://www.iamhome.org/international.htm

Mindful Kids. *Mindful Kids Blog: Sharing Mindfulness with Children.* http://mindfulkids.wordpress.com/

Plum Village. *Practice: Art of Mindful Living.* http://plumvillage.org/practice.html
Auf dieser Seite finden Sie eine Liste mit allen Achtsamkeitsübungen in der Thich-Nhat-Hanh-Tradition.

Europäisches Institut für angewandten Buddhismus. Informationen vor allem über deutschsprachige Aktivitäten der Thich-Nhat-Hanh-Tradition. http://www.eiab.eu

UCLA Semel Institute. *UCLA Mindful Awareness Research Center.* http://marc.ucla.edu/

University of Massachusetts Medical School. *Center for Mindfulness in Medicine, Health Care, and Society.* http://www.umassmed.edu/content

Wake Up. *Wake Up: Young Buddhists and Non-Buddhists for a Healthy and Compassionate Society.* http://wkup.org/

Wansink, B. *MindlessEating.org.* http://www.mindlesseating.org/

Anmerkungen

1 C. L. Ogden et al., Prevalence of overweight and obesity in the United States, 1999–2004, *JAMA* 295 (2006): 1549–55.

2 D. A. Kessler, *Das Ende des großen Fressens: Wie die Nahrungsmittelindustrie Sie zu übermäßigem Essen verleitet* (München: Goldmann, 2011).

3 The Nielsen Company, NielsenWire, Ad Spending Down http://blog.nielsen.com/nielsenwire/consumer/ad-spending-in-u-s-down-11-5-percent-in-first-three-quarters-of-2009/.

4 NielsenWire, Mehr als die Hälfte der US-Haushalte haben drei oder mehr Fernseher (2009) http://blog.nielsen.com/nielsenwire/media_entertainment/more-than-half-the-homes-in-us-have-three-or-more-tvs/.

5 http://www.marketdataenterprises.com/pressreleases/DietMkt-2009PressRelease.pdf. November 30, 2009.

6 R. S. Padwal and S. R. Majumdar. Drug treatments for obesity: orlistat, sibutramine, and rimonabant, *Lancet* 369 (2007): 71–77.11.

7 T. N. Hanh, *Das Herz von Buddhas Lehren (*Freiburg: Herder Verlag, 1999).

8 T. N. Hanh. *Thich Nhat Hanh 2008 Calendar.* Brush Dance, San Rafael, CA.

9 A. Anandacoomarasamy et al., The impact of obesity on the musculoskeletal system, *Int J Obes* 32 (2007): 211–22.

10 K. M. McClean et al., Obesity and the lung: 1. Epidemiology, *Thorax* 63 (2008): 649–54.

11 D. P. Guh et al., The incidence of co-morbidities related to obesity and overweight: A systematic review and meta-analysis, *BMC Public Health* 9 (2005): 88, doi: 10.1186/1471-2458-9-88.

12 World Cancer Research Fund, American Institute for Cancer Research, *Food, Nutrition, Physical Activity, and the Prevention of Cancer: A Global Perspective* (Washington, DC: AICR, 2007).

13 F. B. Hu, *Obesity Epidemiology*. (New York: Oxford University Press, 2008).

14 J. R. Loret de Mola, Obesity and its relationship to infertility in men and women. *Obstet Gynecol Clin North Am,* 36 (2) (2009): 333–46, ix.

15 N. Cheung and T. Y. Wong, Obesity and eye diseases, *Survey of Ophthalmology* 52 (2007): 180–95.

16 M. A. Beydoun and Y. W. Hab, Obesity and central obesity as risk factors for incident dementia and its subtypes: A systematic review and meta-analysis, *Obesity Reviews* 9 (2008): 204–18.

17 K. F. Adams et al., Overweight, obesity, and mortality in a large prospective cohort of persons 50 to 71 years old, *N Engl J Med* 355 (2006): 763–78.
18 R. M. Puhl and K. D. Brownell, Psychosocial origins of obesity stigma: Toward changing a powerful and pervasive bias, *Obesity Reviews* 4 (2003): 213–27. R. M. Puhl and J. D. Latner, Stigma, obesity, and the health of the nation's children. *Psychology Bulletin* 133 (2007): 557–80.
19 R. C. Whitaker et al., Predicting obesity in young adulthood from childhood and parental obesity, *N Engl J Med* 337 (1997): 869–73.
20 J. K. Lake, C. Power, and T. J. Cole, Child to adult body mass index in the 1958 British birth cohort: Associations with parental obesity, *Arch Dis Child* 77 (1997): 376–80. J. J. Reilly et al., Early life risk factors for obesity in childhood: Cohort study, *BMJ* 330 (2005): 1357.
21 T. Harder, R. Bergmann, G. Kallischnigg, and A. Plagemann, Duration of breastfeeding and risk of overweight: a meta-analysis, *Am J Epidemiol* (2005); 162: 397–403.
22 D. S. Ludwig, K. E. Peterson, and S. L. Gortmaker, Relation between consumption of sugar-sweetened drinks and childhood obesity: A prospective, observational analysis, *Lancet* 357 (2001): 505–08.
23 M. B. Schulze et al., Sugar-sweetened beverages, weight gain, and incidence of type 2 diabetes in young and middle-aged women, *JAMA* 292 (2004): 927–34.
24 L. R. Vartanian, M. B. Schwartz, and K. D. Brownell, Effects of soft drink consumption on nutrition and health: A systematic review and meta-analysis, *Am J Public Health* 97 (2007): 667–75.
25 F. B. Hu et al., Television watching and other sedentary behaviors in relation to risk of obesity and type 2 diabetes mellitus in women, *JAMA* 289 (2003): 1785–91.
26 S. R. Patel and F. B. Hu, Short sleep duration and weight gain: A systematic review, *Obesity* (Silver Spring) 16 (2008): 643–53.
27 S. R. Patel et al., Association between reduced sleep and weight gain in women, *American Journal of Epidemiology* 164 (2006): 947–54.
28 Patel and Hu, Short sleep duration.
29 K. L. Knutson and E. Cauter, Associations between sleep loss and increased risk of obesity and diabetes, *Ann NY Acad Sci* 1129 (2008): 287–304.
30 K. Spiegel et al., *Annals of Internal Medicine* 141 (2004): 846.

31 B. J. Rolls, The supersizing of America: Portion size and the obesity epidemic, *Nutr Today* 38 (2003): 42–53.

32 J. Mooallem, Twelve easy pieces, *New York Times*, February 12, 2006.

33 H. Steinfeld et al., *Livestock's Long Shadow: Environmental Issues and Options* (Rome: Food and Agriculture Organization of the United Nations, 2006).

34 D. Pimentel and M. Pimentel, Sustainability of meat-based and plant-based diets and the environment, *Am J Clin Nutr* 78 (2003): 660S–663S.

35 Pimentel and Pimentel, Sustainability.

36 U.S. Environmental Protection Agency. Major Crops Grown in the United States. www.epa.gov/oecaagct/ag101/cropmajor.html. Last updated Thursday, September 10, 2009. Accessed December 19, 2009.

37 R. E. Black, L. H. Allen, Z. A. Bhutta, et al. Maternal and child undernutrition: Global and regional exposures and health consequences, *Lancet* 371 (2008): 243–260.

38 Steinfeld et al., *Livestock's Long Shadow.*

39 W. J. Craig, Health effects of vegan diets, *Am J Clin Nutr* 89 (2009): 1627S–1633S. G. E. Fraser, Vegetarian diets: What do we know of their effects on common chronic diseases? *Am J Clin Nutr* 89 (2009): 1607S–1612S.

40 World Cancer Research Fund, American Institute for Cancer Research, *Food, Nutrition, Physical Activity, and the Prevention of Cancer: A Global Perspective* (Washington, DC: AICR, 2007). R. Sinha et al., Meat intake and mortality: A prospective study of over half a million people, *Arch Intern Med* 169 (2009): 562–71.

41 V. Vicennati et al., Stress-related development of obesity and cortisol in women, *Obesity* 17 (2009): 1678–83. T. C. Adam and E. S. Epel, Stress, eating and the reward system, *Physiology & Behavior* 91 (2007): 449–58.

42 Department of Nutrition, Harvard School of Public Health, *The Nutrition Source: Knowledge for Healthy Eating.* http://www.thenutritionsource.org.

43 J. S. L. de Munter et al., Whole grain, bran, and germ intake and risk of type 2 diabetes: A prospective cohort study and systematic review, *PLoS Medicine* (4) 2007: e261. S. Liu et al., Whole-grain consumption and risk of coronary heart disease: Results from the Nurses' Health Study, *Am J Clin Nutr* 70 (1999): 412–19. P. B. Mellen, T. F. Walsh, and D. M. Herrington, Whole grain intake and cardiovascular disease: A meta-analysis,

Nutrition, Metabolism and Cardiovascular Diseases 18 (2008): 283–90.

44 A. Schatzkin et al., Dietary fiber and whole-grain consumption in relation to colorectal cancer in the NIH-AARP Diet and Health Study, *Am J Clin Nutr* 85 (2007): 1353–60.

45 V. S. Malik and F. B. Hu, Dietary prevention of atherosclerosis: Go with whole grains, *Am J Clin Nutr* 85 (2007): 1444–45.

46 L. Djousse et al., Egg consumption and risk of type 2 diabetes in men and women, *Diabetes Care* 32 (2009): 295–300. F. B. Hu et al., A prospective study of egg consumption and risk of cardiovascular disease in men and women, *JAMA* 281 (1999): 1387–94.

47 Institute of Medicine, *Dietary Reference Intakes for Energy, Carbohydrate, Fiber, Fat, Fatty Acids, Cholesterol, Protein, and Amino Acids (Macronutrients)* (Washington, DC: The National Academies Press, 2005). W. J. Craig and A. R. Mangels, Position of the American Dietetic Association: Vegetarian diets. J Am Diet Assoc 109 (7) (2009): 1266–82.

48 R. P. Mensink et al., Effects of dietary fatty acids and carbohydrates on the ratio of serum total to HDL cholesterol and on serum lipids and apolipoproteins: A meta-analysis of 60 controlled trials, *Am J Clin Nutr* 77 (2003): 1146–55.

49 D. Mozaffarian, A. Aro, and W. C. Willett, Health effects of trans-fatty acids: Experimental and observational evidence, *Eur J Clin Nutr* 63 (2009): S5–S21. D. Mozaffarian et al., Trans fatty acids and cardiovascular disease, *N Engl J Med* 354 (2006): 1601–13.

50 F. M. Sacks et al., Comparison of weight-loss diets with different compositions of fat, protein, and carbohydrates, *N Engl J Med* 360 (2009): 859–73. I. Shai I et al., Weight loss with a low-carbohydrate, Mediterranean, or low-fat diet, *N Engl J Med* 359 (2008): 229 41.

51 W. J. Craig, Health effects of vegan diets, *Am J Clin Nutr* (2009): 1627S–1633S. G. E. Fraser, Vegetarian diets: What do we know of their effects on common chronic diseases? *Am J Clin Nutr* 89 (2009): 1607S–1612S.

52 Dauchet et al., Fruit and vegetable consumption. He et al., Increased consumption of fruit and vegetables.

53 J. W. Anderson et al., Carbohydrate and fiber recommendations for individuals with diabetes: A quantitative assessment and meta-analysis of the evidence, *J Am Coll Nutr* 23 (2004): 5–17. T. L. Halton et al., Low-carbohydrate-diet score and the risk of coronary heart disease in women, *N Engl J Med* 355 (2006): 1991–2002. J. W. Beulens et al., High dietary glycemic load and

glycemic index increase risk of cardiovascular disease among middle-aged women: A population-based follow-up study, *J Am Coll Cardiol* 50 (2007): 14–21.

54 K. C. Maki et al., Effects of a reduced-glycemic-load diet on body weight, body composition, and cardiovascular disease risk markers in overweight and obese adults, *Am J Clin Nutr* 85 (2007): 724–34. C. B. Ebbeling et al., Effects of a low-glycemic load vs. low-fat diet in obese young adults: A randomized trial, *JAMA* 297 (2007): 2092–2102.

55 World Cancer Research Fund, *Food.* J. M. Genkinger et al., Dairy products and ovarian cancer: A pooled analysis of 12 cohort studies, *Cancer Epidemiology, Biomarkers and Prevention* 15 (2006): 364–72. E. Giovannucci et al., Risk factors for prostate cancer incidence and progression in the health professionals follow-up study, *International Journal of Cancer* 121 (2007): 1571–78. E. Giovannucci et al., Calcium and fructose intake in relation to risk of prostate cancer, *Cancer Research* 58 (1998): 442–47.

56 M. B. Schulze et al., Sugar-sweetened beverages, weight gain, and incidence of type 2 diabetes in young and middle-aged women, *JAMA* 292 (2004): 927–34. V. S. Malik, M. B. Schulze, and F. B. Hu, Intake of sugar-sweetened beverages and weight gain: A systematic review, *Am J Clin Nutr* 84 (2006): 274–88. V. S. Malik, W. C. Willett, and F. B. Hu, Sugar-sweetened beverages and BMI in children and adolescents: Reanalyses of a meta-analysis, *Am J Clin Nutr* 89 (2009): 438–39; author reply, 439–40. L. R. Vartanian, M. B. Schwartz, and K. D. Brownell, Effects of soft drink consumption on nutrition and health: A systematic review and meta-analysis, *Am J Public Health* 97 (2007): 667–75. T. T. Fung et al., Sweetened beverage consumption and risk of coronary heart disease in women, *Am J Clin Nutr* 89 (2009): 1037–42. J. R. Palmer et al., Sugar-sweetened beverages and incidence of type 2 diabetes mellitus in African American women, *Arch Intern Med* 168 (2008): 1487–92.

57 R. M. van Dam et al., Coffee, caffeine, and risk of type 2 diabetes: A prospective cohort study in younger and middle-aged U.S. women, *Diabetes Care* 29 (2006): 398–403. S. Kuriyama et al., Green tea consumption and mortality due to cardiovascular disease, cancer, and all causes in Japan: The Ohsaki study, *JAMA* 296 (2006): 1255–65.

58 World Cancer Research Fund, *Food.* U.S. Department of

Agriculture, *Dietary Guidelines for Americans 2005* (Washington, DC: U.S. Department of Agriculture, 2005).

59 I. J. Goldberg et al., AHA Science Advisory: Wine and your heart: A science advisory for healthcare professionals from the Nutrition Committee, Council on Epidemiology and Prevention, and Council on Cardiovascular Nursing of the American Heart Association, *Circulation* 103 (2001): 472–75. L. L. Koppes et al., Moderate alcohol consumption lowers the risk of type 2 diabetes: A metaanalysis of prospective observational studies, *Diabetes Care* 28 (2005): 719–25. K. M. Conigrave et al., A prospective study of drinking patterns in relation to risk of type 2 diabetes among men, *Diabetes* 50 (2001): 2390–95. L. Djousse et al., Alcohol consumption and type 2 diabetes among older adults: The Cardiovascular Health Study, *Obesity* (Silver Spring) 15 (2007): 1758–65.

60 World Cancer Research Fund, *Food*.

61 N. W. Gilpin and G. F. Koob, Neurobiology of alcohol dependence: Focus on motivational mechanisms, *Alcohol Research & Health* 31 (2008): 185–95.

62 C. L. Weber and H. S. Matthews, Food-miles and the relative climate impacts of food choices in the United States, *Environmental Science & Technology* 42 (2008): 3508–13.

63 K. Glanz et al., Psychosocial correlates of healthful diets among male auto workers, *Cancer Epidemiol Biomarkers Prev* 7 (1998): 119–26. A. R. Shaikh et al., Psychosocial predictors of fruit and vegetable consumption in adults: A review of the literature, *Am J Prev Med* 34 (2008): 535–43. J. G. Sorensen et al., The influence of social context on changes in fruit and vegetable consumption: Results of the healthy directions studies, *American Journal of Public Health* 97 (2007): 1216–27.

64 J. F. Sallis and K. Glanz, Physical activity and food environments: Solutions to the obesity epidemic, *Milbank Quarterly* 87 (2009): 123–54.

65 M. S. Townsend et al., Less-energy-dense diets of low-income women in California are associated with higher energy-adjusted diet costs, *Am J Clin Nutr* 89 (2009): 1220–26. M. Maillot et al., Low energy density and high nutritional quality are each associated with higher diet costs in French adults, *Am J Clin Nutr* 86 (2007): 690–96. A. Drewnowski and N. Darmon, The economics of obesity: Dietary energy density and energy cost, *Am J Clin Nutr* 82 (2005): 265S–73S. H. Schroder, J. Marrugat, and M. I. Covas, High monetary costs of dietary patterns

associated with lower body mass index: A population-based study, *Int J Obes* 30 (2006): 1574–79.

66 W. O. Song et al., Is consumption of breakfast associated with body mass index in US adults? *Journal of the American Dietetic Association* 105 (2005): 1373–82. M. T. Timlin et al., Breakfast eating and weight change in a 5-year prospective analysis of adolescents: Project EAT (Eating Among Teens), *Pediatrics* 121 (2008): e638–e645. M. T. Timlin and M. A. Pereira, Breakfast frequency and quality in the etiology of adult obesity and chronic diseases, *Nutrition Reviews* 65 (2007): 268–81. A. A. W. A. van der Heijden et al., A prospective study of breakfast consumption and weight gain among U.S. men, *Obesity* 15 (2007): 2463–69.

67 Timlin and Pereira, Breakfast frequency and quality. W. A. M. Blom et al., Effect of a high-protein breakfast on the postprandial ghrelin response, *Am J Clin Nutr* 83 (2006): 211–20.

68 H. M. Seagle et al., Position of the American Dietetic Association: Weight management, *Journal of the American Dietetic Association* 109 (2009): 330–46.

69 B. Wansink, Environmental factors that increase the food intake and consumption volume of unknowing consumers, *Annu Rev Nutr* 24 (2004): 455–79. B. Wansink and S. Park, At the movies: How external cues and perceived taste impact consumption volume, *Food Quality and Preference* 12 (2000): 69–74. B. Wansink, K. van Ittersum, and J. E. Painter, Ice cream illusions: Bowls, spoons, and self-served portion sizes, *American Journal of Preventive Medicine* 31 (2006): 240–43.

70 B. Wansink and K. van Ittersum, Portion size me: Downsizing our consumption norms, *Journal of the American Dietetic Association* 107 (2007): 1103–06.

71 Wansink, Environmental factors.

72 A. Stunkard, K. Allison, and J. Lundgren, Issues for DSM-V: Night eating syndrome, *Am J Psychiatry* 165 (2008): 424. K. C. Allison et al., Proposed diagnostic criteria for night eating syndrome. *Int J Eat Disord* (2009). E-publication ahead of print. DOI 10.1002/eat.20693.

73 Stunkard, Allison, and Lundgren, Issues for DSM-V.

74 Wansink, Environmental factors.

75 U.S. Department Labor, U.S. Bureau of Labor Statistics, *Consumer Expenditures in 2007* (Washington, DC, 2009).

76 J. F. Guthrie, B. H. Lin, and E. Frazao, Role of food prepared away from home in the American diet, 1977–78 versus 1994–96:

Changes and consequences, *J Nutr Educ Behav* 34 (2002): 140–50.

77 Wansink, Environmental factors.

78 A.A. Gorin et al., Promoting long-term weight control: Does dieting consistency matter? *Int J Obes Relat Metab Disord* 28 (2003): 278–81.

79 M.L. Butryn et al., Consistent self-monitoring of weight: A key component of successful weight loss maintenance. *Obesity* (Silver Spring) 15 (12) (2007): 3091–96. K.N. Boutelle et al., How can obese weight controllers minimize weight gain during the high risk holiday season? By self-monitoring very consistently, *Health Psychology* 18 (1999): 364–68. J.F. Hollis et al., Weight loss during the intensive intervention phase of the Weight-Loss Maintenance Trial, *American Journal of Preventive Medicine* 35 (2008): 118–26.

80 L. Zepeda and D. Deal, Think before you eat: Photographic food diaries as intervention tools to change dietary decision making and attitudes, *International Journal of Consumer Studies* 32 (2008): 692–98.

81 M.F. Dallman, Stress-induced obesity and the emotional nervous system. *Trends Endocrinol Metab*, 2009, doi:10.1016/j.tem.2009.10.004. K. Elfhag and S. Rossner, Who succeeds in maintaining weight loss? A conceptual review of factors associated with weight-loss maintenance and weight regain. *Obes Rev* 6 (1) (2005): 67–85. R.M. Masheb and C.M. Grilo, Emotional overeating and its associations with eating disorder psychopathology among overweight patients with binge eating disorder. *Int J Eat Disord* 39 (2) (2006): 141–46.

82 M. Faith, D.B. Allison, and A. Gelleibter, Emotional eating and obesity: Theoretical considerations and practical recommendations, in *Overweight and Weight Management: The Health Professional's Guide to Understanding and Practice*, ed. S. Dalton (Sudbury, MA: Jones and Bartlett, 1997), 455. K. Elfhag and S. Rossner, Who succeeds in maintaining weight loss?: 67–85.

83 U.S. Department of Health and Human Services, *2008 Physical Activity Guidelines for Americans: Be Active, Healthy, and Happy!* (Washington, DC: U.S. Department of Health and Human Services, 2008).

84 K.H. Cooper and T.C. Cooper, *Start Strong, Finish Strong: Prescriptions for a Lifetime of Great Health* (New York: Penguin Group, 2007).

85 J.J. Ratey, *Superfaktor Bewegung* (Kirchzarten bei Freiburg: VAK, 2009).

86 S. Begley, *Neue Gedanken, neues Gehirn* (München: Goldmann, 2010).
87 D. J. Siegel, *Das achtsame Gehirn* (Freiamt: Arbor, 2007).
88 K. Shaw et al., Exercise for overweight or obesity, Cochrane Database of Systematic Reviews (2006).
89 Cooper and Cooper, *Start Strong, Finish Strong.*
90 U.S. Department of Health and Human Services, *2008 Physical Activity Guidelines.*
91 T. N. Hanh, *Alles, was du tun kannst für dein Glück* (Freiburg: Herder Verlag, 2010), S. 85 ff.
92 U.S. Department of Health and Human Services, *2008 Physical Activity Guidelines for Americans* (Washington, DC: U.S. Department of Health and Human Services, 2008).
93 American College of Sports Medicine, *ACSM's Guidelines for Exercise Testing and Prescription* (Philadelphia: Lippincott Williams & Wilkins, 2006); J. E. Donnelly et al., American College of Sports Medicine position stand: Appropriate physical activity intervention strategies for weight loss and prevention of weight regain for adults, *Medicine & Science in Sports & Exercise* 41 (2009): 459–71; U.S. Department of Health and Human Services, *2008 Physical Activity Guidelines for Americans* (Washington, DC: U.S. Department of Health and Human Services, 2008).
94 The Nielsen Company, Nielsen Wire, Average TV Viewing for 2008–09 TV Season at All-Time High. http://blog.nielsen.com/nielsenwire/media_entertainment/average-tv-viewing-for-2008-09-tv-season-at-all-time-high/. Updated November 10, 2009; accessed November 30, 2009. The Nielsen Company, Historical daily viewing activity among households & persons 2+. Available at http://blog.nielsen.com/nielsenwire/wp-content/uploads/2009/11/historicalviewing.pdf. Updated November 10, 2009; accessed November 30, 2009.
95 Centers for Disease Control and Prevention, 2001–2007 State physical activity statistics.
96 F. F. Reichert et al., The role of perceived personal barriers to engagement in leisure-time physical activity, *American Journal of Public Health* 97 (2007): 515–19. W. C. Stutts, Physical activity determinants in adults: Perceived benefits, barriers, and self-efficacy, *AAOHN Journal* 50 (2002): 499–507.
97 N. E. Sherwood and R. W. Jeffery, The behavioral determinants of exercise: Implications for physical activity interventions, *Annual Review of Nutrition* 20 (2000): 21–44. D. M. Williams, E. S. Anderson, and R. A. Winett, A review of the outcome expectancy

construct in physical activity research, *Annals of Behavioral Medicine* 29 (2005): 70–79.
98 Reichert et al., Role of perceived personal barriers. M. Stafford et al., Pathways to obesity: Identifying local, modifiable determinants of physical activity and diet, *Social Science & Medicine* 65 (2007): 1882–97. S. A. French, M. Story, and R. W. Jeffery, Environmental influences on eating and physical activity, *Ann Rev Public Health* 22 (2001): 309–35. J. F. Sallis and K. Glanz, Physical activity and food environments: Solutions to the obesity epidemic, *Milbank Quarterly* 87 (2009): 123–54.
99 U.S. Department of Health and Human Services, *2008 Physical Activity Guidelines for Americans.*
100 T. N. Hanh, *Die Welt ins Herz schließen* (Bielefeld: Aurum Verlag, 2009).
101 R. R. Wing and J. O. Hill, Successful weight loss maintenance, *Annual Review of Nutrition* 21 (2001): 323–41. J. A. Linde et al., Self-weighing in weight gain prevention and weight loss trials, *Annals of Behavioral Medicine* 30 (2005): 210–16.
102 K. N. Boutelle et al., How can obese weight controllers minimize weight gain during the high risk holiday season? By self-monitoring very consistently, *Health Psychology* 18 (1999): 364–68. M. L. Butryn et al., Consistent self-monitoring of weight: A key component of successful weight loss maintenance, *Obesity* (Silver Spring) 15 (12) (2007): 3091–96. J. F. Hollis et al., Weight loss during the intensive intervention phase of the Weight-Loss Maintenance Trial, *American Journal of Preventive Medicine* 35 (2008): 118–26.
103 F. M. Sacks et al., Comparison of weight-loss diets with different compositions of fat, protein, and carbohydrates, *N Engl J Med* 360 (2009): 859–73.
104 K. D. Brownell et al., The effect of couples training and partner co-operativeness in the behavioral treatment of obesity, *Behav Res Ther* 16 (1978): 323–33.
105 A. A. Gorin et al., Weight loss treatment influences untreated spouses and the home environment: Evidence of a ripple effect. *Int J Obes* (London) 32 (2008): 1678–84.
106 C. Thompson, Are your friends making you fat? *New York Times,* September 13, 2009, p. MM28N.
107 A. Christakis and J. H. Fowler, The spread of obesity in a large social network over 32 years, *N Engl J Med* 357 (2007): 370–79.
108 M. G. Berman, J. Jonides, and S. Kaplan, The cognitive benefits of interacting with nature, *Psychol Sci* 19 (2008): 1207–12. R. Kaplan, S. Kaplan, and R. Ryan, *With People in Mind: Design*

and Management of Everyday Nature (Washington, DC: Island Press, 1998).

109 G.A. Parks and G.A. Marlatt, Relapse prevention therapy: A cognitive-behavioral approach, *National Psychologist* vol. 9 (2000): 22.

110 G.A. Parks and G.A. Marlatt, Relapse prevention. Chapter 8: A Mindful World 1. Reprinted by permission. J.L. Levye. We are all connected. WickedLocal Sharon with News from the Sharon Advocate. June 8, 2007. Available at http://www.wickedlocal.com/sharon/news/lifestyle/columnists/x870110339. Accessed on November 30, 2009.

111 T.N. Hanh, *Thich Nhat Hanh 2008 Calendar*, Brush Dance, San Rafael, CA.

112 T.N. Hanh, *Aus Angst wird Mut* (Bielefeld: Theseus Verlag, 2003).

THICH NHAT HANH

Der Tag, auf den du gewartet hast, ist heute

»Ob dies ein glücklicher Moment ist,
hängt nicht vom Moment ab,
sondern von unserer Sichtweise.«
Thich Nhat Hanh

Viele glauben, dass ihr Glück von der Erfüllung ihrer Wünsche abhängig sei. Dabei ist es unsere innere Einstellung, die es uns ermöglicht, wirkliches Glück zu erfahren. Der Schlüssel hierzu heißt Achtsamkeit.

Die Inspirationen vom bekannten Zen-Meister Thich Nhat Hanh helfen dabei, mehr Zufriedenheit im Alltag zu erleben. Mit Mediationsanleitungen, Achtsamkeitsübungen und berührenden Anekdoten.

KNAUR.LEBEN